Kohlhammer

Bachelor Pflegestudium

Hrsg. von Christa Büker und Julia Lademann

Eine Übersicht aller lieferbaren und im Buchhandel angekündigten Bände der Reihe finden Sie unter:

   https://shop.kohlhammer.de/bapflege

Die Autorin, der Autor

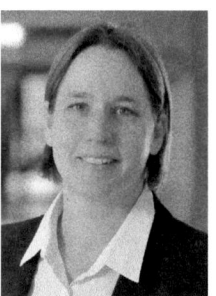

Prof. Dr. Änne-Dörte Latteck, Professorin für Pflegewissenschaft an der Fachhochschule Bielefeld.

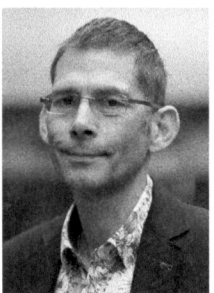

Prof. Dr. Norbert Seidl, Professor für Pflegewissenschaft an der Fachhochschule Bielefeld.

Änne-Dörte Latteck/Norbert Seidl

Evidence-basiertes Pflegehandeln

Entwicklung professioneller Handlungskompetenz

Verlag W. Kohlhammer

Dieses Werk einschließlich aller seiner Teile ist urheberrechtlich geschützt. Jede Verwendung außerhalb der engen Grenzen des Urheberrechts ist ohne Zustimmung des Verlags unzulässig und strafbar. Das gilt insbesondere für Vervielfältigungen, Übersetzungen, Mikroverfilmungen und für die Einspeicherung und Verarbeitung in elektronischen Systemen.

Die Wiedergabe von Warenbezeichnungen, Handelsnamen und sonstigen Kennzeichen in diesem Buch berechtigt nicht zu der Annahme, dass diese von jedermann frei benutzt werden dürfen. Vielmehr kann es sich auch dann um eingetragene Warenzeichen oder sonstige geschützte Kennzeichen handeln, wenn sie nicht eigens als solche gekennzeichnet sind.

Es konnten nicht alle Rechtsinhaber von Abbildungen ermittelt werden. Sollte dem Verlag gegenüber der Nachweis der Rechtsinhaberschaft geführt werden, wird das branchenübliche Honorar nachträglich gezahlt.

Dieses Werk enthält Hinweise/Links zu externen Websites Dritter, auf deren Inhalt der Verlag keinen Einfluss hat und die der Haftung der jeweiligen Seitenanbieter oder -betreiber unterliegen. Zum Zeitpunkt der Verlinkung wurden die externen Websites auf mögliche Rechtsverstöße überprüft und dabei keine Rechtsverletzung festgestellt. Ohne konkrete Hinweise auf eine solche Rechtsverletzung ist eine permanente inhaltliche Kontrolle der verlinkten Seiten nicht zumutbar. Sollten jedoch Rechtsverletzungen bekannt werden, werden die betroffenen externen Links soweit möglich unverzüglich entfernt.

1. Auflage 2022

Alle Rechte vorbehalten
© W. Kohlhammer GmbH, Stuttgart
Gesamtherstellung: W. Kohlhammer GmbH, Stuttgart

Print:
ISBN 978-3-17-034286-6

E-Book-Formate:
pdf: ISBN 978-3-17-034287-3
epub: ISBN 978-3-17-034288-0

Inhalt

1	**Evidence-basierte Pflege – eine Einführung**		**11**
	Praxisbeispiel		11
	1.1	Entstehung und Begriffsbestimmung von evidence-basierter Pflegepraxis	12
		1.1.1 Gesetzliche Grundlagen für eine evidence-basierte Pflegepraxis	12
		1.1.2 Die historische Entwicklung der evidence-basierten Pflege	14
		1.1.3 Drei Konzepte des Evidence-based Nursing	18
		1.1.4 Begriffsbestimmung EBN	20
		1.1.5 Der Begriff Evidence	21
	1.2	Ziel des Konzepts Evidence-based Nursing	22
	1.3	Bedeutung evidence-basierten Pflegehandelns für ein professionelles Pflegehandeln	23
		1.3.1 Beschreibung von professionellem Handeln	24
		1.3.2 Das EBN-Konzept und der Pflegeprozess	25
		1.3.3 Die Wirkung von evidence-basierter Pflege auf den Prozess der Professionalisierung	26
	1.4	Gemeinsamkeiten und Unterschiede zwischen den Konzepten Research Utilization und EBN	29
		1.4.1 Research Utilization	30
		1.4.2 Research Utilization und EBN	31
	1.5	Die Wirksamkeit von evidence-basierter Pflege	33
		1.5.1 Verbesserung von Ergebnissen für Pflegebedürftige	33
		1.5.2 Wirksamkeit von Forschungsergebnissen und Theorie-Praxis-Transfer	34
		1.5.3 EBN als komplexe Intervention	36
		1.5.4 Implementierung von EBN	36
	1.6	Fazit	37
	Literatur		39
	Zum Weiterlesen		41
2	**Pflegerische Entscheidungen**		**42**
	Praxisbeispiel		42
	2.1	Wissensformen für pflegerisches Fachwissen	43
	2.2	Pflegerische Entscheidungen als Problemlösung	45

	2.3	Vier Komponenten der pflegerischen Entscheidung im EBN-Konzept	46
		2.3.1 Interne Evidence: Expertise der Pflegenden und Ziele, Vorstellungen, Präferenzen der Pflegebedürftigen	47
		2.3.2 Externe Evidence	51
		2.3.3 Ökonomische Anreize und Vorschriften	54
	2.4	Das Arbeitsbündnis zwischen Pflegenden und Pflegebedürftigen	55
	2.5	Fazit	56
		Literatur	58
		Zum Weiterlesen	59
3		**Einführung in die Inhalte des EBN-Konzeptes**	**60**
		Praxisbeispiel...	60
	3.1	Die sechs Phasen des EBN-Konzeptes................	61
		3.1.1 Klärung der Aufgabenstellung	61
		3.1.2 Formulierung einer präzisen Fragestellung ...	61
		3.1.3 Literaturrecherche	62
		3.1.4 Kritische Beurteilung der Studien............	62
		3.1.5 Veränderung der Pflegepraxis	62
		3.1.6 Evaluation	63
		3.1.7 EBN-Konzept mit Vorphase und Ergebnisverbreitung	63
	3.2	Fazit	64
		Literatur	65
		Zum Weiterlesen	65
4		**Auftragsklärung in der Begegnung**	**66**
		Praxisbeispiel...	66
	4.1	Auftraggeber...	67
	4.2	Bedeutung der Auftragsklärung	68
	4.3	Auftragsklärung mit dem Pflegebedürftigen als Aufbau interner Evidence	69
		4.3.1 Informationsasymmetrie	69
		4.3.2 Angstasymmetrie	70
	4.4	Caring als Grundlage zur Auftragsklärung in der Begegnung..	71
	4.5	Fazit	71
		Literatur	72
		Zum Weiterlesen	73
5		**Problemformulierung**	**74**
		Praxisbeispiel...	74
	5.1	Identifikation von pflegerelevanten Problemen	75
	5.2	Vom PIKE-Schema zur Fragestellung	76
	5.3	Problemlage und Ableitung der Fragestellung.......	78

	5.4	Fazit	79
	Literatur		80
	Zum Weiterlesen		81

6 Literaturrecherche ... 82
Praxisbeispiel ... 82
- 6.1 Von der Fragestellung zur Recherchematrix ... 83
  - 6.1.1 Wissensquellen ... 85
  - 6.1.2 Auffinden bester verfügbarer externer Evidence ... 86
- 6.2 Die Bedeutung und Nutzung von Datenbanken für professionelles Pflegehandeln ... 87
  - 6.2.1 Wissenschaftliche Zeitschriften zu Evidence-based Nursing ... 88
  - 6.2.2 Relevante Datenbanken für die Recherche externer Evidence ... 90
- 6.3 Literaturrecherche ... 92
- 6.4 Schritte der Literaturrecherche in Fachdatenbanken ... 94
  - 6.4.1 Festlegung des Rechercheprinzips ... 94
  - 6.4.2 Operationalisierung der Fragestellung ... 95
  - 6.4.3 Identifikation von Suchbegriffen und Schlagworten ... 95
  - 6.4.4 Festlegung der Datenbanken ... 96
  - 6.4.5 Entwicklung der Suchstrategie ... 97
  - 6.4.6 Durchführung der Literaturrecherche ... 99
  - 6.4.7 Dokumentation wesentlicher Schritte und Erkenntnisse ... 100
- 6.5 Fazit ... 101
- Literatur ... 102
- Zum Weiterlesen ... 103

7 Literaturauswertung und kritische Beurteilung von Studien ... 104
Praxisbeispiel ... 104
- 7.1 Kritische Beurteilung von Studien ... 105
- 7.2 Evidencehierarchie ... 106
- 7.3 Quantitativer Forschungsansatz ... 107
- 7.4 Qualitativer Forschungsansatz ... 109
- 7.5 Qualitative Forschungsdesigns ... 110
  - 7.5.1 Phänomenologie ... 111
  - 7.5.2 Grounded Theory ... 112
  - 7.5.3 Ethnografie ... 112
  - 7.5.4 Objektive Hermeneutik ... 113
  - 7.5.5 Weitere Designs ... 114
- 7.6 Quantitative Forschungsdesigns ... 115
  - 7.6.1 Randomisierte kontrollierte Studie ... 117

	7.6.2	Kontrollierte klinische Studie	118
	7.6.3	Kohortenstudie	118
	7.6.4	Fall-Kontroll-Studie	119
	7.6.5	Querschnitt- und Längsschnittstudie	119
	7.6.6	Vorher-Nachher-Studie	120
	7.6.7	Systematische Übersichtsarbeiten und Meta-Analysen	120
	7.6.8	Leitlinien	124
	7.6.9	Diagnostikstudien	126
7.7	Methoden der Datenerhebung		127
	7.7.1	Interview	127
	7.7.2	Beobachtung	128
	7.7.3	Inhalts- und Dokumentenanalyse	129
	7.7.4	Fragebogen	129
7.8	Beurteilung von qualitativen und quantitativen Studien		130
	7.8.1	Beurteilung qualitativer Studien	131
	7.8.2	Beurteilung von Interventionsstudien	134
	7.8.3	Beurteilung einer systematischen Übersichtsarbeit oder Meta-Analyse	137
	7.8.4	Beurteilung einer Diagnostikstudie	140
7.9	Studien nach ihrer Evidence einordnen		141
7.10	Fazit		143
Literatur			145
Zum Weiterlesen			147

8 Implementierung und Adaption — 149
Praxisbeispiel — 149
- 8.1 Die pflegerische Entscheidung — 150
- 8.2 Veränderung der Pflegepraxis — 152
- 8.3 Implementierung von evidence-basiertem Pflegehandeln in die Praxis — 152
- 8.4 Fazit — 155

Literatur — 157
Zum Weiterlesen — 158

9 Evaluation und Wirkung — 159
Praxisbeispiel — 160
- 9.1 Beurteilung der Wirksamkeit — 161
- 9.2 Von den Erwartungen zur Beurteilung der Wirksamkeit — 163
  - 9.2.1 Das Ergebnis ist wie erwartet bzw. ist nicht wie erwartet eingetreten — 163
  - 9.2.2 Das Ergebnis ist wie erwartet, aber es entspricht nicht mehr den Bedarfen des Pflegebedürftigen — 163

		9.2.3	Das Ergebnis ist wie erwartet, aber es gibt aktuellere Studien, die eine andere Intervention präferieren	164
		9.2.4	Struktur-, Prozess- und Ergebnisqualität	164
	9.3	Fazit		164
	Literatur			165
	Zum Weiterlesen			166
10	**Möglichkeiten, Probleme und Grenzen evidencebasierten Pflegehandelns**			**167**
	Praxisbeispiel			167
	10.1	Vom Einzelfall zur statistischen Wahrscheinlichkeit		168
	10.2	Kritische Auseinandersetzung mit der EBN-Methode		171
		10.2.1	Mangelnde Quantität und Qualität von Forschungsergebnissen	171
		10.2.2	Reflexion des mit der EBN-Methode transportierten Wissenschaftsverständnisses ...	174
	10.3	Fazit		177
	Literatur			179
	Zum Weiterlesen			180
Register				**181**

1 Evidence-basierte Pflege – eine Einführung

Ziel dieses ersten Kapitels ist es, ein allgemeines Bild des Konzepts »Evidence-based Nursing« zu vermitteln. Es steht an der Nahtstelle zwischen Pflegepraxis und Pflegewissenschaft und hat zum Ziel, die Wünsche und Bedürfnisse von Pflegebedürftigen, wissenschaftliche Erkenntnisse und das Erfahrungswissen von Pflegenden zugunsten einer wissenschaftsbasierten pflegerischen Handlungsweise zusammenzubringen.

Zunächst wird die wissenschaftliche Herkunft und Entstehung des Konzepts beschrieben. Diese ist abgeleitet aus der Methode Evidence-based Medicine (EBM) und wurde primär von Pflegewissenschaftler*innen auf die Pflege übertragen, modifiziert und erweitert. Im nächsten Abschnitt wird das mit Evidence-based Nursing verbundene Ziel dargelegt. Dies ist stark mit der Bedeutung verbunden, die das Konzept für die Gesundheitsversorgung, für den einzelnen Pflegebedürftigen oder das Pflegesystem, die handelnden Pflegekräfte und den Pflegeberuf einnimmt. Anschließend wird die potenzielle Bedeutung des Konzepts für ein zukünftiges professionelles Pflegehandeln thematisiert. Abschließend werden Gemeinsamkeiten und Unterschiede verschiedener wissenschaftlicher Konzepte und Methoden zur Integration von Forschungswissen in pflegerisches Handeln vorgestellt. Dies soll einer Einordnung des Konzepts in den Kanon der bestehenden Konzepte ermöglichen.

Praxisbeispiel

Sie haben als Studierende Ihren zweiten mehrwöchigen praktischen Einsatz auf einer internistischen Station in einem Krankenhaus der Maximalversorgung. Hier werden Patient*innen mit einer koronaren Herzkrankheit behandelt. Zahlreiche Patient*innen erlitten einen Herzinfarkt, wurden kurzzeitig auf einer Intermediate Care Station betreut und wurden adäquat therapiert sowie pflegerisch versorgt.

Eines Morgens sind Sie für die Körperpflege eines Ihrer Patienten, Herrn Friedhelm Storck*, zuständig. Der Patient ist 63 Jahre alt, hatte vor fünf Tagen erstmalig einen mittelgroßen Hinterwandinfarkt. Sie unterstützen ihn bei der Körperpflege und zugleich unterhalten sie sich. Zunächst erzählt Herr Storck von seinen vernichtenden Schmerzen am frühen Morgen des Infarktereignisses. Im Gesprächsverlauf äußert er, dass ihm die Sauerstoffgabe über die Nasensonde sehr guttut und er den Eindruck hat, ihm werde das Atmen erleichtert. Er erzählt, bei der Visite habe der behandelnde Arzt gesagt, dass die Sauerstoffgabe beendet werden könnte. Nun fragt er, was Sie empfehlen. Sie haben dazu eher ein Gefühl, können aber noch nicht fachlich fundiert antworten, denn im Rahmen Ihres Studiums war das noch kein Thema. Sie wenden sich mit der Frage von Herrn Storck an Ihre Praxisanleiterin. Sie verweist auf verschiedene Positionen innerhalb des Pflegeteams. Es kommt zur Diskussion darüber, ob Herr Storck nach wissenschaftlichen Erkenntnissen von dem Sauerstoff profitiert oder ob er eher an einen Gewinn für seine Atmung *glaubt*. Man beschließt, dem Thema gründlich nachzugehen, und bittet eine Pflegewissenschaftlerin aus dem Haus um eine wissenschaftsbasierte Beantwortung der Frage. Die Pflegewissenschaftlerin kommt zu Ihnen auf Station und unterhält sich mit Herrn Storck. Sie befragt ihn zu seinen Bedürfnissen und Wünschen hinsichtlich der Atmung. Dann verlässt sie die Station mit den Worten: »Ich gehe mal recherchieren.« Nach wenigen Stunden informiert sie die Station dahingehend, dass in der aktuellen kardiologischen Leitlinie die Sauerstoffgabe nicht mehr empfohlen wird. Gemäß einer Meta-Analyse mit zahlreichen randomisierten Studien kann der Sauerstoff sogar schädigende Wirkung haben. Die Antwort beeindruckt Sie und Sie fragen die Pflegewissenschaftlerin, wie sie zu ihrer Antwort gekommen ist. Sie erzählt Ihnen, dass sie eine Stabsstelle zur Förderung der evidence-basierten Pflege bekleidet. Dieses Wort haben Sie schon mehrfach an der Hochschule gehört. Nun ist Ihr Interesse geweckt.

Zugleich erklärt sich Ihre Praxisanleiterin bereit, mit Herrn Storck über die Erkenntnisse zu sprechen. Beide vereinbaren, den Sauerstoff zeitweise auszustellen und nach ein paar Minuten die Atmungssituation bei Herrn Storck zu evaluieren.

*fiktiver Name

1.1 Entstehung und Begriffsbestimmung von evidence-basierter Pflegepraxis

1.1.1 Gesetzliche Grundlagen für eine evidence-basierte Pflegepraxis

Evidence-based Nursing ist gesetzlich gefordert

Pflege und auch alle anderen Gesundheitsfachberufe müssen als Leistungsanbieter im Gesundheitssystem die Wirksamkeit ihres professionellen Handelns wissenschaftlich belegen. Dies müssen sie seit mehreren Jahren und zukünftig vermehrt.

Zudem unterliegen die Anforderungen an die Pflege einem steten gesellschaftlichen Wandel. Er ist assoziiert mit soziodemografischen Veränderungen wie der »Überalterung« und der Zunahme von chronischen Erkrankungen sowie von Multimorbidität. Dies geht mit einem erhöhten und veränderten Bedarf an pflegerischen Unterstützungsleistungen für Menschen mit einer Pflegebedürftigkeit einher. Zugleich befindet sich Pflege in einem Spannungsfeld mit weiteren Herausforderungen wie der Knappheit von Ressourcen, der Halbwertzeit von Wissen von ca. vier bis fünf Jahren oder dem Fachkräftemangel. Alles zusammen erfordert, neue Entwicklungen in das Berufsfeld aufzunehmen, um es kontinuierlich weiter zu entwickeln (Huckle 2008).

Mit der Etablierung von Pflegewissenschaft gehen Entwicklungen im Beruf einher. Sie basieren oftmals auf der Entwicklung und Einführung von wissenschaftlichen Erkenntnissen und wissenschaftsbasierten Konzepten im Handlungsfeld der Pflege. Die Implementierung pflegewissenschaftlicher Erkenntnisse in das Handlungsfeld der Pflege und damit in die »Praxis« erfolgt in zahlreichen Ländern mithilfe des Konzepts einer evidencebasierten Pflege. Es wird international zur Lösung von pflegerischen Problemen eingesetzt (Huckle 2008).

Die Bewältigung der gesellschaftlichen Herausforderungen und damit die Anforderungen an die Pflege finden über die Pflegewissenschaft hinaus auch ihren Niederschlag in aktuellen Gesetzgebungen.

Das Fünfte Sozialgesetzbuch (SGB V) in § 12 Abs. 1 Satz 1 und auch das Elfte Sozialgesetzbuch (SGB XI) in § 4 Abs. 3 fordern eine »wirksame und wirtschaftliche Pflege«. In § 135a (1) SGB V steht: »Die Leistungserbringer sind zur Sicherung und Weiterentwicklung der Qualität der von ihnen erbrachten Leistungen verpflichtet. Die Leistungen müssen dem jeweiligen Stand der wissenschaftlichen Erkenntnisse entsprechen und in der fachlich gebotenen Qualität erbracht werden.« Die Sozialgesetzgebung verpflichtet demnach die professionell Pflegenden dazu, Forschungsergebnisse in die Praxis zu übertragen, sie anzuwenden und ihre Wirksamkeit zu evaluieren (Thiel et al. 2001, S. 268). Hierfür sind einschlägige wissenschaftliche Konzepte und auch pflegerische Kompetenzen nötig.

Die seit 2003 noch gültigen Berufsgesetze für die drei Pflegeberufe und in ihrer Nachfolge das im Juli 2017 verabschiedete Pflegeberufegesetz schreiben als Ausbildungsziel für die hochschulische Pflegeausbildung einen Kompetenzerwerb zur »Steuerung und Gestaltung hochkomplexer Pflegeprozesse auf der Grundlage wissenschaftsbasierter oder wissenschaftsorientierter Entscheidungen« (Bundesgesetzblatt 07.2017; § 37 Abs. 3) vor. Der Gesetzgeber verbindet bereits mit der *hochschulischen* Ausbildung Kompetenzen, die zu einer wissenschaftsbasierten Handlungsweise in der Pflege führen sollen. Auf diese Weise sind hochschulisch ausgebildete Pflegende zu einem wissenschaftsbasierten Handeln zunächst verpflichtet als auch zuvor zu befähigen.

Die aufgeführten Gesetzgebungen formulieren die Notwendigkeit einer wissenschafts- und damit forschungsbasierten Praxis. Sie greifen gezielt systematisches – wissenschaftliches Wissen auf und verbinden damit eine

Verbesserung der Versorgung von Pflegebedürftigen. Denn das Ziel der gesetzlichen Regelungen besteht darin, forschungsbasiertes Wissen und damit Forschungsergebnisse zu nutzen, um positive Pflegeergebnisse für die Empfänger von Pflege zu erzielen (Breimaier 2017). Auf Grundlage wissenschaftsbasierter Erkenntnisse pflegerisch zu Handeln ist entsprechend der Gesetzgebung ein Auftrag, den die Gesellschaft an die Angehörigen der Pflegeberufe richtet. In diesem Sinne ist Pflege für ein »State of the Art« ihrer Leistungen verantwortlich (Kleibel & Smoliner 2012, S. 27).

Pflege als Handlungswissenschaft zielt auf eine bestmögliche Versorgung von Personen oder Systemen, die pflegerischer Unterstützung bedürfen. Zentrale Fragen sind dabei, ob eine pflegerische Maßnahme einen Nutzen hat, eine positive Wirkung entfaltet, welchen Nutzen sie aufweist oder ob sie gar einer pflegebedürftigen Person schadet (Meyer & Köpke 2012, S. 38). Pflegerische Maßnahmen sollten im Normalfall wissenschaftlich als wirksam belegt sein. An dieser Nahtstelle knüpft das Konzept der evidence-basierten Pflege an. Es zielt darauf, forschungsbasiertes Wissen für die Pflegepraxis nutzbar zu machen und die Handlungsoptionen für Pflegende zu erweitern sowie die pflegerischen Maßnahmen hinsichtlich ihres Wertes zu evaluieren (Thiel et al. 2001, S. 270).

Das Konzept evidence-basierter Pflege kann methodisch einen essenziellen Beitrag zur Lösung des Theorie-Praxis-Transfers leisten, weil es einen Weg zur Vereinbarkeit von forschungsbasierter Praxis in einer Zeit offeriert, die sowohl von Informationsflut und Wirtschaftlichkeit als auch von Zeitnot professionell Pflegender gekennzeichnet ist (Panfil 2005, S. 457). Mit der Konzeptumsetzung in die Praxis ist die allgemeine Erwartung verbunden, neues wissenschaftliches Wissen zu verbreiten und damit verbesserte Patient*innenergebnisse und eine hohe Betreuungsqualität zu erreichen (Smoliner et al. 2008, S. 288). In diesem Sinne ist die Forderung nach einer evidence-basierten Handlungsweise in der Pflege eine Möglichkeit, den verschiedenen aktuellen gesellschaftlichen Herausforderungen (z. B. nach Effizienz) zu begegnen (Hahn et al. 2012, S. 65). Die Diskussion über die Anwendung wissenschaftlicher Erkenntnisse in der Praxis (Research Utilization) existiert, seit es Pflegewissenschaft gibt, d. h. seit mehreren Jahrzehnten. Dank des Konzeptes Evidence-based Nursing gibt es nun ein methodisch geordnetes Vorgehen mit einem populären Begriff (Mayer 2004, S. 70). Es stellt einen Paradigmenwechsel dar, etablierte traditionelle pflegerische Entscheidungen für das weite pflegerische Handlungsfeld zugunsten wissenschaftsbasierten Handelns abzulösen (Galgon 2006, S. 286).

1.1.2 Die historische Entwicklung der evidence-basierten Pflege

EBN – eine Erfolgsgeschichte

Seit 1999 wird im deutschsprachigen Raum das Konzept von Evidence-based Practice (EbP) oder Evidence-based Nursing (EBN) beschrieben. Es gilt in der modernen Pflegepraxis als grundlegend und wird in der Wissenschaft vielschichtig diskutiert (Thiel et al. 2001, S. 268; Köpke et al. 2013, S. 163). Es ist damit ein relativ junges und zugleich sehr erfolgreiches Konzept, das sowohl inhaltlich als auch zeitlich und international eine beachtliche Entwicklung genommen hat (Gross 2004, S. 196; Panfil 2005, S. 457). Beispielsweise wurden bereits in den drei Jahren von 2000–2003 über 850 wissenschaftliche Artikel zu dem Thema Evidence-based Nursing im angelsächsischen Raum publiziert. Sie beinhalten primär eine Beschreibung des Konzepts und seines potenziellen Wertes für die klinische Praxis sowie die Strategien für eine Implementierung in die Praxis (Hallas & Melnyk 2003). Estabrooks (1998) spricht von »evidence-based movement«, die sich in der Pflege- und den Gesundheitsberufen generell zu einer Wachstumsbranche entwickelte.

Das Konzept der evidence-basierten Pflege beruht sowohl auf der Übernahme des Konzeptes Evidence-based Medicine des kanadischen Epidemiologen David Sackett als auch auf der Übernahme aus der englischsprachigen pflegewissenschaftlichen Literatur in die deutsche Pflegelandschaft. Dies wird nachstehend näher erläutert.

Bereits in den 1970er-Jahren wurden, ausgehend von der Wissenschaft, Initiativen zur Verbesserung der Patient*innenversorgung und zur Fokussierung auf Forschungsergebnisse für die pflegerische und ärztliche Praxis durchgeführt. Dies führte zu einer signifikant besseren Nutzung von Forschungsergebnissen in der Praxis. Im Lauf des nachfolgenden Jahrzehnts wurde die Sichtbarkeit und Finanzierung für pflegerische und ärztliche Ausbildung, Forschung und die Verbindung zu besseren Patient*innenergebnissen aufgezeigt sowie weiterentwickelt. Einen Meilenstein zur Entwicklung von Evidence-based Medicine lieferte der Epidemiologe Archie Cochrane von der Oxford University, indem er eine Hierarchie wissenschaftlichen Wissens aufstelle. Darin haben beispielsweise randomisierte kontrollierte Studien eine höhere wissenschaftliche Qualität als Einzelfallstudien. Er begründete zugleich die Cochrane-Bewegung (heute Cochrane Collaborative). Das übergeordnete Ziel bestand darin, den klinisch Tätigen eine bessere Entscheidungsfindung auf der Grundlage wissenschaftlicher Erkenntnisse – u. a. zusammengefasst in wissenschaftlichen Übersichtsarbeiten – zu ermöglichen (Zimmermann 2017). Cochrane vertrat die Ansicht, dass Gesundheitsleistungen auf der Grundlage wissenschaftlicher Beweise, nicht anhand des klinischen Eindrucks bewertet werden sollten. Darüber hinaus argumentierte er, dass bestimmte Formen von Studien (z. B. randomisierte kontrollierte Studien) geeigneter seien als andere, um eine effektive Maßnahme wissenschaftlich zu begründen. Cochranes innovative Ideen, die Forschung zu bestimmten Themen zusammenzubringen, zu synthetisieren und für die klinische Praxis verfügbar zu machen, prägten maßgeblich die Entstehung von Evidence-based Medicine. In Cochrane Collaboration Centers arbeiten heutzutage weltweit Wissenschaftler*innen und Angehörige des Gesundheitsversorgungssystems an der Erstellung und Verbreitung aktuellen Wissens, vorzugsweise in systematischen Übersichtsarbeiten (Panfil & Wurster 2005).

Mitte der 1990er-Jahre entwickelte Sackett mit Kollegen an der McMaster University in der Faculty of Health Sciences in Hamilton, Kanada, unter Nutzung von Kenntnissen aus der Epidemiologie und Biostatistik sowie unter Einbezug der genannten systematischen Bewertung von Studien das Konzept von Evidence-based Medicine (EbM) (Panfil 2005, S. 457). Es wurde als praxisorientierte klinische Lernstrategie für Studierende konzipiert (Galgon 2006, S. 285). Als solches ist es ein pädagogisches Konzept, dessen Grundlage das lebenslange Lernen bildet. Sackett und Kolleg*innen ging es damals u. a. darum, aussagekräftige Therapievergleiche tätigen zu können, folgenschwere Trugschlüsse in der Patient*innenversorgung zu vermeiden und unabhängig von Meinungsbildner*innen und eingefahrenen Routinen den Patient*innen eine bestmögliche Behandlung anzubieten (Meyer et al. 2014, S. 196). Das Konzept überwand den damaligen Theorie-Praxis-Konflikt in der Medizin. Es führt die produzierten wissenschaftlichen Erkenntnisse und die Anwendung dieses Wissens durch Ärzt*innen in der Versorgung von Patient*innen zusammen. Im Vordergrund steht das zentrale Ziel, die Versorgungsqualität zu verbessern (Gross 2004, S. 197).

Sackett und Kollegen beschreiben Evidence-based Medicine als Problemlösungsprozess in mehreren Schritten (Thiel et al. 2001, S. 268). Sie definieren:

> »Evidence-based Medicine is the conscientious, explicit and judicious use of current best evidence in making decisions about the care of individual patients. The practice of evidence-based medicine means integrating individual clinical expertise with the best available external clinical evidence from systematic research« (Sackett et al. 1996, S. 71).

Kanadische und angelsächsische Pflegewissenschaftler*innen, vornehmlich von der McMaster University in Kanada und der University of York in England, erkannten das Potenzial des Konzepts und übertrugen die Inhalte von Evidence-based Medicine auf die Pflege und passten es an die Bedingungen der Pflege – beispielsweise mit dem Einbezug der Wünsche und Bedürfnisse von Patient*innen – an (Gross 2004, S. 197). 1997 wurde an der University of York das erste europäische Zentrum für Evidence-based Nursing gegründet und 1998 erschien im ersten Jahrgang das Journal »Evidence-based Nursing«. Im deutschsprachigen Raum haben Behrens und Langer sehr erfolgreich das Konzept von Evidence-based Nursing and Caring eingeführt. Dazu gehören sowohl wegweisende Buchpublikationen als auch 1998 die Gründung des German Center for Evidence-based Nursing »sapere aude« an der Universität Halle-Wittenberg (Panfil 2005, S. 458). Es war das erste Zentrum auf europäischem Festland, nachdem ausgehend vom Vereinigten Königreich bereits in Australien und den USA Netzwerke und Zentren gegründet worden waren (Behrens 2012, S. 87). Zentrale Aufgaben der nationalen Zentren sind die gezielte Förderung der Aus- und Weiterbildung von EBN-Nachwuchs, die Förderung eines professionellen Umfeldes für eine evidence-basierte Praxis in allen Handlungsfeldern und die Zusammenarbeit mit anderen Zentren in anderen Ländern sowie von anderen Disziplinen.

Auch der Publikations- und Weiterbildungsmarkt zu dem Konzept des Evidence-based Nursing and Caring hat stark an Dynamik gewonnen und das Konzept selbst wird im Rahmen des Theorie-Praxis-Transfers überwiegend positiv in den pflegewissenschaftlichen Publikationen bewertet (Panfil 2005, S. 463).

Die ursprüngliche Definition von Evidence-based Medicine wurde auch von zahlreichen anderen Gesundheitsprofessionen als das Konzept der Evidence-based Practice weiterentwickelt und für den originären Gegenstandsbereich der jeweiligen Disziplin adaptiert. Die Bezeichnung »Evidence-based« im Kontext von Medizin, Pflege, anderen Gesundheitsfachberufen oder dem Gesundheitssystem sowie der Entscheidungsfindung hielt erfolgreich Einzug in die jeweiligen Disziplinen. Insbesondere der allgemeine Begriff der evidence-basierten Praxis kann dahingehend als Querschnittbegriff verstanden werden, wonach die Praxis der jeweiligen Disziplinen in den Handlungswissenschaften auf validen wissenschaftlichen Erkenntnissen basiert. Die konzeptionellen Grundlagen, das zentrale Ziel und die leitende Fragestellung sind dabei nahezu identisch. Letztere lautet »Was ist zu tun – was ist vielleicht auch zu unterlassen?« (Meyer 2015, S. 12). Die Antworten auf diese Frage beschäftigen gleichermaßen die professionell Handelnden in Pflege, Medizin und weiteren Gesundheitsfachberufen (Meyer 2015, S. 12). Es ist eine charakteristische und zugleich essenzielle Frage für alle Praxisdisziplinen bzw. Handlungswissenschaften (Schnittger et al. 2012, S. 140). In der täglichen Praxis arbeiten Pflegende, Ärzt*innen, Sozialarbeiter*innen und andere Gesundheitsfachberufe gemeinsam mit den Pflegebedürftigen oder Patient*innen. Insbesondere das Zusammenwirken mehrerer Disziplinen in der Versorgung von Pflegebedürftigen oder Patient*innen kann auf der Basis wissenschaftsbasierter Erkenntnisse und Entscheidungsfindung als Evidence-based Practice verstanden werden (Gross 2002). Sackett et al. (1999) beschreiben für eine evidence-basierte Praxis fünf essenzielle Schritte: 1.) Informationsbedarf in beantwortbare Fragen übersetzen; 2.) möglichst effizientes Aufspüren der besten Evidence zur Beantwortung dieser Fragen; 3.) kritische Bewertung der Evidence hinsichtlich ihrer Validität und Nützlichkeit; 4.) die Ergebnisse dieser Bewertung in die klinische Praxis umsetzen und 5.) die eigene Leistung evaluieren.

Evidence-based Practice

Gerade die Entwicklung der evidence-basierten Medizin hat für einen »Quantensprung« in den Entscheidungsprozessen in der Gesundheitsversorgung gesorgt. EbM war und ist ein essenzieller Fortschrittsgenerator in der Medizin (Berchthold et al. 2005). In der Folge hat sich auch die gesetzliche Krankenversicherung daran orientiert. So gilt bis heute der wissenschaftliche Standard zur Bestimmung des allgemein anerkannten Erkenntnisstandes in den Disziplinen als Handlungsgrundlage (Roters 2012).

In der pflegewissenschaftlichen Literatur werden verschiedene Begriffe für das Konzept der evidence-basierten Pflegepraxis verwendet. Es finden die Bezeichnungen *Evidence-based Care (EBC)*, *Evidence-based Practice (EBP)* und *Evidence-based Nursing (EBN)* sowie *Evidence-based Nursing and Caring* Verwendung (Smoliner et al. 2008, S. 288). Dabei werden die Begriffe *EBN* und *EBP* meist synonym verwendet. Die einzelnen Begriffsbeschreibungen stimmen darin überein, dass mit dem Konzept ein Entscheidungs- und Problemlösungsprozess assoziiert und die Komponente von Forschung für die klinische Entscheidungsfindung formuliert ist. Scott und McSherry

Begriffsbestimmung mit vier Merkmalen

(2008) haben 13 Begriffsbestimmungen in wissenschaftlichen Publikationen von EBN und EBP anhand der inhaltlichen Merkmale, Schlüsselelemente und Hauptaussagen miteinander verglichen. Dabei stellten sie fest, dass elf Schlüsselelemente identisch waren. Alle Definitionen beinhalteten *das derzeit beste Wissen aus der Forschung* als Wert für die Praxis im Rahmen klinischer Entscheidungsfindungen. Die Konzepte unterscheiden sich dahingehend, dass EBN den Einbezug der Patient*innen in der Umsetzung stärker fokussiert. Sie kommen zu dem Ergebnis:

> »EBN could be defined as ›an ongoing process by which evidence, nursing theory and the practitioners‹ clinical expertise are critically evaluated and considered, in conjunction with patient involvement to provide delivery of optimum nursing care for the individual« (Scott & McSherry 2008).

Eine von allen getragene Definition von Evidence-based Nursing gibt es nicht und ist im wissenschaftlichen Diskurs auch nicht erforderlich (Kleibel & Smoliner 2012, S. 27).

1.1.3 Drei Konzepte des Evidence-based Nursing

EBN als Konzept mit drei einzelnen Konzepten

Das EBN-Konzept setzt sich aus drei Teilkonzepten zusammen, die mit dem gleichen Begriff beschrieben werden, verschiedene Schwerpunkte beinhalten und gemeinsam das EBN-Konzept bilden (Panfil 2005, S. 458). Die drei einzelnen Konzepte sind in Anlehnung an Panfil (2005):

a) Zusammenwirken der »Akteure«
b) Pädagogisches Konzept
c) Externe Evidence.

a)   *Zusammenwirken der »Akteure«*

Das Zusammenwirken der beteiligten Akteure bezieht sich auf die klinische Entscheidungsfindung. Es bezeichnet die Beteiligung der betroffenen Pflegeempfänger*innen oder ihrer Angehörigen, der verschiedenen beteiligten Berufsgruppen als auch der Pflegenden. Zudem beinhaltet das Teilkonzept die Integration von auf Forschung beruhender Evidence – diese wird als *externe Evidence* verstanden (▶ Kap. 2.3) – und den Einbezug der klinischen Expertise – dies wird als *interne Evidence* verstanden (▶ Kap. 2.3) – und den Wünschen und Bedarfen der Pflegeempfänger*innen zu ihrer individuellen Gesundheitsversorgung (Panfil 2005).

Beispielsweise kann es sein, dass eine Bewohnerin einer Langzeitpflegeeinrichtung in der Nacht gestürzt ist. Die Pflegeperson führt mit der Betroffenen ein Gespräch über die vermuteten Ursachen, die aktuellen Probleme und die Dinge, die der Bewohnerin nach dem Sturz wichtig sind. Die Bewohnerin berichtet, dass sie gestürzt ist, weil sie sehr schnell zur Toilette musste und auf dem Weg dorthin über ihre Füße gestolpert ist. Nun hat sie Angst, erneut zu stürzen. Die Pflegende sucht nun nach Ursachen und

Lösungen und recherchiert dazu in den Datenbanken. Eine Ursache könnte das neu verordnete Schleifendiuretikum sein, was erstmalig am Abend zuvor verabreicht wurde. Eine weitere Ursache könnte das verordnete Schlafmittel für die Nacht sein. Die Pflegende trifft eine Auswahl geeigneter Maßnahmen und bespricht diese mit den beteiligten Akteur*innen, z. B. der Hausärztin. Nach einer Besprechung der Medikamente durch die beiden Berufsgruppen wird mit der Bewohnerin die vereinbarte Maßnahme besprochen, die Bewohnerin wird beraten und die Maßnahme wird mit Zustimmung umgesetzt. Die Pflegende prüft im Verlauf, ob die Ergebnisse den Erwartungen entsprechen.

b) Pädagogisches Konzept

Das zweite Konzept beschreibt pädagogische Inhalte, die auf ein lebenslanges Lernen zielen. Das Teilkonzept fußt auf der Methode des problembasierten Lernens. Hier ist der Bezug zur Entwicklung des EbM-Konzeptes durch Sackett und Kollegen erkennbar (▶ Kap. 1.2), das ursprünglich für die Ausbildung von Studierenden entwickelt wurde und das das klinisch Tätigsein mit dem Lernen zur Problemlösung miteinander verbindet. Ausgangspunkt ist idealtypischerweise ein konkreter Fall oder eine Praxissituation. Fünf aufeinander aufbauende Arbeitsschritte umfasst das Konzept: 1.) Frage, 2.) Literaturrecherche, 3.) Kritische Bewertung der Evidence, 4.) Entscheidung über passende Interventionen, Anwendung und 5.) Evaluation (Panfil 2005; Brinker-Meyendriesch 2003). Das Lernen innerhalb des pädagogischen Konzepts entspricht der beruflichen Handlungslogik und verknüpft die Fallarbeit mit beruflichen Situationen. In der Folge können Arbeitsroutinen überdacht, Handlungspläne entworfen und Lösungsoptionen identifiziert werden (Schneider 2008). Auf diese Weise können den Lernenden bedeutsame Erkenntnismöglichkeiten geschaffen werden, können Forschungsergebnisse problemorientiert in die Praxis transferiert werden, schließlich können praktisches und theoretisches Wissen miteinander verknüpft werden (Schneider 2008).

c) Externe Evidence

Dieses Teilkonzept gilt als das am häufigsten verwendete (Panfil 2005; Schneider 2008). Externe Evidence wird im Sinne der »wissenschaftlichen Belegbarkeit« von Interventionen durch Forschungsarbeiten verwendet. Wissenschaftlich belegtes Wissen findet sich beispielsweise in Expertenstandards, Leitlinien oder systematischen Übersichtsarbeiten, wie sie die Cochrane Library zur Verfügung stellt. Grundlage der externen Evidence bilden Forschungsarbeiten. Diese werden mit verschiedenen Methoden auf ihre wissenschaftliche Aussagekraft und auf ihre mögliche Übertragung auf den Einzelfall bewertet (▶ Kap. 2.3) (Panfil 2005).

Die überwiegende Kritik von Pflegewissenschaftler*innen bezieht sich auf ein ausschließliches Verständnis von EBN als Nutzung externer Evidence.

Wird das EBN-Gesamtkonzept lediglich auf das Teilkonzept der externen Evidence reduziert und werden zentrale Aspekte wie der Einbezug der Präferenzen der Pflegeempfänger*innen ausgeblendet, wird dies der Methode nicht gerecht (Schneider 2008).

1.1.4 Begriffsbestimmung EBN

engere und weitere Begriffsbestimmung

Die internationale Literatur diskutiert einerseits einen eher engen, andererseits einen eher weitgefassten Ansatz von evidence-basierter Pflege. Unter dem engeren Ansatz wird eine nahezu alleinige Anwendung von Forschungsergebnissen – zumeist aus der Forschung mit einem quantitativen Ansatz – in der Praxis verstanden (Smoliner 2011, S. 225; Kleibel & Smoliner 2012, S. 27).

Abgesehen von zahlreichen Begriffsbestimmungen, die jeweils die Definition von Sackett et al. erweiterten (z. B. French 1999 mit dem Einbezug des impliziten Wissens der Praktiker*innen), hat sich die von der Pflegewissenschaftlerin Alba DiCenso von der McMaster University aus dem Jahr 1998 als international tragfähig durchgesetzt (Meyer 2015, S. 12).

Eine auf dem Konzept des Evidence-based Nursing beruhende Pflegepraxis (Evidence-based Practice) ist definiert durch das Zusammenwirken

- des derzeit besten Wissens aus der Forschung (research evidence) zur Beantwortung einer klinischen Fragestellung,
- der Präferenz der Patient*innen (patient preference),
- der persönlichen klinischen Erfahrung der Pflegenden (clinical expertise) und
- den gegebenen Ressourcen und Rahmenbedingungen im Sinne systembedingter Faktoren (environmental factors) in der Gesundheitsversorgung (DiCenso et al. 2005 in Meyer & Köpke 2012, S. 37).

Evidence-basierte Pflege wird als Prozess verstanden, in dem Pflegende eine klinische Entscheidung treffen. Explizit ist in dieser Begriffsbestimmung die klinische Entscheidungsfindung in einer konkreten Entscheidungssituation integriert. Sie betont die Bedeutung des Austauschens und Verstehens zwischen professionell Pflegenden und dem individuellen Pflegebedürftigen über seine Bedarfe sowie die gemeinsam zu bearbeitenden gesundheitlichen Probleme unter Berücksichtigung der Wertvorstellungen des Betroffenen (Thiel et al. 2001, S. 269; DiCenso et al. 2006, S. 4). Eindeutig ist in der Begriffsbestimmung eine Patient*innenorientierung enthalten, d. h. die individuelle Perspektive der Pflegebedürftigen auf ihre Gesundheit, ihre Gesundheitsbedingungen, Handlungsoptionen, persönlichen Werte und Erfahrungen, ihre Bedürfnisse und familialen Ressourcen bestimmen zentral die Entscheidungsfindung (DiCenso et al. 2006, S. 4; Smoliner 2011, S. 225).

Mit der hier aufgeführten Begriffsbestimmung ist der breitere Ansatz gemeint. Dieser betont die »research evidence« als eines von insgesamt vier

Merkmalen evidence-basierter Pflege. Hintergrund der vier Merkmale sind die Erkenntnisse über die verschiedenen Quellen pflegerischen Wissens (z. B. persönliches Wissen aus beruflicher Erfahrung, intuitives Wissen, ethisches Wissen) und die Grundlagen pflegerischer Handlungsentscheidungen. Eine gute pflegerische Entscheidung und Maßnahmenauswahl basiert nicht ausschließlich auf Forschungsergebnissen, sondern integriert das erfahrungsgebundene und kontextbezogene Wissen der Pflegenden und das Wissen sowie die Wünsche und Bedürfnisse der zu Pflegenden Person (Smoliner 2011, S. 225). So können verschiedene Arten des Wissens genutzt werden. Ein Vorteil des breiten Ansatzes von evidence-basierter Pflege liegt in einer höheren Akzeptanz durch die Handelnden in der Pflegepraxis. Hierbei ist nicht ausschließlich »research evidence« entscheidend, sondern sie hat gleichberechtigt Anteil am Kanon aller vier Merkmale (Kleibel & Smoliner 2012, S. 27). Das verwendete Begriffsverständnis und damit die einbezogenen Wissensquellen haben Auswirkungen auf die einzelnen Umsetzungsschritte im Konzept von Evidence-based Practice (ebd.).

Im Vergleich der Begriffsbestimmungen von Sackett und DiCenso werden als Gemeinsamkeit der Einbezug der wissenschaftlichen Erkenntnisse hinsichtlich der Verbesserung der Patient*innenversorgung einerseits und andererseits der Einbezug klinischer Erfahrung der Pflegenden und der Patient*innenpräferenzen als Unterscheidungsmerkmal erkennbar. Mit der Evidencebasierung von Entscheidungen und Handlungen wird in jedem Fall der Aspekt relevant, was als wissenschaftliches Wissen gelten kann und wie es zu bewerten ist.

Behrens und Langer (2016, S. 25) entwickelten eine Kurzdefinition: »Evidence-based Nursing ist die Nutzung der derzeit besten wissenschaftlich belegten Erfahrungen Dritter im individuellen Arbeitsbündnis zwischen einzigartigen Pflegebedürftigen oder einzigartigem Pflegesystem und professionell Pflegenden«. Sie betonen ganz deutlich das Arbeitsbündnis zwischen Pflegenden und Pflegebedürftigen oder dem Pflegesystem und die Integration von wissenschaftlich belegtem Wissen in dieses Arbeitsbündnis.

Die Klärung der Begriffsbestimmungen ist ein stets voranschreitender Prozess. Für dieses Buch wird der Begriff Evidence-based Nursing verwendet, wie ihn DiCenso bestimmt und Behrens und Langer knapp definiert haben. Zusammengefasst ist EBN sowohl ein Konzept für lebenslanges Lernen für Einzelne, Teams und Organisationen (Schlömer 2000, S. 49) als auch eine praxisorientierte Methode, um in mehreren Schritten eine klinische Entscheidungsfindung herbeizuführen. Das Konzept evidence-basierter Pflege stellt mit mehreren Arbeitsschritten eine Methodik und damit ein Hilfsmittel dar, um zum Gelingen einer professionellen Pflege beizutragen.

Begriffsbestimmungen entwickeln sich weiter

1.1.5 Der Begriff Evidence

Zu Beginn der Entwicklung des EBN-Konzeptes wurde der Begriff evidence mit Evidenz übersetzt. Dies führte zu Verwirrungen, weil das Wort Evidenz

Evidence versus Evidenz

im deutschen Sprachgebrauch bedeutet, dass etwas keiner weiteren Prüfung bedarf und die Tatsachen auf der Hand liegen (Schlömer 2000). Der Begriff Evidenz in der deutschen Schreibweise wird zugleich verwendet, wenn es sich um die Erfahrungen einer subjektiv begründeten Gewissheit handelt (Panke-Kochinke 2012, S. 6). Er leitet sich aus dem Lateinischen von evidentia ab und bedeutet so viel wie »offenkundig« oder bezeichnet etwas, das nicht weiter hinterfragt werden muss (Galgon 2006).

Der Begriff Evidence bedeutet direkt übersetzt Beweis oder Nachweis (Galgon 2006) und auch im englischen Sprachgebrauch existieren mehrere Bedeutungen für das Wort Evidence (Gross 2004, S. 197). In der englischen Schreibweise bezeichnet er den von Medizin und Pflege übernommenen Begriff für einen externen Wirksamkeitsnachweis aus Studien (Panke-Kochinke 2012, S. 6). Er meint die Orientierung am besten wissenschaftlichen Beweis (Meyer et al. 2014, S. 195). Die Übersetzung »beweisbasierte Pflege« trifft am ehesten die Bezeichnung EBN (Galgon 2006). Gemeint ist im Kern: Welche wissenschaftlich belastbaren, methodisch angemessenen Informationen gibt es, um den Nutzen und den Schaden konkreter Behandlungsverfahren bewerten zu können?

Der Wortstamm »Evidence« bezieht sich auf etwas Relatives; die derzeit aktuell gültige Evidence ist damit gemeint. Die Bezugsgröße ist somit der jeweils aktuelle Forschungsstand, der immer variabel ist, weil er sich durch neue Studien stets weiterentwickelt. Mit dem Zugewinn neuer Erkenntnisse kann eine vorherige Evidence eine komplette Neueinschätzung erfahren (Wingenfeld 2004, S. 79). Das sich fortlaufend weiterentwickelnde Forschungswissen erfordert eine ständige Überprüfung dessen, was als evident bekannt ist. Deshalb wird sich pflegerisches Handeln nur schwer auf die stärkste Evidence gründen lassen (Panfil & Wurster 2001).

Die Übersetzung von Evidence in Evidenz ist somit aus aktueller Perspektive eher ein missglückter Übersetzungsversuch.

1.2   Ziel des Konzepts Evidence-based Nursing

Die Verbesserung der Patient*innenversorgung ist das Ziel.

Das primäre Ziel von EBN besteht darin, den Pflegenden die derzeit besten wissenschaftlich belegten Handlungsoptionen aufzuzeigen und ihnen diese als Grundlage für die wirksamste Handlungsweise zur Verfügung zu stellen (Panfil & Wurster 2001, S. 33). Professionell Pflegende sind den Pflegebedürftigen verpflichtet, ihnen eine hochwertige Pflege auf der Grundlage wissenschaftlicher Erkenntnis zukommen zu lassen.

Mit evidence-basierten Pflegemaßnahmen kann die Berufsgruppe der Pflegenden ihre Leistungen gegenüber den Kostenträgern legitimieren (Huckle 2008, S. 9).

Patient*innenrechte und -erwartungen

Die Pflegebedürftigen haben ein Anrecht auf eine bestmögliche pflegerische Versorgung. Sie erwarten eine professionelle Versorgung und damit eine Pflege, die auch ihre Sicherheit berücksichtigt (Panfil 2012, S. 83). Zudem vertrauen sie auf eine Pflege mit Expertise (Meyer 2015, S. 13). Eine bestmögliche pflegerische Versorgung gelingt besser auf der Grundlage wissenschaftlicher Erkenntnisse und unter Einbezug der Werte und Bedürfnisse der Pflegebedürftigen als beispielsweise ausschließlich auf der Grundlage von tradierten Handlungen, die mitunter mit der Aussage »Das haben wir immer schon so gemacht« begründet werden. Pflegerische Handlungen sind zwar traditionell mit lobenswerten Intentionen verbunden, jedoch haben sie nicht per se einen positiven Effekt, sondern können trotz guter Absicht negative Effekte verursachen (Schlömer 2000, S. 47). Vor diesem Hintergrund benennt Meyer (2015, S. 13) das Konzept EBN als alternativlos, wenn es darum geht, wissenschaftliche Erkenntnisse methodisch geordnet in Entscheidungen einzubeziehen und wesentliche von weniger aussagekräftigen wissenschaftlichen Beweisen zu trennen. Insbesondere aus ethischen Gründen ist es unzulässig, veraltete und wirkungslose Pflegehandlungen durchzuführen oder gar den Pflegeempfängern zu schaden (Panfil 2012, S. 83).

Ein weiteres Ziel von evidence-basierter Pflege besteht darin, dass die vorhandenen Ressourcen und Strukturen in den Handlungsfeldern von Pflege optimal im Sinne der Pflegeempfänger*innen genutzt werden (Huckle 2008, S. 9). So können die wirklich wirksamen Interventionen den Vorrang vor Pflegemaßnahmen mit unklarer Wirkung erhalten. Ebenso können beispielsweise wirkungslose oder schädigende pflegerische Interventionen begründet unterlassen werden. Insbesondere in Zeiten knapper finanzieller Ressourcen sollten nur noch jene Maßnahmen durchgeführt werden, deren Wirksamkeit wissenschaftlich gut belegt ist (Panfil 2012, S. 83).

effizienter Ressourceneinsatz

Zusammengefasst soll EBN dazu beitragen, pflegerische Entscheidungen und Handlungen und in der Folge die klinische Versorgung von individuellen Pflegeempfänger*innen hinsichtlich einer positiven Beeinflussung von patient*innenrelevanten Ergebnissen zu verbessern.

1.3 Bedeutung evidence-basierten Pflegehandelns für ein professionelles Pflegehandeln

Sehr häufig ist von Pflegenden in der Praxis zu hören und auch in Publikationen zu lesen, dass professionelles Handeln durch pflegewissenschaftlich entwickelte Methoden, Konzepte und Instrumente gefördert werden kann. Dazu gehören beispielsweise die Anwendung des Pflegeprozesses, der Nationalen Expertenstandards oder auch der Einsatz verschiedener Assessmentinstrumente. Das folgende Kapitel geht der Frage nach, inwieweit das Konzept evidence-basierter Pflege professionelles Pflegehandeln befördern kann.

Das EBN-Konzept hat sich weltweit als zentrales Konzept für die Professionalisierung der Pflege entwickelt (DiCenso et al. 2006).

1.3.1 Beschreibung von professionellem Handeln

Professionelles Handeln vereint systematische Wissensbestände und hermeneutisches Fallverstehen.

Unter Professionalisierung wird der Prozess der Verberuflichung von Tätigkeiten verstanden. Dies beinhaltet eine zunehmende Verwissenschaftlichung und Systematisierung von Wissen. Mit der hochschulischen Ausbildung von Pflegenden und der Entwicklung einer wissenschaftlichen Infrastruktur sowie veränderter gesetzlicher Vorgaben erweitern sich einerseits die Aufgabenbereiche von Pflegenden. Andererseits wurden Innovationen in Gang gesetzt (Friesacher 2009).

Es gibt verschiedene Professionstheorien und -verständnisse. Ältere professionstheoretische Ansätze betonen einzelne professionstypische Merkmale (z. B. das Vorhandensein eines Handlungsmonopols, einer Berufsethik, einer langen theoretischen Ausbildung), die bis hin zum Status einer Profession möglichst erfüllt sein müssen. Zugleich vernachlässigen sie den Aspekt des professionellen Handelns. Angemessener sind dagegen Professionskonzepte, die auf den Gegenstand, in der Pflege also auf die Pflegeempfänger*innen gerichtet sind (Friesacher 2009). In diesem Buch wird das professionelle Handeln als Bezugsgröße für die Professionalisierung zugrunde gelegt. Der professionssoziologische Ansatz von Oevermann mit einer interaktionistischen Position ist die Basis für die weiterführenden Überlegungen (Thiel et al. 2001, S. 270). Dieser Ansatz wurde 1995 von Weidner (2011) auf die Pflege übertragen.

Oevermann geht von zwei im Gegensatz zueinander stehenden Prinzipien aus. Zum einen gibt es die wissenschaftliche Kompetenz professionellen Handelns. Sie beinhaltet die systematischen Wissensbestände, das Verstehen von Theorien und Verfahren zu deren Konstruktion sowie die Theorieanwendung (Thiel et al. 2001, S. 270). Zum anderen gibt es die hermeneutische Kompetenz, die das Verstehen eines individuellen Falles/Pflegebedürftigen in dessen Sprache bezeichnet. Hier müssen die jeweiligen Pflegeempfänger*innen von den professionell Pflegenden in ihrer individuellen Erscheinungsform, ihrer Betroffenheit und in ihrer Biografie verstanden werden. Professionelles Handeln bezeichnet demnach ein durch wissenschaftliche Ausbildung erworbenes Spezialwissen und ein berufliches Erfahrungswissen zugleich. Beide Prinzipien sind in der Praxis einer professionellen Pflege untrennbar miteinander verbunden. Beide Prinzipien sind gleichermaßen konstituierend nötig, um professionelle pflegerische Entscheidungen zu treffen und Handlungen zu begründen (ebd.). Dieser Logik folgend sind aufgrund der fallimmanenten Besonderheiten Pflegemaßnahmen nicht standardisierbar (ebd.).

EBN kann theoretisch professionelles Handeln fördern

Entsprechend der Begriffsbestimmung von EBN in diesem Kapitel bedient das EBN-Konzept sowohl die professionellen Prinzipien systematischer Wissensbestände als auch des hermeneutischen Fallverstehens. Es knüpft vor dem Hintergrund der vier Wesensmerkmale an beide Prinzipien an. Es ist das

Ziel des EBN-Konzeptes, das zurzeit beste und aktuellste Forschungswissen aufzugreifen. Forschungswissen ist hierbei neben dem Wissen aus Pflegetheorien, -methoden und -konzepten ein zentraler Bestandteil von Pflegewissenschaft und damit der systematisierten Wissensbestände der Disziplin Pflege. Zugleich integriert das EBN-Konzept sowohl die Vorstellungen und Bedarfe der Pflegebedürftigen als auch das persönliche klinische Erfahrungswissen der Pflegenden. Dieses spiegelt sich in einem hermeneutischen Fallverstehen wider.

Indem wissenschaftliches Wissen und hermeneutisches Fallverstehen bestimmende Merkmale des EBN-Konzepts sind, kann eine evidence-basierte Pflegepraxis ein professionelles Pflegehandeln fördern (Thiel et al. 2001). Vor diesem Hintergrund kann theoretisch das EBN-Konzept als unmittelbar geeignet betrachtet werden, professionelles Handeln zu fördern.

1.3.2 Das EBN-Konzept und der Pflegeprozess

Der Pflegeprozess markiert einen zentralen Gegenstandsbereich pflegerischen Handelns. Er ist gesetzlich verankert, d. h. professionell Pflegende müssen ihrem Handeln eine prozesshafte Vorgehensweise zugrunde legen. Seine Funktion ist es, pflegerisches Handeln zu strukturieren und die Ergebnisqualität für die Empfänger*innen von Pflegeleistungen zu verbessern (Thiel et al. 2001, S. 270). Damit ist er eine Strukturfolie, die inhaltlich gefüllt werden muss, um seine Wirkung auch entfalten zu können. In diesem Kontext sind sowohl der Pflegeprozess als auch das EBN-Konzept ein wertvolles Instrument der Pflege (ebd.).

EBN passt zu allen Phasen des Pflegeprozesses

Das EBN-Konzept kann allen Phasen des Pflegeprozesses zugeordnet werden, z. B. in der frühen Phase der Bedarfserfassung durch Assessmentinstrumente, der Entscheidung für eine Intervention und bei deren Umsetzung oder in der Phase der Evaluation (Panfil 2005). Das EBN-Konzept kann immer dann seinen Nutzen entfalten, wenn im Rahmen des Pflegeprozesses eine klinisch relevante Frage entsteht oder wenn bisherige Interventionen nicht den gewünschten Erfolg zeigen (Thiel et al. 2001, S. 270). Beispielsweise kann eine klinisch relevante Frage in der Phase der Informationssammlung und Diagnosestellung sein, welches Assessmentinstrument hinreichend valide ist, um Schmerz bei komatösen Patient*innen zu erfassen. Das jeweilige Instrument sollte dann auch in der Phase der Evaluation genutzt werden, um Verbesserungen der Situation zu erfassen. In der Phase der Interventionsplanung könnte beispielsweise eine klinische Frage darauf zielen, ob Patient*innen mit einer invasiven maschinellen Beatmung aufgrund einer Pneumonie aktiv mobilisiert werden können. In der Phase der Maßnahmenumsetzung kann die Situation auftreten, dass eine Intervention ihre Wirkung nicht wie erwartet entfaltet. Hier könnte die Frage relevant sein, welche Maßnahmen zur Mundpflege bei Patient*innen unter initialer Strahlentherapie (z. B. bestimmte Tees im Vergleich zu geschmacksangereicherten Wattestäbchen und Mundpflegeölen) wirksamer ist.

Ähnlich dem Pflegeprozess stellt auch das EBN-Konzept einen mehrschrittigen Prozess dar (▶ Kap. 2). Die einzelnen Schritte sind einander ähnlich. Beispielsweise beginnen beide Prozesse mit einer Analyse und Problembeschreibung, in die die Pflegebedürftigen einbezogen werden. Sie unterscheiden sich jedoch durch die explizite Aufforderung im EBN-Konzept, das Wissen aus Studien und theoretischen Bezügen bei einer pflegerischen Handlungsentscheidung zugrunde zu legen (Behrens & Langer 2016, S. 34 f.).

Das EBN-Konzept fügt sich nahtlos an weitere, die Profession der Pflege fördernde Konzepte und Methoden an. Dazu gehören beispielsweise auch Diagnose- und Klassifikationssysteme, klinische Behandlungspfade und Qualitätsmanagementprogramme (Friesacher 2008).

Zusammengefasst ist der EBN-Prozess mit den sechs Schritten gleichermaßen ein Problemlösungsprozess, wie er sich auch im Pflegeprozess abbildet (Panfil 2005, S. 463; Thiel et al. 2001).

1.3.3 Die Wirkung von evidence-basierter Pflege auf den Prozess der Professionalisierung

EBN und Erfahrungswissen

Vor einigen Jahren wurde noch bezweifelt, ob Pflege eine Profession sei oder werden könne. Inzwischen hat sich allgemein der Gedanke durchgesetzt, dass Pflege eine Semiprofession ist. Mit dem Zuwachs an wissenschaftlichem Wissen, der vermehrten Akademisierung der Pflege, der Entwicklung einer wissenschaftlichen Infrastruktur und veränderten gesetzlichen Vorgaben kommt es zu einer Erweiterung der pflegerischen Aufgaben (Friesacher 2008). In der Folge gewinnt die Professionalisierung an Dynamik. Wesentlich ist, dass dieser Prozess sich in der verbesserten Versorgung und Betreuung von Pflegeempfänger*innen und damit in allen Handlungsfeldern von Pflegenden niederschlägt (ebd.). Mit der EBN-Methode ist primär die Wissenschaftsbasierung pflegerischen Handelns verbunden (ebd.). Diese ist zugleich die Legitimation pflegerischen Handelns.

Insbesondere die Rahmenbedingungen von Pflege müssen hinterfragt und verbessert werden, um das EBN-Konzept auch im Sinne der Professionalisierung umzusetzen (Friesacher 2008). Denn ein ausschließlich technisches Umsetzen des EBN-Konzeptes in die Praxis reicht für eine Professionalisierung nicht aus. Zudem besteht die Gefahr, dass als Begründungslogik für eine Entscheidung primär das Wissen aus Forschungsarbeiten herangezogen wird. Wissenschaftliche Begründungslogiken sind als »Goldstandard« gesellschaftlich anerkannt. Im Vergleich dazu gilt das hermeneutische Fallverstehen als weniger anerkannte Wissensform, obwohl es sich aus Erfahrungswissen, Eigenverantwortung, kreativem und intuitivem Wissen sowie aus reflektiertem praktischem Wissen der Pflegenden entwickelt. Es ist aber ein nur wenig sichtbarer und zugleich nur schlecht messbarer Anteil von Pflege, der oftmals als nichtprofessionelle Wissensform abgewertet wird. So besteht die Gefahr, dass dieses Wissen, was gleichermaßen professionelles Handeln auszeichnet, in den Hintergrund gerät. Im Professionsdiskurs dominieren rational geprägte Wissensformen und andere (z. B. empirische) werden als »nichtprofessionalisierte« Wissensformen abgewertet (Friesacher 2008; Friesacher 2009).

Aber gerade in hochkomplexen Situationen – beispielsweise mit mehreren Aspekten von Pflegebedürftigkeit, mit mehreren Angehörigen und divergierenden Zielen der Betroffenen, mit Mehrdeutigkeiten und verschiedenen Handlungsoptionen – sind es gerade die hermeneutisch-interpretativen Sichtweisen, die im Vergleich zu scheinbar objektiven forschungsbasierten Wissensbeständen tragfähigere Lösungen ermöglichen. Denn je komplexer eine Situation ist, desto mehr Interventionen können zur Anwendung kommen und desto schwieriger scheint eine am Zweck ausgerichtete rationale Vorgehensweise. Im Gegenteil, dann ist eine hermeneutisch-interpretative Sichtweise für die hochkomplexen Pflegesituationen nötig. Zudem ist Erfahrungswissen nötig, wenn beispielsweise wissenschaftlich belegte Interventionen praktisch umgesetzt werden (Friesacher 2009).

Für die Durchsetzung von Strategien oder Konzepten im Gesundheitswesen ist Macht nötig (Friesacher 2009, S. 179). Pflege hat dazu ein zwiespältiges Verhältnis. Auf der einen Seite fehlt es ihr an Macht, um professionell begründete Interessen von Pflegebedürftigen gesellschaftlich durchzusetzen. Dies führt dazu, dass Pflege als »verhinderte Profession« bezeichnet werden kann (Friesacher 2009). Auf der anderen Seite verfügt die Berufsgruppe der Pflegenden aufgrund ihres personellen Anteils am Gesundheitssystem durchaus über eine gewisse Macht. Gerade für Pflegende liegt eine große Chance darin, den Wert ihres Berufs zu erhöhen, wenn sie als Meinungsbildner*innen im Gesundheitswesen den erweiterten Evidence-Begriff transportieren. Auf diese Weise können sie Leistungsträger wie Krankenkassen, Politiker*innen und andere Mitgestalter des Gesundheitssystems davon überzeugen, das Konzept der evidence-basierten Pflegepraxis mit dem erweiterten Begriff in ihre politischen und finanziellen Überlegungen und Handlungen mit einzubeziehen (Gross 2004).

Der traditionelle Ansatz, Forschungsergebnisse in praktisches Handeln zu überführen, indem wissenschaftliche Ergebnisse identifiziert, zusammengefasst, bewertet und zielgruppenspezifisch aufbereitet werden, reicht in der Regel nicht aus, um tatsächlich professionelles Handeln dauerhaft zu ändern (Voigt-Radloff & Lang 2015, S. 466). Wenn neue Behandlungsansätze (z. B. die Umsetzung von Leitlinien) implementiert werden müssen, dann erfordert dies nicht nur eine veränderte Handlungsweise eines einzelnen Professionsangehörigen, sondern auch eine Änderung von Versorgungsabläufen in ganzen Teams, Organisationseinheiten, Institutionen und mitunter eines gesamten Umfeldes (ebd.). Diese Änderungen bedürfen dann anderer Konzepte, z. B. aus der Implementationsforschung. Voigt-Radloff und Lang (ebd.) weisen in Anlehnung an Bernhardsson (et al. 2014) darauf hin, dass der Erfolg des Transfers von wissenschaftlichem Wissen in die Praxis sich nicht nur an einem verbesserten professionellen Handeln messen lassen darf, sondern vielmehr zur Verbesserung der gesundheitlichen Situation von Pflegeempfängern beitragen muss (Voigt-Radloff, Lang 2015, S. 466).

Behrens (2012, S. 87) versteht die Umsetzung des EBN-Konzeptes als eine Haltung. Evidence-basierte Pflegepraxis als Haltung zu verstehen, erfordert von den Pflegenden, für ihr Handeln und dessen Wirkung Verantwortung zu übernehmen (ebd.). Die Verantwortung muss primär gegenüber den individuellen Pflegebedürftigen übernommen werden, die sich als Individuen verstehen, ihren Willen fühlen, ihre Partizipationsmöglichkeiten auf ihre Weise nutzen wollen und an für sie biografisch ganz individuellen Lebensbereichen situiert sind (ebd.). Aus dieser Perspektive genügt es beispielsweise nicht, aus bester Absicht zu handeln, sondern professionelle Handlungen basieren sowohl auf einer selbstreflektierenden Haltung als auch auf einer individualisierten Pflege als Handlungswissenschaft (ebd.). Dieser Logik folgend, leistet insbesondere das EBN-Konzept mit dem erweiterten Evidence-Begriff einen grundlegenden Beitrag. Gerade die Erfahrungen der individuellen Pflegebedürftigen sind ebenso bestimmend für die pflegerische Handlungsweise wie das wissenschaftliche Wissen. Eine vernünftige und theoretisch wirksame Handlungsweise, die sich aus wissenschaftlichen Erkenntnissen ableitet, muss nicht zwangsläufig auch für den individuellen Pflegebedürftigen wirksam sein. Eine wirksame Pflege kann laut Behrens (2012, S. 88) nur aus der Begegnung mit dem Einzelfall unter Einbezug der wissenschaftlichen Erkenntnisse herausgearbeitet werden. Auch das aktuell verfügbare wissenschaftliche Wissen kann nicht die individuellen Ziele, Bedürfnisse oder Empfindungen eines Einzelfalls abbilden und somit auch nicht die Entscheidung vorgeben. Das bedeutet, dass eine evidence-basierte Handlungsweise unbedingt von den individuellen Bedürfnissen der Pflegeempfänger*innen her gedacht und herausgearbeitet werden muss (ebd.).

Pflegeempfänger*innen sind nicht nur Konsument*innen von pflegerischen Leistungen, sondern sie sind auch Mitwirkende (Behrens 2012, S. 88). Durch ihre Mitwirkung tragen sie selbst wesentlich zur Pflegeleistung bei, indem sie Entscheidungen über ihre Behandlung treffen (Behrens 2012, S. 88). Beispielsweise verfügen Menschen mit einer chronischen Erkrankung über umfangreiches Erfahrungswissen im Umgang mit ihrer Erkrankung; sie haben Präferenzen für ihr Leben entwickelt, kennen wirksame Maßnahmen und befinden sich während der Begegnung mit professionell Pflegenden in einer für sie besonderen Phase der Erkrankung. Diese Phase kann von einem frühen Krankheitsstadium bis zu einer terminalen Phase reichen. Dementsprechend ändern sich Erlebnisweisen, Bedürfnisse, Wünsche und Erwartungen nach Partizipation an der Versorgungsleistung. Auch die individuellen Zielsetzungen ändern sich. Die Bedürfnisse können zudem durch akute Ereignisse wie Schmerzen verändert werden. Erst in Gesprächen und unter Einbezug des hermeneutischen Fallverstehens treten die tatsächlichen Ziele und Bedürfnisse hervor (Behrens 2012, S. 87).

Der Deutsche Pflegerat e. V. (DPR) ist seit 1998 der Dachverband der bedeutendsten Berufsverbände des deutschen Pflege- und Hebammenwesens. Er hat 2004 eine Rahmen-Berufsordnung für professionell Pflegende herausgegeben und damit allgemeine Grundsätze und Verhaltensregeln für professionell Pflegende in der Ausübung ihres Berufes formuliert (DPR

2004). Darin sind Pflegende verpflichtet, ihr Wissen auf dem aktuellen Stand der pflege- und bezugswissenschaftlichen Erkenntnisse zu halten und dieses Wissen so einzusetzen, dass Patient*innen und Bewohner*innen eine ihren Zielen, Bedarfen und Bedürfnissen entsprechende Pflege erhalten (DPR 2004). Hieraus lässt sich die zwingende Notwendigkeit zur Auseinandersetzung mit Forschungsergebnissen ableiten. Das Konzept evidence-basierter Pflege knüpft genau hier an und kann theoretisch einen Beitrag zu einer wissenschaftsbasierten Handlungsweise in der Pflege leisten. Sie kann die Versorgung der Pflegeempfänger verbessern, kann helfen, den Wert des Berufs zu stärken, sich an fachlichen Diskussionen zu beteiligen und berufspolitische Entwicklungen mit zu beeinflussen (Huhn 2015, S. 21). Ansonsten besteht die Gefahr, dass die Diskussionen über neue berufsgruppenübergreifende Behandlungsansätze überwiegend von ärztlicher Seite bestimmt, geführt und in der Konsequenz auch umgesetzt werden (Schlömer 2000, S. 48).

Internationale Studien zeigen, dass relevante Forschungsergebnisse nur von etwa 20 % der Pflegenden umgesetzt werden. Angesichts der noch jungen Disziplin der Pflege und damit einer relativ jungen Forschungstradition sollten die Erwartungen an eine ausreichend wissenschaftlich belegte Praxis nicht zu hoch gesteckt werden (Panfil & Wurster 2005, S. 36). Auch Ärzt*innen handeln ähnlich zurückhaltend gegenüber den Forschungsergebnissen. Selbst die Medizin arbeitet nach Expertenschätzung nur zu ca. 20 % auf der Grundlage evidence-basierten Wissens (Panfil & Wurster 2001). Der geringe Anteil der Nutzung aktueller Forschungsergebnisse ist als unzureichend zu bewerten, weil Pflegende beweisen müssen, dass ihre Arbeit einen nachweisbaren Nutzen insbesondere für die Verbesserung der gesundheitlichen Situation von Patient*innen/Bewohner*innen aufweist (Schlömer 2000, S. 48).

Zusammengefasst kann die Evidencebasierung der Pflege als derzeit richtiger Weg zur Professionalisierung bezeichnet werden, wenn die Rahmenbedingungen zur Konzeptumsetzung in den pflegerischen Handlungsfeldern gesellschaftskritisch in den Blick genommen werden (Friesacher 2009).

1.4 Gemeinsamkeiten und Unterschiede zwischen den Konzepten Research Utilization und EBN

Im nachstehenden Abschnitt wird das Konzept der evidence-basierten Pflege mit dem vergleichbaren Prozess der »Research Utilization« zur Anwendung von Forschungsergebnissen in der Praxis vorgestellt. Das Ziel von verschiedenen und einander ähnlichen Konzepten besteht darin, Forschungsergebnisse und damit nachgewiesene wirksame Maßnahmen in die Praxis einfließen zu lassen. Dies soll eine Einordnung und einen Abgleich von EBN mit dem Konzept von Research Utilization ermöglichen.

1.4.1 Research Utilization

Research Utilization als Prozess

Seit den späten 1970er-Jahren wird in der pflegewissenschaftlichen Literatur das Konzept Research Utilization rezipiert (DiCenso et al. 2006, S. 5).

Gemäß einer Studie aus dem Jahr 2000 dauert es durchschnittlich 17 Jahre, bis evidence-basierte Erkenntnisse in die klinische Praxis einmünden (Balas & Borgen 2000). Dieser Zeitraum kann als nicht zufriedenstellend bewertet werden. Vor dem Hintergrund der gesetzlichen Verpflichtung von Dienstleistungserbringer*innen im Gesundheitssystem, ihre Leistungen auf dem jeweiligen Stand der wissenschaftlichen Erkenntnisse zu erbringen, offenbart sich hier eine Qualitätslücke. Demnach besteht ein Unterschied zwischen der aufgrund wissenschaftlicher Erkenntnisse theoretisch möglichen und der tatsächlich erbrachten Gesundheitsleistung.

Überlegungen zu der Frage, wie valide Forschungsergebnisse in der Praxis von Praktiker*innen angewandt werden können, erfreuen sich in der Pflege seit über 35 Jahren zunehmenden Interesses. Das dabei zugrunde liegende Problem ist die bestehende Kluft zwischen Theorie und Praxis oder anders gesagt: zwischen dem Wissen und dem Handeln (Estabrooks 1999).

Forschungsanwendung wird einerseits im Sinne eines nötigen Handlungswissens (knowledge to action) und andererseits als Umsetzungshandeln (doing of it) verstanden (Graham 2006 in Haslinger-Baumann 2015). Die Forschungsanwendung kann direkt stattfinden, d. h. als Anwendung von Forschungsergebnissen z. B. aus Standards oder Guidelines in der klinischen Praxis. Sie kann auch indirekt erfolgen, indem die Kenntnis von Forschungsergebnissen das Denken oder Bewusstsein auch im Sinne einer »Erleuchtung« eher allgemein beeinflusst (Estabrooks 1999).

Der Begriff Research Utilization (Forschungsanwendung/Nutzung von Forschung) bezeichnet allgemein einen Prozess, bei dem theoretische, konzeptionelle oder auf Forschung basierende Erkenntnisse in jede Form von Praxis implementiert werden (Estabrooks 1999). Dieser Prozess des Synthetisierens, Verbreitens und Verwendens von forschungsgeneriertem Wissen schließt die Kommunikation über wissenschaftliche Ergebnisse und deren Anwendung ein. Forschungsanwendung zielt neben einer verbesserten Gesundheitsversorgung auf eine Veränderung bestehender Praxis.

Research Utilization wurde entwickelt, um die Probleme der mangelnden Nutzung von Forschungsergebnissen in der Praxis zu lösen. Sie ist ein mehrstufiger Prozess, der die Kritik und Synthese von Befunden aus mehreren Studien, die Anwendung dieser Befunde auf Veränderungen in der Pflegepraxis und die Messung der Ergebnisse aus der Veränderung der Pflegepraxis beinhaltet. Forschungsanwendung wird als ein Kontinuum beschrieben, das in drei Bereiche unterteilt werden kann:

- im ersten Bereich kommt es bei der betreffenden Pflegeperson zunächst durch einen Kontakt mit einer oder mehreren Forschungsarbeiten zu einer veränderten Haltung und einem veränderten Denken. Es führt noch nicht zwangsläufig zur Änderung der Pflegepraxis.
- im mittleren Bereich des Kontinuums kommt es zu einem Durchsickern bestimmter Ideen und Ergebnisse, die zu einer Änderung der individuellen Handlungsweisen und der Pflegepraxis führen können. Es ist ein schleichender Prozess der Veränderung, dem noch keine bewusste Entscheidung für eine Veränderung auf der Basis von Forschungsergebnissen zugrunde liegt.
- im dritten Kontinuum-Abschnitt kommt es nach Durchsicht und Würdigung von Forschungsarbeiten konkret zur Forschungsanwendung im engeren Sinne, d. h. zur gezielten Veränderung von pflegerischen Interventionen. Dies bezeichnet einen bewussten zielgerichteten Prozess mit einem klaren und beschreibbaren Ergebnis (Guegel 2004).

Als primäre Zielgruppe sieht das Konzept der Forschungsanwendung die pflegerisch Tätigen in den Handlungsfeldern vor. Aufgrund des Vorsprungs an Akademisierung in den angloamerikanischen Ländern werden selbstverständlich Pflegende auf der Bachelor- oder Masterebene als Anwender*innen des Konzepts fokussiert. Demgegenüber sind Produktion und Verbreitung von Forschungsergebnissen den Forschenden oder Pflegewissenschaftler*innen vorbehalten.

1.4.2 Research Utilization und EBN

In Publikationen wird der Begriff Research Utilization (RU) vielfach synonym mit evidence-basierter Praxis verwandt (Köpke et al. 2013; Estabrooks 1999). Jedoch ist bei synonymer Verwendung das EBN-Konzept zu reduziert abgebildet, denn es ist breiter oder auch weit umfassender als der eher allgemeine Prozess der Forschungsanwendung (DiCenso et al. 2006, S. 6). Verschiedene Autoren (z. B. Estabrooks 1999) verstehen die Forschungsanwendung als einen Teilaspekt von EBN. Oder andersherum, EBN umfasst die Forschungsanwendung und erweitert diese um den Einbezug der Perspektive der Empfänger*innen von Pflege und der klinischen Expertise der professionell Pflegenden (Guegel 2004, S. 250; DiCenso et al. 2006, S. 6).

Research Utilization ist nicht EBN

Research Utilization kann ein komplexer, langwieriger und ungeordneter Prozess sein. Daher hat sich in den letzten Jahrzehnten die professionelle Praxisentwicklung von der Forschungsanwendung zur evidence-basierten Praxis unter Einbezug der Stärken von Forschungsanwendung entwickelt. Für die Pflege führte die Entwicklung von evidence-basierter Pflege über den Weg der Research Utilization.

Diese erfordert die Integration der besten Forschungsergebnisse von qualitativ hochwertigen Studien in einem gesundheitsbezogenen Bereich, wobei der Schwerpunkt auf Gesundheitsförderung, Krankheitsprävention und der Bewertung, Diagnose und Behandlung akuter und chronischer

Erkrankungen liegt. Darüber hinaus sind – entsprechend den vier Merkmalen des EBN-Konzeptes – klinisches Fachwissen und der Einbezug der Patient*innenbedürfnisse bei der Bereitstellung von qualitativ hochwertiger und kosteneffizienter Gesundheitsversorgung wesentliche Komponenten für die bewusste Integration von Forschungsergebnissen in die Praxis. Evidencebasierte Pflege ist ein umfassendes Konzept, das spezifisch auch darauf zielt, die Patient*innensicherheit zu verbessern, die Kosten für das Gesundheitswesen zu senken und letztlich einen Rahmen zu schaffen, der die Entscheidungsfindung in patient*innenspezifischen Situationen unterstützt.

Im Vergleich der Konzepte zur Forschungsanwendung und evidencebasierter Pflege besteht ein Unterschied in der Einschätzung und Bedeutungszuweisung des wissenschaftlichen Beweises. EBN versteht sich als ein Handeln auf der Grundlage des besten verfügbaren wissenschaftlichen Beweises. Die Unterscheidung zwischen beiden Konzepten besteht in dem Vorhandensein von Kriterien, mittels deren die kritische Bewertung der wissenschaftlichen Ergebnisse erfolgt und die Einschätzung vorgenommen wird, was in der Konsequenz als bestes Ergebnis und damit wissenschaftlich bewiesen eingeordnet wird (Mayer 2004, S. 70 f.; Estabrooks 2009). Für das EBN-Konzept liegen Evidencehierarchien und damit Einstufungen für die Qualität der Forschung vor, die es in dieser Form für Research Utilization nicht gibt. Letztere verfügt zur Einschätzung von Forschungsarbeiten über die allgemeinen Gütekriterien und differenzierte Checklisten zur Prüfung der Qualität. Sie bezieht sich in der einfachsten Verwendung lediglich auf die Forschungsnachweise zur Handlungsbegründung (Mayer 2004, S. 71; Estabrooks 2009). Das Ergebnis ist dann ein Hinweis auf die wissenschaftliche Qualität einer Forschungsarbeit. Demgegenüber implizieren im EBN-Konzept die Kriterien zur Beurteilung der Evidence eine Hierarchie über die Beweiskraft von verschiedenen Studiendesigns. Weil die Aussagen zur Evidence auf ganz konkreten Vorstellungen zu methodischen Standards und auf einem bestimmten Typus von Forschung basieren, können die Begriffe »evidence-basiert« oder »wissenschaftsbasiert« und »auf Forschungsergebnissen aufbauend« nicht synonym genutzt werden (Wingenfeld 2004, S. 79).

Zusammengefasst legen EBN und Research Utilization beide die Theorie-Praxis-Kluft als Ausgangspunkt zugrunde, verfolgen ein identisches Ziel und fokussieren zur Zielerreichung Erkenntnisse aus der Forschung. Beide Konzepte können geeignet sein, die Entwicklungen in der Pflege voranzutreiben (Estabrooks 2009). Jedoch ist Research Utilization weniger stark strukturiert sowie konzeptionell dicht beschrieben (z. B. zur methodischen Bewertung der vorhandenen externen Evidence) als das EBN-Konzept (Estabrooks 1999; Guegel 2004; DiCenso et al. 2006).

Seit Jahrzehnten konzentrieren sich die wissenschaftlichen Arbeiten zur Forschungsanwendung in der Pflege fast ausschließlich auf die Determinanten der Forschungsnutzung, d. h. auf jene Faktoren, Merkmale und Eigenschaften von Individuen, Organisationen und Innovationen, die den Einsatz von Forschung beeinflussen. Der größte Teil der bisherigen wissenschaftlichen Arbeiten hat sich mit den individuellen Einflussfaktoren zur Forschungsnutzung befasst. Darunter werden die Eigenschaften und Faktoren verstanden, die der Einzelne bei der Nutzung von Forschungsergebnissen aufweist. Hierzu zählen beispielsweise eine positive Einstellung zur Forschung, Autonomie bei Handlungsentscheidungen, Besuche von Fachtagungen, Kooperationsbereitschaft und Selbstwirksamkeit, die Beteiligung an pflegerischen Forschungsaktivitäten und der Zeitaufwand für das Lesen von Fachzeitschriften. Allerdings variieren die Studiendesigns und -methoden stark; zugleich sind die Stichprobengrößen gering und die Ergebnisse sind so uneinheitlich, dass gemeinsame oder gar einheitliche Empfehlungen für Strategien zur Forschungsanwendung nicht ausgesprochen werden können (Estabrooks 2009).

In der Praxis werden zunehmend verschiedene Strategien, Modelle und Konzepte (z. B. Effective Practice and Organisation of Care Group Taxonomy; vom Royal College of Nursing: PHARIS – »promoting action in research implementation in health services«; von der University of Rochester das Advancing Research and Clinical Practice Through Close Collaboration – ARCC-model; Iowa-Modell) eingesetzt und miteinander kombiniert, um die verschiedenen Barrieren bei der Implementierung von Forschungsergebnissen zu überwinden (Breimaier 2017; Bartholomeyczik 2008; Hallas & Melnyk 2003). Auch zahlreiche Organisationen wie die US-amerikanische Agency for Health Care Policy and Research (AHCPR), die Cochrane Collaboration, das National Forum on Health (NFH), das National Centre of Excellence und das Health Evidence Application and Linkage Network (HEALNet) in Kanada haben zunehmend ihre Aufmerksamkeit darauf gerichtet, wie wissenschaftliche Erkenntnisse auf verschiedenen Entscheidungsebenen in der Gesundheitspraxis eingesetzt werden (DiCenso et al. 2006, Estabrooks 2009).

1.5 Die Wirksamkeit von evidence-basierter Pflege

1.5.1 Verbesserung von Ergebnissen für Pflegebedürftige

Eine zentrale Frage im Kontext des EBN-Konzepts ist die nach seiner Wirksamkeit. Diese muss sich am Kernziel des Konzepts (▶ Kap. 1.3) und damit primär an der Verbesserung der Versorgung der Pflegeempfänger*innen orientieren.

Für EBN fehlt der Wirksamkeitsnachweis

> »We do not have convincing studies showing that patients of clinicians who use evidence-based practices are better off than those of clinicians who do not; no one has done an RCT of evidence-based practice with patient outcomes as the measure of success.« (DiCenso et al. 2006 S. 14.).

Somit kann die Forschungslage zum Wirksamkeitsnachweis für das EBN-Konzept als nicht zufriedenstellend eingeschätzt werden (Köpke et al. 2013). Für die Erfassung der Verbesserung der Versorgung müsste als Wirksamkeitsnachweis theoretisch die gesundheitsbezogene Lebensqualität im Mittelpunkt stehen (DiCenso et al. 2006, S. 205).

Immer mehr Forschungsarbeiten zeigen auf, dass durch eine evidencebasierte Pflege eine Verbesserung der Patient*innenergebnisse auch tatsächlich erzielt werden kann, die Qualität und die Sicherheit für die Patient*innen sich verbessert und Kosten reduziert werden können (Melnyk & Fineout-Overholt 2011; Köpke et al. 2013, S. 163; Meyer et al. 2012).

Insgesamt betrachtet ist aktuell relativ wenig über die Auswirkungen der Implementierung des EBN-Konzepts auf die Patient*innenergebnisse bekannt. Zugleich gibt es zunehmend Nachweise darüber, dass die mit dem EBN-Konzept assoziierten Inhalte tatsächlich eine Verbesserung der Versorgung von Pflegeempfänger*innen bewirken (exempl. Jeffs et al. 2013) Vielmehr ist langfristig und wenig unmittelbar eine Verbesserung der Qualität und Sicherheit in der Gesundheitsversorgung beobachtbar. Wenig bis kaum ist bisher der Aspekt des Einbezugs der Präferenzen der Pflegebedürftigen und ihre Beteiligung an der Umsetzung des EBN-Prozesses untersucht (Panfil 2005).

1.5.2 Wirksamkeit von Forschungsergebnissen und Theorie-Praxis-Transfer

Die Wirksamkeit von Forschungsergebnissen ist bewiesen.

Die Frage nach der Wirksamkeit von EBN berührt zugleich die Frage, ob der Einbezug von Forschungsergebnissen in pflegerische Entscheidungen bessere Ergebnisse hinsichtlich der Versorgung von Pflegebedürftigen zeigt als eine Entscheidungsfindung ohne diesen Einbezug. Hier sind die Antworten mehrfach und hinreichend aus pflegewissenschaftlicher Perspektive gegeben (exempl. Schnittger et al. 2012).

Studien (exempl. von Heater und Kollegen 1988 in Schlömer 2000, S. 48) mit 84 Pflegenden und 4.146 Pflegebedürftigen belegen, dass Patient*innen, die nach wissenschaftlich fundierten Methoden gepflegt wurden, deutlich bessere Ergebnisse im Wissen über Gesundheitsverhalten aufwiesen als die Pflegebedürftigen in der Vergleichsgruppe. Somit ermöglicht eine wissenschaftlich fundierte Pflege im Vergleich zu einer Routine-Pflege bessere Effekte für die Pflegebedürftigen.

Der oben genannte Einbezug von aktuellen Forschungsergebnissen in pflegerische Entscheidungen und Handlungen setzt das Vorhandensein von Forschungsergebnissen voraus. So gibt es beispielsweise hinreichend gesichertes Wissen über die Wirksamkeit der Händehygiene, über die Druckentlastung zur Dekubitusprophylaxe, zur Sinnhaftigkeit von Frühmobilisierung und zur sterilen Wundversorgung (Meyer 2015). Ebenso gibt es wissenschaftliche Belege für einen fehlenden Nutzen von Interventionen oder auch zum deren Unterlassen. Beispielsweise ist nachgewiesen, dass das Unterbleiben von freiheitsentziehenden Maßnahmen nicht zu einer Erhöhung von Stürzen und Unfällen führt (Meyer et al. 2014).

Zugleich gibt es zahlreiche Themenfelder, zu denen es an qualitativ hochwertigen Studien fehlt, z. B. Sturzprävention (Meyer & Köpke 2012; Bartholomeyczik 2008). Hierzu liegen zwar zahlreiche Studien vor, jedoch ist deren wissenschaftliche Qualität nicht ausreichend, um klare Handlungsimplikationen abzuleiten (Meyer & Köpke 2012). In der Pflege mangelt es zu vielen Themen und Fragestellungen an hochwertigen Forschungsarbeiten – und damit an guter Evidence –, aus denen sich wirksame Handlungsempfehlungen ableiten lassen (ebd.). Nicht immer und nicht aus allen Designs und Arten von Forschungsarbeiten lassen sich klare Handlungsempfehlungen für die praktische Pflege generieren (ebd.). Und damit ist ein Transfer von aktuellen wissenschaftlichen Erkenntnissen in die pflegerische Praxis beträchtlich erschwert (ebd.).

Zur Wirkungsweise des EBN-Konzepts zählt zugleich die Frage nach dem Gelingen des Theorie-Praxis-Transfers von Wissen. Diese Frage kann international positiv beantwortet werden (exempl. Thiel et al. 2001; Heydari et al. 2014; Haslinger-Baumann 2015). So zeigen Studien, dass ein Zusammenhang zwischen Forschungsanwendung, persönlicher Einstellung und Bereitschaft der Pflegenden, der Verfügbarkeit von Forschungsergebnissen und sozialer sowie institutioneller Unterstützung besteht (Haslinger-Baumann 2015). Eine finnische Studie an allen Universitätskrankenhäusern in Finnland zeigt auf, dass die befragten Pflegenden (n = 943) noch nicht bereit für eine evidence-basierte Pflege sind. Die Pflegefachkräfte berichten über ein niedriges Niveau an evidence-basiertem Wissen. Obwohl die Pflegenden mit dem EBN-Konzept vertraut sind, fehlt es ihnen an Wissen und Selbstwirksamkeit, um die besten wissenschaftlichen Beweise in die klinische Versorgung zu integrieren (Saunders et al. 2016).

Internationale Studien fokussieren auch die Entwicklung und den Einsatz von validen Messinstrumenten, die geeignet sind, die Einstellung und das Wissen von Pflegenden zur Umsetzung von evidence-basierter Praxis zu erfassen (Meyer et al. 2012). Diese Instrumente sind in validierter Form vorhanden. Mehrere Studien belegen, dass aufseiten der Pflegenden die Einstellung zugunsten der Nutzung von Forschung in der Praxis als individueller Faktor in beträchtlichem Maße besteht. Weitere begünstigende individuelle Faktoren sind die Teilnahme an Tagungen und Fortbildungen, ein akademischer Berufsabschluss sowie das Ausmaß an Arbeitszufriedenheit. Die Übertragbarkeit der Ergebnisse ist aufgrund der erst kurzen Phase der Akademisierung der Pflege und der noch jungen Implementationsbemühungen von EBN in die Pflegepraxis fraglich (Meyer et al. 2012).

Im deutschsprachigen Raum liegen Studien zum Kenntnisstand von Pflegenden zu dem EBN-Konzept sowie zur Motivation und zum Interesse zur Integration wissenschaftlicher Ergebnisse in den beruflichen Alltag vor (Meyer et al. 2012). Die Studien belegen einen außerordentlich geringen Anteil von Pflegenden, die nach eigenen Angaben über ausreichendes Wissen verfügen, um forschungsbasiert arbeiten zu können (Meyer et al. 2012). Demzufolge war bei den Befragten auch die Einstellung zu evidence-basierter Pflege skeptisch (Meyer et al. 2012).

Zahlreiche Studien zu EBN fokussieren oftmals weniger die Verbesserung der Patient*innenergebnisse als vielmehr die Frage nach den Barrieren bei der Übertragung von Forschungsergebnissen in die klinische Entscheidungsfindung. Auf diese wird in Kapitel 9 (▶ Kap. 9.2) eingegangen.

1.5.3 EBN als komplexe Intervention

EBN ist komplex, sodass der Wirksamkeitsnachweis nur schwer erbracht werden kann.

Das EBN-Konzept mit den vier Dimensionen und als mehrschrittiges Verfahren kann als komplexe Intervention betrachtet werden. Solche komplexen Interventionen mit zahlreichen mehrdimensionalen Variablen (z. B. Einstellung und Kompetenzen der Pflegenden, Verfügbarkeit von Forschungswissen, institutionellen Rahmenbedingungen, Form der Wissensvermittlung über EBN), die zudem auf konkrete Arbeitsbereiche angepasst werden müssen, sind schwer in ihrer Wirkung messbar und bedürfen eines umfassenden Evaluationskonzepts.

Selbst die Implementierung konkreter Leitlinien – beispielsweise zu prophylaktischen Maßnahmen –, die auf Forschungswissen basieren, gilt als komplexe Intervention. Auch hier bestehen mehrere ineinander verwobene Schritte und Elemente (Breimaier 2017).

Zudem gelten die Einrichtungen des Gesundheitswesens als komplexe, adaptive Systeme, die lokalen Gegebenheiten unterliegen, sodass ein Outcome einer Intervention nicht linear und damit wenig vorhersagbar ist (Breimaier 2017).

1.5.4 Implementierung von EBN

Es gibt viele Praxisprojekte zur Implementierung.

Der Forschungsstand zur Wirksamkeit des EBN-Konzepts fokussiert dessen Implementierung und die damit einhergehenden hemmenden sowie förderlichen Faktoren (▶ Kap. 9.3). Laut Breimaier (2017) liegt für das Handlungsfeld Pflege wenig Evidence dahingehend vor, wie aktuelles forschungsbasiertes Wissen effizient in die klinische Praxis einmünden kann. Dieses Thema wird bei dem Versuch, sowohl die interne und externe Evidence als auch die Präferenzen der Pflegebedürftigen und die Umgebungsbedingungen zu verbinden, als größte Herausforderung betrachtet, die das gesamte System, d. h. sowohl Individuen als auch Organisationen, verändern wird (Breimaier 2017; Langer & Pflanzer 2005).

Zur Implementierung werden Methoden und Strategien (▶ Kap. 1.5.2) entwickelt und genutzt, um sowohl die Anwendung neuen Wissens zu erleichtern als auch die Hindernisse bei der Umsetzung zu überwinden (Breimaier 2017).

Bei der Implementierung gibt es einige Praxisprojekte, die einzelne Aspekte auf der Ebene der Intervention oder Evaluation herausgreifen (exempl. Langer & Pflanzer 2005; Burns & Haslinger-Baumann 2008; Wiederhold 2010; Henke et al. 2015). Sie sind in der Regel regional begrenzt (z. B. auf eine Einrichtung in einem Ort), weisen spezifische Kontexte (z. B. ambulante Pflege, Kinderintensivpflege) auf oder gehen von unterschiedlichen theoretischen Bezügen aus (Pflegediagnosen vs. Pflegestandards), sind methodisch weniger hochwertig (z. B. Erfahrungsberichte), messen oftmals keine klassischen Outcomeparameter mit getesteten Instrumenten (z. B. Verbesserung der Versorgung der Pflegebedürftigen) und beruhen nur kleinen Stichproben (z. B. die Implementierung in einem Wohnbereich einer Senioreneinrichtung), sodass die Erkenntnisse aus diesen Studien zwar erste Hinweise auf die Implementierung von EBN liefern, jedoch nicht zwingend handlungswirksam für die Implementierung sein müssen.

1.6 Fazit

Das Konzept EBN dient primär dazu, die Versorgung von Pflegebedürftigen zu verbessern. Es ist hinsichtlich der Anwendung von aktuellem wissenschaftlichem Forschungswissen ein zentral bedeutsames Konzept für die Pflege. Als solche ist sie im Berufs- und Leistungsrecht verankert und Pflegende sind aufgefordert, auf der Grundlage wissenschaftlicher Erkenntnisse zu handeln. Das EBN-Konzept integriert jedoch nicht nur die wissenschaftlichen Erkenntnisse, sondern bezieht für eine pflegerische Entscheidungsfindung auch die Präferenzen der Pflegebedürftigen, das Erfahrungswissen der Pflegenden und die bestehenden Rahmenbedingungen ein.

Das EBN-Konzept wurde initial in der Medizin entwickelt und durch Pflegewissenschaftler*innen weiterentwickelt sowie auf die Pflege übertragen. Es ist international ein überaus bedeutsames Konzept für die Pflege wie auch für andere Berufe im Gesundheitswesen.

Mit evidence-basierter Pflege wird eine Förderung des professionellen Pflegehandelns verbunden.

Konzeptionell und inhaltlich eng verbunden mit EBN ist das Konzept der Nutzung von Forschung – Research Utilization. Aufgrund seiner bestimmenden vier Merkmale geht EBN über die Forschungsanwendung hinaus.

Der Beleg über die Wirksamkeit des EBN-Konzeptes hinsichtlich der Verbesserung von Ergebnissen für die Pflegebedürftigen fehlt derzeit. Hintergrund ist unter anderem die Komplexität des Konzeptes und die damit einhergehenden Herausforderungen für die Erforschung der Verbesserung der Ergebnisse der Pflegebedürftigen durch die Implementierung des EBN-Konzeptes. Zugleich existieren pflegewissenschaftliche Nachweise zur positiven Wirkung der Anwendung von Forschungsergebnissen durch Pflegende. Insgesamt sind hier jedoch weitere Forschungsarbeiten nötig.

Lernaufgaben

1. Was bedeutet die Aussage, dass Pflege eine Handlungswissenschaft und/oder Praxisdisziplin ist, hinsichtlich des Nutzens von wissenschaftlichen Erkenntnissen für die Praxis?
2. Welche Gemeinsamkeiten und Unterschiede weist das EBN-Konzept zu weiteren für die Pflege bedeutsamen Konzepten auf (z. B. Nationale Expertenstandards, Primary Nursing)?

3. Welche Erfahrungen oder Beobachtungen haben Sie im Rahmen des Transfers von Forschung in die Praxis?
4. Wenn Sie an die vier bestimmenden Merkmale von EBN denken, welche Kompetenzen sind aus Ihrer Sicht wichtig, um als hochschulisch ausgebildete Pflegekraft das Konzept umzusetzen?
5. Ein zentrales Anliegen des EBN-Konzeptes besteht darin, dass Pflegende methodisch nachvollziehbar die wirksamen Interventionen für die Versorgung von Pflegebedürftigen anwenden. Versuchen Sie zu identifizieren, welche Pflegemaßnahmen sich aus heutiger Sicht als unwirksam oder gar fahrlässig erwiesen haben. Erinnern Sie ihr Wissen, befragen Sie in der Praxis Pflegende oder Angehörige anderer Berufsgruppen oder recherchieren in der Literatur (z. B. Walsh, M.; Ford, P. (1996): Pflegerituale. Ullstein Mosby Berlin). Welche Erkenntnisse ergeben sich daraus für ein lebenslanges Lernen?
6. Was bedeutet lebenslanges Lernen in der Pflege und was hat das mit Pflegewissenschaft zu tun?
7. Pflege gilt als junge Disziplin im Kanon der etablierten Wissenschaften. Was ist die Ursache für die zögerliche Entwicklung?
8. Im Kontext von professionellem Pflegehandeln werden kurz Merkmale von Professionen erwähnt. Recherchieren Sie diese Merkmale und überlegen, inwieweit Pflege diese erfüllt.
9. Im Kontext von professionellem Pflegehandeln werden knapp verschiedene Wissensformen angesprochen. Welche Wissensformen werden für die Pflege beschrieben?
10. Der Wissenschaftsrat (2012: »Empfehlungen zur hochschulischen Qualifikation im Gesundheitswesen«) spricht als Ziel für die hochschulische Ausbildung in der Pflege und in den Gesundheitsfachberufen von »reflektierten Praktikern«. Was bedeutet das im Zusammenhang mit dem EBN-Konzept?

Reflexionsaufgaben

1. Welche Situationen aus Ihren Praxiseinsätzen erinnern Sie, an denen Sie fachlich unsicher waren oder zu denen Sie verschiedene Positionen bei Pflegenden, Pflegebedürftigen oder Angehörigen anderer Berufsgruppen in der Praxis wahrgenommen haben? Welche Fragen ergeben sich für Sie aus diesen Situationen?
2. Welche pflegerischen Themen interessieren Sie, sodass Sie sich mit diesen vertieft auseinandersetzen möchten, um ihr Wissen zu erweitern?
3. Welche Erfahrungen haben Sie im Rahmen des Wissenstransfers von Forschung in die Praxis?
4. Wenn Sie an das Praxisbeispiel denken, können Sie sich eine solche Stelle für sich vorstellen? Was spricht für oder auch gegen solche Stellen?
5. Was bedeutet das Konzept des lebenslangen Lernens für Sie persönlich?

Literatur

Balas E & Borgen S (2000). Managing clinical knowledge for healthcare improvements, In: Yearbook of medical informatics. New York: Schattauer, S. 65–70.

Bartholomeyczik S (2008). Evidence-based Practive – wissenschaftliche Erkenntnisse in die Praxis einführen. In: Dr. med. Mabuse, Heft 175, 32–35.

Behrens J (2012). EBN ist eine Haltung. In: Psychiatrische Pflege, 18. Jg., 87–89.

Behrens J & Langer G (2016). Evidence based Nursing and Caring. Methoden und Ethik der Pflegepraxis und Versorgungsforschung – Vertrauensbildende Entzauberung der Wissenschaft. Bern: Hogrefe.

Berchthold P & Schmitz C, Maier J (2005). Guidelines in der Praxis. Wichtig ist eine ausgewogene Synthese von evidenzbasierter Medizin, eigener Erfahrung und Praxisrelevanz. In: Pädiatrie 2005, H. 12, 4–8.

Bernhardsson S, Larsson M E, Eggertsen R, Oslen M F et al. (2014). Avaluation of a tailored, multi-component intervention for implementation of evidence-based clinical practice guidlines in primary care physical therapy: a non-randomized controlled trail. BMC Helth Serv Res., 14 (105). In: Voigt-Radloff, S.; Lang, B. (Hrsg.): Der Forschungs-Praxis-Transfer in den gesundheitsfachberufen – von klinischen Studien zur evidenzbasierten Praxis. In: Pundt, J.; Kälble, K.: Gesundheitsberufe und gesundheitsberufliche Bildungskonzepte. Apollon Press 457–480

Breimaier H E (2017). Editorial: Implementierung von forschungsbasiertem Wissen in die Pflegepraxis. In: Pflege, 30. Jg., Heft 2, 51–52.

Brinker-Meyendriesch E (2003). Evidenzbasierung: Wissen, Handeln und Lernen in der Pflege. In: Pflege, 16. Jg., 230–235.

Bundesgesetzblatt (2017). Gesetz zur Reform der Pflegeberufe (Pflegeberufereformgesetz-PflBRefG). In: Bundesgesetzblatt Jahrgang 2017 Teil I Nr. 49; Bonn 24. Juli 2017.

Burns E & Haslinger-Baumann E (2008). Evaluierung von Interventionen aufgrund der Pflegediagnose ›Soziale Isolation‹ und Anwendung der Methode Evidence-based Nursing. In: Pflege, 21. Jg., 25–30.

DiCenso A, Cullum N, Ciliska D (1998). Implementing evidence-based nursing: some misconceptions. In: Evidence based nursing Vol. 1, 38–40.

DiCenso A, Guyatt G, Ciliska D. (2006). Introduction to evidence-based nursing. In: DiCenso A, Guyatt G, Ciliska D, editors. Evidence-Based Nursing: A Guide to Clinical Practice. St. Louis: Elsevier Mosby, MO, S. 3–19.

Deutscher Pflegerat (2004). Rahmenberufsordnung für professionell Pflegende. Abruf unter www.Deutscher-pflegerat.de am 22.12.2017.

Estabrooks C A (1998). Will Evidence-based Nursing Practice make Practice Perfect? In: Canadian Journal of Nursing Research, Vol. 30, Nr. 1, 15–36.

Estabrooks C A (1999). The Conceptual Structure of Research Utilization. In: Research in nursing & health, Vol. 22, Nr. 3, 203–216.

Estabrooks C A (2009). Mapping the Research Utilization Field in Nursing In: CJNR, Vol. 41 Nr. 1, 218–236

Galgon S (2006). Eine wissenschaftlich fundierte Pflegepraxis – illusorisch oder zu realisieren? In: Psych Pflege 12. Jg., 285–286.

Gross D (2002). Der systematische Weg zur erfolgreichen Praxis. In: Österreichische Pflegezeitschrift 3. Jg., Heft 2, 33–36.

Gross D (2004). Evidence Based Nursing – der umfassende Begriff. In: Pflege 17. Jg., 196–207.

Guegel M (2004). Das Iowa-Modell of Evidence-Based-Nursing als Möglichkeit, die Theorie-Praxis-Lücke zu schließen. In: PrinterNet 04. Jg., Heft 6, 249–252.

Friesacher H (2008). Professionalisierung in Zeiten von Evidenzbasierter Praxis. In: IPP Info, Heft 6, 2–4.

Friesacher H (2009). Professionalisierung der Pflege – vom Hilfsberuf zur evidenzbasierten Heilkunde? In: Intensiv: Fachzeitschrift für Intensivpflege und Anästhesie, 17. Jg., Heft 4, 177–181.

Hahn S, Zwemer W, Jenni G, Zürcher S, Frey A, Metzenthin P, Gygax C (2012). Evidenzbasierte Pflege in Praxis und Forschung-Herausforderungen und Chancen. In: Psych Pflege, 18. Jg., 65–68.

Hallas D & Melnyk B (2003). Evidence-Based Practice: The Paradigm Shift. In: Research department. 01/02, 46–49.

Haslinger-Baumann E (2015). Einfluss und Zusammenhang von Einstellung, Verfügbarkeit und institutioneller Unterstützung auf die Anwendung von Forschungsergebnissen in der pflegerischen Praxis – Ergebnisse einer explorativen quantitativen Querschnittstudie. In: Pflege, 28. Jg., Heft 3, 145–155.

Henke C, Lehmann J, Lohr T (2015). So funktioniert evidenzbasierte Pflege. In: Thieme JuKiP 2015 4/1, 38–43.

Heydari A, Mazlom S R, Ranjbar H, Scurlock-Evans L (2014). A study of Iranian nurses? and midwives? knowledge, attitudes, and implementation of evidence-based practice: the time for change has arrived. Worldviews on evidence-based nursing. 11. Jg., Heft 5, 325–331.

Huckle A (2008). Grundprinzipien der Evidenz- basierten Pflege. In: Public Health Forum 16. Jg., Heft 61, 8–10.

Huhn 2015, S. 21

Jeffs L, Sidani S, Rose D, Espin S, Smith O, Martin K, Byer C, Fu K, Ferris E (2013). Using theory and evidence to drive measurement of patient, nurse and organizational outcomes of professional nursing practice. In: International Journal of Nursing Practice Vol. 19, Nr. 2, 141–148.

Kleibel V & Smoliner A (2012). Vom PIKE-Schema und anderen Herausforderungen im EBN-Prozess. In: Österreichische Pflegezeitschrift 12, 27–30.

Köpke S, Koch F, Behncke A, Balzer K (2013). Einstellungen Pflegender in deutschen Krankenhäusern zu einer evidenzbasierten Pflegepraxis. In: Pflege 26 (3), 163–175.

Langer G & Pflanzer M (2005). »Evidence-based-Nursing« – sinnvolles Konzept der Implementierung von EBN an einem Krankenhaus. In: printernet 2005. 09, 484–486.

Mayer H. (2004): Editorial: »Body of evidence« oder EBN als Grundlage einer professionellen Pflege. Kritische Anmerkungen zu einem populären Begriff. In: Pflege 2004; 17, 70–72

Melnyk B M & Fineout-Overholt E (2011). Evidence-based practice in nursing & healthcare, A Guide to best Practice. Philadelphia: Wolters Kluwer.

Meyer G & Köpke S (2012). Wie kann der beste pflegewissenschaftliche Kenntnisstand in die Pflegepraxis gelangen? In: Pflege & Gesellschaft 17. Jg. 2012 H 1, 36–44.

Meyer G, Balzer K, Köpke S (2014). Nicht fakultativ, sondern obligat! Von der Notwendigkeit einer evidenzbasierten Praxis in der Pflege und Gesundheitsversorgung. In: Padua 9 (4), 195–200.

Meyer G (2015). »Es gibt keine Alternative«. In: Die Schwester/Der Pfleger Jg. 54. 9, 13–16.

Panfil E M (2005). Evidence-based Nursing: Definition, Methoden, Umsetzung. In: PrinterNet 09/2005, 457–463.

Panfil E M & Wurster J (2001). Evidenz-basierte Pflege. Professioneller Pflegen geht nicht!? In: Dr. med. Mabuse 131, 33–36.

Panfil E M (2012). Externe Evidenz nutzen. In: Psych Pflege, 18, 83–86.

Panke-Kochinke B (2012). Augenscheinlich fehlgeleitet. Evidenz und Empirie. Methodische Postulate für eine qualitative Versorgungsforschung. In: Pflege & Gesellschaft 17. Jg. 2012 H. 1, 5–20.

Roters D (2012). Wieviel Evidenzbasierung braucht Qualitätssicherung? – zugleich ein Beitrag zu den Begründungspflichten untergesetzlicher Normgebung. In: GesR 10/2012: 604–610.

Sackett D L, Rosenberg W M, Gray J A, Haynes R B, Richardson W. (1996). Evidence based medicine: what it is and what it isn't. In: British Medical Journal (Clinical Research) 312, Nr. 7023, 71–72.

Sackett D L, Richardson W S, Rosenberg W M, Haynes R B (1999). Evidenzbasierte Medizin: EBM-Umsetzung und -Vermittlung. Deutsche Ausgabe von Kunz, R, Fritsche L., München: Zuckschwerdt.

Saunders H, Stevens K R, Vehvilainen-Julkunen K (2016). Nurses' readiness for evidence-based practice at Finnish university hospitals: a national survey. In: Journal of Advanced Nursing 72 (8) 1863–1874.
Schlömer G (2000). Evidence-based nursing – Eine Methode für die Pflege? In: Pflege 13, 47–52.
Schneider H (2008). EBN-Evidence-based Nursing. Wien: Facultas wuv.
Scott K, McSherry R (2008). Evidence-based Nursing: clarifying the concepts for nurses in practice. Journal of Clinical Nursing 18: 1085–1095.
Sozialgesetzbuch. Fünftes Buch. Gesetzliche Krankenversicherung. http://www.sozialgesetzbuch-sgb.de/sgbv/2.html.
Smoliner A, Hantikainen V, Mayer H, Them C (2008). Die Patientenpräferenzen im Konzept Evidence-based Nursing. In: PrinterNet 05/08, 288–294.
Smoliner A (2011). Patientenorientierung im Konzept Evidence-based Nursing? … und es funktioniert doch! In Pflege & Gesellschaft 2011; 24 (4), 225–227.
Thiel V, Steger K U, Josten C, Schemmer E (2001). Evidence-based Nursing – missing link zwischen Forschung und Praxis. In: Pflege 14, 267–276.
Voigt-Radloff S & Lang B (2015). Der Forschungs-Praxis-Transfer in den gesundheitsfachberufen – von klinischen Studien zur evidenzbasierten Praxis. In Pundt J & Kälble K: Gesundheitsberufe und gesundheitsberufliche Bildungskonzepte. Apollon Press, S. 457–480
Weidner F (2011). Professionelle Pflegepraxis und Gesundheitsförderung. Eine empirische Untersuchung über Voraussetzungen und Perspektiven des beruflichen Handelns in der Krankenpflege. Frankfurt am Main: Mabuse.
Wiederhold D (2010). Integration von Forschungswissen in die Pflegepraxis – »Evidence-based Nursing« am Beispiel der Mundpflege. In: Dialyse aktuell 2010 14 (6), 340–345.
Wingenfeld K (2004). Grenzen der Evidenzbasierung komplexer pflegerischer Standards am Beispiel des Entlassungsmanagements. In: Pflege & Gesellschaft Jg. 9./3, 79–84.
Zimmermann C (2017). Essentials of Evidence Based Practice. In: International Journal of Childbirth Education 2017, Vol. 32, Nr. 2, 37–43.

Zum Weiterlesen

Behrens J & Langer G (2016). Evidence based Nursing and Caring. Methoden und Ethik der Pflegepraxis und Versorgungsforschung – Vertrauensbildende Entzauberung der Wissenschaft. Bern: Hogrefe
Chinn P L & Kramer M K (2018). Pflegewissen und Pflegewissensentwicklung – Theorie und Prozess. Bern: Hogrefe
German Center for Evidence-based Nursing »sapere aude«: www.medizin.uni-halle.de
Schaeffer D, Behrens J, Görres S (2008). Optimierung und Evidenzbasierung pflegerischen Handelns: Ergebnisse und Herausforderungen der Pflegeforschung. Weinheim: Juventa

2 Pflegerische Entscheidungen

Professionell Pflegende treffen täglich unzählige folgenreiche individuelle Entscheidungen, mitunter unter Zeitdruck und stets unter Handlungsdruck mit einer Restunsicherheit hinsichtlich der Folgen (Behrens 2012). Die Entscheidungsfindung ist elementarer Bestandteil einer professionellen Pflege. Ausgangspunkt der Überlegungen im Rahmen evidencebasierter Pflege sind diese klinischen Entscheidungssituationen (Panfil & Wurster 2001). Tatsache ist dabei, dass derzeit ein Großteil pflegerischer Entscheidungen auf den individuellen Erfahrungen der Handelnden beruht.

Jede klinische Entscheidung zum Aufbau einer Handlung basiert auf mehreren Wissensgrundlagen, fokussiert eine Zielfindung und orientiert sich an den eingesetzten Mitteln. Eine klinische Entscheidung vermittelt zwischen der Überlegung und der praktischen Handlung unter Auswahl der geeigneten Mittel im Hinblick auf das zu erreichende Ziel (Schnell 2004, S. 43). Die Notwendigkeit, effiziente klinische Entscheidungen im Hinblick auf die Pflegebedürftigen zu treffen, steigt in einem Zeitalter, in dem sich Wissen rapide entwickelt und die finanziellen wie auch die personellen Ressourcen im Gesundheitswesen begründet werden müssen, deutlich an (Burns 2005).

Das Verstehen darüber, wie professionell Pflegende klinische Entscheidungen treffen und welche Grundlagen und Quellen dabei einbezogen werden ist Ausgangspunkt für die Umsetzung von evidence-basierter Pflege.

Ausgehend von den vier Wissensgrundlagen pflegerischen Fachwissens werden in diesem Kapitel die Komponenten einer pflegerischen Entscheidung in der Begegnung mit Pflegebedürftigen vorgestellt. In diesem Zusammenhang wird die Unterscheidung zwischen interner und externer Evidence dargestellt.

Praxisbeispiel

Sie befinden sich in einem Praxiseinsatz in der ambulanten Pflege. Dort ist es unter anderem Ihre Aufgabe, morgens Frau Anna Fiedler* bei der Körperpflege in ihrem Bad zu unterstützen. Sie sind mit Ihrer Praxisanleiterin bei Frau Fiedler zu Hause. Frau Fiedler benötigt zu ihrer Sicherheit eine Pflegende, die ihr dabei behilflich ist, den Rücken, das Gesäß und die Beine zu waschen. Im Anschluss cremt sie sich täglich Gesicht, Arme und Beine ein.

Frau Fiedler weist altersbedingt mit 89 Jahren eine trockene Haut auf. Hinzu kommt, dass sie wegen ihrer leichten Herzinsuffizienz einmal täglich ein Diuretikum einnimmt. Sie hat schon mehrfach über ihre leicht schuppige und juckende Haut geklagt. Eines Morgens äußert sie: »Meine Nivea-Creme ist mir ein treuer Begleiter. Ich creme mich schon seit Jahrzehnten täglich damit ein und noch nie gab es Nebenwirkungen. Und dieser Duft, der gefällt mir. Diese Creme hilft doch am besten. Nehmen Sie die Creme auch?«. Sie bejahen es, denn für Ihre Hände nehmen Sie wirklich diese Creme und haben auch die Erfahrung gemacht, dass sie Ihnen ein gutes Hautklima ermöglicht.

Nach dem Einsatz fahren Sie mit Ihrer Praxisanleiterin zur nächsten pflegebedürftigen Person. Unterwegs fällt Ihnen ein, dass Sie in einer Lehrveranstaltung im ersten Semester zu dem Thema »Hautpflege« die Unterscheidung von Wasser in Öl- und Öl in Wasser-Emulsionen gelernt haben. Dazu haben Sie eine interessante Studie gelesen und diskutiert. Sie erinnern sich, dass die von Frau Fiedler verwendete Creme theoretisch nicht geeignet ist, um eine trockene Hautsituation zu verbessern. Und nur weil die Creme bei Frau Fiedler keine Nebenwirkungen aufweist und gut duftet, bedeutet es noch nicht, dass sie auch positive Effekte hat. Wenn Sie beide aber doch gute Erfahrungen gemacht haben, dann kann die Creme auch gut sein ... oder?

Was ist nun Wahrheit, die Erfahrung von Frau Fiedler, Ihre Erfahrung zu Ihren Händen oder der Inhalt der Lehrveranstaltung? Sollten Sie bei Ihrem nächsten Besuch bei Frau Fiedler mit ihr über Hautpflege sprechen?

*fiktiver Name

2.1 Wissensformen für pflegerisches Fachwissen

Ausgangspunkt für die Beschreibung der vier Komponenten der pflegerischen Entscheidung im EBN-Konzept sind die vier Wissensformen von pflegerischem Wissen. Pflegerisches Fachwissen stellt lediglich eine Komponente von pflegerischen Entscheidungen im Rahmen des EBN-Konzeptes dar und basiert wiederum selbst auf vier verschiedenen Wissensformen. Auf diese vier Wissensformen wird nachstehend eingegangen.

Pflegerisches Fachwissen basiert auf vier Wissensformen

Carper (in Chinn & Kramer 1996) sowie Chinn und Kramer (1996) beschreiben vier relevante Wissensformen für das pflegerische Fachwissen, die zugleich zum Erkenntnisgewinn von Pflegenden beitragen und im pflegerischen Handeln angewandt werden. Es sind:

- das *empirische Wissen* (Dies meint ein durch Forschung generiertes und damit wissenschaftlich belegtes Wissen.),
- das *künstlerische* oder *intuitive Wissen* (Dies kommt eher dem heutigen Verständnis von fachlicher/klinischer Expertise nahe.),
- das *persönliche* oder *intuitive Wissen* (Es bezieht sich auf die Persönlichkeit bzw. das Selbst der handelnden Person.),
- das *ethische Wissen* zur ethischen Entscheidungsfindung oder der Diskussion ethischer Dilemmata (Chinn & Kramer 1996 in Büscher & Blumenberg 2012).

Die Nutzung der vier Wissensformen für konkrete Fragen und Handlungen in der Pflegepraxis ist davon abhängig, ob überhaupt und wie dieses Wissen verfügbar ist (Büscher & Blumenberg 2012, S. 23). Empirisches Wissen generiert sich über Forschung oder liegt als Theorie vor und wird durch Veröffentlichung verbreitet. Ethisches Wissen ist in Theorien, Prinzipien oder auch ethischen Kodizes in der Pflegepraxis verankert (z. B. ICN-Ethikkodex). Demgegenüber werden das persönliche und das klinische Wissen nur selten schriftlich formuliert. Deren Existenz zeigt sich in pflegerischen Handlungen und Verhaltensweisen (Chinn & Kramer 1996, S. 4–7), die auch als Kunst und weniger als Wissen betrachtet werden. »In der Pflege manifestiert sich intuitives Wissen im Handeln, Verhalten, Benehmen sowie in den Haltungen und Interaktionen einer Pflegeperson als Reaktion auf andere Menschen« (Chinn & Kramer 1996, S. 10). Diese entsteht, wenn in zwischenmenschlichen Begegnungen Bedeutungen erfasst und einzigartig sowie individuell ihren Ausdruck finden. Die Erfassung und Bedeutung einer einzigartigen, individuellen und subjektiven Ausdrucksform kann als Kunst oder Kunstfertigkeit verstanden werden (Chinn & Kramer 1996, S. 10 f.). »In dem Maße, wie sich intuitives Wissen entwickelt, wird Pflege zur Kunst. Das heißt, Maßnahmen einer Pflegeperson bekommen eine gewisse Kunstfertigkeit und ermöglichen so beeindruckende, bedeutsame und tief bewegende Interaktionen, die an den Wurzeln menschlicher Erfahrungen rühren« (Chinn & Kramer 1996, S. 11). Die Entstehung von Kunst durch intuitive Handlung ist auf den besonderen Moment begrenzt und unwiederbringlich.

In komplexen Situationen, mit schlecht strukturierten Aufgaben und einer Vielzahl an Tätigkeiten innerhalb einer kurzen Zeitspanne kann intuitives Wissen die beste kognitive Entscheidungsbasis sein. In klaren Situationen mit gut strukturierten Aufgaben und einer geringen Anzahl an Tätigkeiten innerhalb einer größeren Zeitspanne kann empirisches Wissen der beste kognitive Zugang für eine Entscheidung sein. Im beruflichen Alltag in den verschiedenen Handlungsfeldern von Pflege sind zahlreiche Entscheidungssituationen eine Mischung aus schlecht und gut strukturierten Aufgaben (Gross 2004, S. 203).

Jede Wissensform ist bedeutsam.

Alle vier Wissensformen zur Gewinnung von Erkenntnissen sind in der Pflege gleichberechtigt bedeutsam. Bauen pflegerische Handlungen nur auf einer Wissensform auf, besteht die Gefahr, wichtige Aspekte zu ignorieren. Zugleich können sich die Wissensformen (Ethik, persönliches Wissen, Empirie, künstlerisches/intuitives Wissen) verselbstständigen, wenn die auf ihrer Grundlage entwickelten Erkenntnisse sich nicht in die Gesamtheit des Wissens integrieren (Chinn & Kramer 1996, S. 10–17). Die von Carper identifizierten vier Wissensformen leisten gleichermaßen komplementär einen wesentlichen Beitrag zu pflegerischem Handeln; eine hierarchische Unterscheidung der einzelnen Grundlagen ist nicht sinnvoll (Chinn & Kramer 1996, S. 4). Professionelle pflegerische Entscheidungen werden sowohl rational logisch als auch intuitiv getroffen.

Pflegerische Handlungen – auch die der anderen Gesundheitsfachberufe – gründen demnach nicht immer auf logischen und für Externe nachvollziehbaren Entscheidungsprozessen. Pflegende handeln nahezu intuitiv, wenn alltägliche Routinen erbracht werden. Erst wenn außergewöhnliche Situationen auftreten und die Routinen ihre Grenzen erreichen, wird in der Regel auf rationale Wissensformen und Vorgehensweisen zurückgegriffen. Darin besteht das große Problem der künstlerisch-intuitiven Wissensform: Die Entscheidungen sind nicht transparent für Pflegebedürftige, im Gesundheitswesen Tätige und Entscheidende (Gross 2004; Jahncke-Latteck 2010).

Aus diesem Grund beginnt der Prozess der evidence-basierten Pflege nicht mit der Suche nach der besten Evidence, sondern mit dem Bewusstmachen der eigenen Entscheidungs- und Handlungsweisen und damit des pflegerischen Alltags. So sollen sich Pflegende im Rahmen von EBN als denkende, fühlende und reflektierte Persönlichkeiten wahrnehmen (Gross 2004).

2.2 Pflegerische Entscheidungen als Problemlösung

Das EBN-Konzept begründet sich letztendlich aus der pflegerischen Entscheidungsfindung und dem daraus resultierenden Handeln (Behrens & Langer 2016, S. 28). Behrens und Langer (2016, S. 28 ff.) beschreiben dieses »Entscheidungshandeln« als Problemlösung, das alle jene Handlungen umfasst, die dazu beitragen, ein Problem zu erkennen, Lösungsalternativen zu suchen und letztlich eine Entscheidung zu finden. Das schließt die gedankliche Aufbereitung einer Situation, die Bewertung einzelner Situationselemente und die Abwägung von Alternativen ein. Zudem kennzeichnet eine Problemlösung in klinischen Situationen immer auch ein Moment der Ungewissheit und des Handlungsdrucks. Selbst eine vermeintliche Nichtentscheidung, wie sie beim Abwarten entsteht, ist zugleich eine Entscheidung. Die klinischen pflegerischen Entscheidungen können nahezu nie vollständig mit allen bekannten Informationen und unter optimalen Bedingungen getroffen werden. Die Ungewissheit im Handeln besteht darin,

Die pflegerische Entscheidungsfindung als Ausgangspunkt des EBN-Konzeptes.

dass sowohl der Verlauf eines Krankheitsgeschehens, die gesundheitliche Entwicklung der Pflegebedürftigen als auch die spezifischen Wirkungen und Nebenwirkungen der pflegerischen Maßnahmen nur begrenzt vorhergesehen werden können. Das gesundheitsbezogene Verhalten der Pflegebedürftigen, die Zuordnung von Ursache und Wirkung pflegerischer Handlungen sowie das Vorhandensein weiterer oder das Auftreten neuer gesundheitlicher Problemlagen bilden einen zusätzlichen Teil der Ungewissheit.

Die getroffenen Entscheidungen orientieren sich an den Erwartungen, die Pflegende unter anderem auf der Basis ihrer Erfahrungen entwickeln. Erst in einer Reflexion oder Evaluation im Anschluss an die Entscheidung und die damit einhergehenden Handlungen können deren Wirkungen beurteilt werden. Zum Zeitpunkt der Entscheidung können die Folgen zwar antizipiert werden, jedoch ist der tatsächliche Eintritt der Folgen nur eine mit Erwartungen verbundene vermutete Wahrscheinlichkeit. Insbesondere in hochkomplexen Pflegesituationen, beispielsweise bei mehreren Pflegeproblemen eines Pflegebedürftigen und einer komplexen sozialen Situation bleibt der Wirkungseintritt im Moment der Entscheidung unklar (Behrens & Langer 2016, S. 28).

Um Schäden von den Pflegebedürftigen abzuwenden und ihnen den bestmöglichen Nutzen pflegerischer Handlungen zukommen zu lassen, müssen pflegerische Entscheidungen auf einer sorgfältigen, gründlichen und fachlich geprägten Problemanalyse beruhen. Zugleich ermöglicht ein solches Vorgehen, die Entscheidungen und die Erwartungen an die Handlungen transparent zu begründen (Behrens & Langer 2016, S. 29).

2.3 Vier Komponenten der pflegerischen Entscheidung im EBN-Konzept

Alle vier Komponenten sind gleichermaßen bedeutsam.

Die pflegerische Entscheidungsfindung wird in der Begegnung mit den Pflegebedürftigen innerhalb des EBN-Konzepts von vier Komponenten beeinflusst:

- Der Expertise der Pflegenden,
- den Zielen, Vorstellungen und Handlungen der Pflegebedürftigen,
- den Ergebnissen aus der Pflegeforschung,
- den Anreizen und Umgebungsbedingungen (Behrens & Langer 2016, S. 27).

Diese vier Komponenten sind gleichermaßen entscheidend und bedeutsam. Je nach Setting und damit nach Situation der Pflegebedürftigen kann die eine oder andere Komponente deutlicher hervortreten. Beispielsweise können in der Intensivpflege bei Pflegebedürftigen mit einer lebensbedrohlichen Erkrankung und einer invasiven Beatmung sowie intravenösen Sedierung nur stellvertretend durch Angehörige die Ziele, Präferenzen und Werte des Betroffenen ermittelt werden. Demgegenüber haben oftmals die Pflegebedürftigen und Pflegenden in häuslichen Versorgungssettings miteinander langjährige Arbeitsbeziehungen aufgebaut. Dies geht in der Regel mit einem umfassenden Austausch über Ziele, Präferenzen und Werte einher. Eine in der Schulgesundheit tätige Pflegende wird die Präferenzen ihrer Zielgruppe anders altersgerecht in Entscheidungen einbinden als Pflegende in der stationären Langzeitversorgung es tun.

Die Komponente der Expertise der Pflegenden speist sich aus dem pflegerischen Fachwissen, das auf den oben beschriebenen (▶ Kap. 2.1) vier in Wissensformen basiert.

Die hier aufgeführten vier Komponenten sind zugleich die begriffsbestimmenden Elemente des erweiterten EBN-Konzeptes (▶ Kap. 1.2.4).

Eine evidence-basierte pflegerische Praxis wird durch die interne und externe Evidence und die moralischen sowie ökonomischen Anreize bei der pflegerischen Entscheidung bestimmt. Im Zentrum steht dabei das Arbeitsbündnis zwischen den Pflegebedürftigen und den professionell Pflegenden.

Nachstehend werden insbesondere die im EBN-Konzept zentralen Begriffe der internen und externen Evidence vorgestellt. Die EBN-Methode verknüpft im Sinne eines einzigartigen individuellen Pflegebedürftigen interne und externe Evidence miteinander. Behrens und Langer bezeichnen die Klärung dieses Verhältnisses als den »nützlichsten und wichtigsten Beitrag des EBN-Konzeptes, da es sowohl die professionsethischen und organisatorischen Entscheidungen als auch die Sicht auf das Arbeitsbündnis zwischen pflegebedürftigen und Pflegenden prägt« (Behrens & Langer 2008, S. 10; Behrens 2008, S. 175).

2.3.1 Interne Evidence: Expertise der Pflegenden und Ziele, Vorstellungen, Präferenzen der Pflegebedürftigen

Die interne Evidence bezeichnet zwei der oben genannten vier Komponenten: die Expertise der Pflegenden und die Ziele, Vorstellungen und Handlungen der Pflegebedürftigen. Sie sind konstituierende Elemente des gesamten EBN-Konzepts.

> Interne Evidence umfasst die Wissensbestände der professionell Pflegenden sowie die individuellen Ziele, Werte und Präferenzen der Pflegebedürftigen.

2.3.1.1 Expertise der Pflegenden

Im Gegensatz zur externen bezeichnet die interne Evidence die Überzeugungen und Wissensbestände, die an die betroffenen Personen und ihre Kommunikation gebunden sind. Das schließt die persönlichen Erfahrungen der Pflegebedürftigen, ihre individuellen biografischen Zielsetzungen und das Fachwissen der Pflegenden ebenso ein.

Die interne Evidenz der Pflegenden basiert auf den oben genannten vier Wissensformen pflegerischen Fachwissens (▶ Kap. 2.1). Hier fließen die persönlichen beruflichen Erfahrungen, Intuition und fachliches Wissen ein (Behrens & Langer 2016, S. 30). Im Studium und darüber hinaus erlernen Pflegende die grundlegenden Mechanismen der Krankheit und Pathophysiologie und erwerben Fähigkeiten in der Beurteilung, Planung, Interventionsauswahl und Bewertung. Diese Fähigkeiten werden in der Praxis verfeinert, indem klinisches Fachwissen akkumuliert, in dem die Korrelate und Konsequenzen unserer Handlungen im Umgang mit vielen Pflegebedürftigen beobachtet werden. Viele Elemente der klinischen Entscheidungsfindung erfordern ein fortgeschrittenes Wissen, das das Studium vermittelt und das mit der Erfahrung verbunden ist und durch sie erweitert wird (Hallas & Melnyk 2003, S. 47).

Das Wissen der einzelnen professionell Pflegenden ist zwar unerlässlich, um eine bestmögliche Versorgungsqualität anzubieten, jedoch ist es zugleich begrenzt. Der pflegerischen Expertise kommt eine besondere Bedeutung dabei zu, gesundheitliche Situationen und Bedarfe zu deuten oder auch Pflegeangebote zu vermitteln. Eine wissenschaftlich bewiesene Maßnahme muss in der Regel auf den Einzelfall angepasst werden. Beispielsweise ist hinreichend belegt, dass Bewegungsförderung einen positiven Einfluss auf die Sturzrate von Pflegebedürftigen in Senioreneinrichtungen aufweist. Es kann sein, dass einzelne Pflegebedürftige eine Bewegungsförderung ablehnen. Hier ist die Expertise der Pflegenden gefragt, um die Situation einzuschätzen. So kann es sein, dass Pflegebedürftigen fundierte Informationen zur Maßnahme fehlen, sie Schmerzen haben oder anderweitig geplagt sind, sie sich bewusst dagegen entschieden haben oder bereits Alternativen für die geplante Bewegungsförderung vorliegen. Dieses Wissen ist leider nur selten Gegenstand von Studien (Meyer 2015).

Die klinische Expertise ist selektiv und fehleranfällig. Insbesondere das Erleben von einzelnen Therapieerfolgen ist stark störanfällig und kaum auf eine größere Population übertragbar. Beispielsweise kann eine Intervention (z. B. Beratung zur Bewegungsförderung von Pflegebedürftigen mit Herzinsuffizienz) als wirksam bei mehreren Pflegebedürftigen beobachtet werden und zugleich kann diese Beobachtung keine Aussage für andere Pflegebedürftige mit vergleichbarer Erkrankung erlauben. Diesen Einzelfallbeobachtungen fehlt der kontrollierte Vergleich (Meyer 2015).

Die Erfahrungen einzelner Pflegender können kaum so langjährig und umfangreich sein wie das gesamte Wissen der Profession, wie es in Büchern und Zeitschriften erfasst ist. Ebenso werden die Erfahrungen nicht methodisch geordnet gesammelt und können als automatisierte Handlungen, die unreflektiert erbracht werden, in das Erfahrungswissen eingehen (Behrens & Langer 2016, S. 37). Intuitiv geleitete Handlungsentscheidungen können, auch wenn sie gut begründet sind, nicht immer und vollumfänglich die Entscheidungsbedürfnisse und Präferenzen der Pflegebedürftigen treffen. An diesen Grenzen des pflegerischen Erfahrungswissens setzt das EBN-Konzept an, indem die externe Evidenz als Grundlage pflegerischer Entscheidungen »hinzugefügt« wird (▶ Kap. 1.4.3).

2.3.1.2 Ziele, Vorstellungen und Präferenzen von Pflegebedürftigen

Als zweiter gleichwertiger Bestandteil der internen Evidence fließen für die Pflegebedürftigen die individuelle Diagnose, die individuellen Beeinträchtigungen der alltäglichen Lebensaktivitäten und die individuelle Realisierung der gewünschten Partizipation an den persönlich bedeutsamen sozialen Zusammenhängen ein (Behrens & Langer 2016, S. 30).

Präferenzen sind zweiter gleichwertiger Bestandteil der internen Evidence.

Präferenz kann als für einen längeren Zeitraum konstante Vorliebe, Vorzug, Vorrang, Bevorzugung, Begünstigung und als Ergebnis einer wohlabgewogenen Überlegung verstanden werden (Smoliner et al. 2008, S. 290). Präferenzen beziehen sich auf grundlegende Bedürfnisse und kommen in differenzierten Bedeutungen zum Ausdruck, die die Person den verschiedenen Aspekten der Gesundheitsversorgung beimisst. Sie entstehen durch kognitive Prozesse und werden durch die individuellen Erfahrungen der Pflegebedürftigen geprägt. Als solche individuellen Erfahrungen beeinflussen der Gesundheitszustand, die Krankheitserfahrungen, das Alter, die soziale Situation und Bildung die Präferenzen (Smoliner et al. 2008, S. 290, 292).

Neben den Einflussfaktoren aufseiten der Pflegebedürftigen hinsichtlich der Präferenzen existieren auch Einflussfaktoren aufseiten der Gesundheitsberufe. Dazu gehören die Sichtweisen und Einstellungen der Pflegenden und auch deren Interaktionsvermögen mit den Pflegebedürftigen. Auch die Arbeitslast und der daraus resultierende Zeitdruck sowie die Betreuungskontinuität im Rahmen von Schichtarbeit der professionell Tätigen beeinflusst den Einbezug der Präferenzen der Pflegebedürftigen. Eine von beiden Seiten als gut beschriebene Beziehung fördert den Einbezug in eine klinische Entscheidungsfindung (ebd.).

Aufgrund der Individualität, Kontextabhängigkeit und der aktuellen und allgemeinen Gesundheitssituationen der Pflegebedürftigen sowie der zahlreichen Einflussfaktoren auf die Präferenzen können diese derzeit kaum mit wissenschaftlichen Instrumenten erhoben (z. B. »Autonomy Preference Index«, »Control Preference Scale«) oder gar vorhergesagt werden (Smoliner et al. 2008, S. 290, 293).

Ziel der pflegerischen Interaktionen im Arbeitsbündnis muss zunächst sein, die Bedeutungen, Ziele, Werte und Präferenzen der Pflegebedürftigen in Erfahrung zu bringen und durch die gemeinsame Auswahl geeigneter Handlungen einen erwünschten Zustand herbeizuführen. Erst die Bedeutungen, die die Pflegebedürftigen ihrer Situation und ihren gesundheitlichen Problemen beimessen, sollten darüber entscheiden, was professionell bearbeitet wird. Voraussetzung ist eine gemeinsam geteilte Deutung der Situation, in der sich die Pflegebedürftigen befinden und die sie ihrer Situation zuschreiben. Voraussetzung dafür ist das Verstehen der Pflegebedürftigen durch die professionell Pflegenden (Behrens & Langer 2016, S. 35 f.; Remmers & Hülsken-Giesler 2012).

Häufig können Pflegebedürftige nicht bereits mit Beginn des Arbeitsbündnisses die Bedeutungen und Präferenzen oder Prioritäten von Problemen formulieren. Diese ergeben sich in der Regel erst im Rahmen von Gesprächen, durch die Deutung von Haltungen und Bewegungen, Gestiken, Mimiken und im gemeinsamen Handeln oder wenn Pflegebedürftige pflegerische Handlungen erfahren. Dabei stellt jede Form der Interaktion einen interpretativen Prozess dar, in dem sich die Handelnden aufeinander beziehen und deuten sowie Sinn suchen in dem, was der Andere tut oder tun könnte. Vor diesem Hintergrund werden die Ziele, Bedeutungen und Präferenzen nicht nur einmal ermittelt, sondern nach jeder Zustandsänderung, die einer erneuten Entscheidung bedarf (Behrens 2008, S. 30).

Bedeutungen und Präferenzen können sich im Verlauf des Pflegeprozesses auch ändern (Behrens & Langer 2016, S. 35 f.; Smoliner et al. 2008; Remmers & Hülsken-Giesler 2012). Allgemeine personenunabhängige und juristisch nicht verbindliche Interessen sowie Präferenzen von Pflegebedürftigen können auch durch Patient*innen-, Angehörigen- oder Betroffenenorganisationen an die Pflegenden herangetragen werden.

Der Einbezug der Präferenzen der Pflegebedürftigen erfordert nicht nur zu Beginn des Pflegeprozesses eine Aushandlung im Arbeitsbündnis, sondern ebenso in dessen Verlauf. In jede Entscheidungsfindung sind die Präferenzen der Pflegebedürftigen einzubeziehen. Das bedeutet, dass professionell Pflegende den Pflegebedürftigen oder ihren Angehörigen eine individuell abgestimmte aktive Rolle bei der Entscheidungsfindung ermöglichen müssen. Den Pflegebedürftigen muss kontinuierlich die Möglichkeit einer Mitbestimmung und Mitentscheidung gegebenen werden. Somit ist die Entscheidungsfindung äußerst individuell und kontextabhängig (Smoliner et al. 2008, S. 290). Eingebettet in das EBN-Konzept können die Präferenzen der Pflegebedürftigen zum einen als die Bevorzugung einer oder mehrerer pflegerischer Interventionen im Vergleich zu einer Vielzahl anderer Interventionen sein. Zum anderen können die Präferenzen auch als Bevorzugung hinsichtlich des Grades der Beteiligung an Entscheidungen verstanden werden. Auf diese Weise umfassen die Präferenzen der Pflegebedürftigen zwei Inhalte: die aktive oder passive Beteiligung der Pflegebedürftigen und deren Einfluss auf die Betreuung selbst (ebd.). Studien belegen, dass den Pflegebedürftigen oftmals eine Beteiligung an den pflegebezogenen Entscheidungsprozessen essenziell und bedeutsam ist (ebd.). Es zeigt sich in dem Wunsch, Informationen zu erhalten, Fragen stellen zu dürfen, zwischen Alternativen wählen zu können. Zugleich gibt es Pflegebedürftige, die sich eine passive Rolle zuschreiben, die von Pflegenden zu akzeptieren ist oder durch Gespräche aufgebrochen werden kann (Smoliner et al. 2008).

Beispielsweise wird im Krankenhaus eine ältere Frau nach einem Schlaganfall betreut. Die sich um sie kümmernde Pflegekraft nutzt hochentwickelte Kommunikationsfähigkeiten, Intuition und klinische Erfahrung, um die Patientin und ihre Familie kennenzulernen. Die Pflegekraft beginnt zu verstehen, wie die Patientin fühlt, was mit ihr passiert ist und was ihre Ziele für die Rehabilitation sein könnten. Wenn sie diese Beziehung herstellt, ist sie in der Lage festzustellen, ob die Patientin depressiv, ängstlich und/oder interessiert daran ist, mehr über ihren Zustand zu erfahren. Die Beziehung, die eine Pflegekraft zu ihren Pflegebedürftigen aufbaut, ist für die

Pflegebedürftigen von zentraler Bedeutung. Diese Beziehungen werden jedoch verstärkt, wenn Pflegende auch sicherstellen können, dass die Pflegepraktiken und Interventionen, die sie anwenden, sicher und effektiv sind. Zu wissen, welche Übungen für Patient*innen mit Hemiplegie wirksam sind, wie man Druckstellen verhindert und wie man die Betroffenen von einem Bett auf einen Stuhl bringt, trägt zu einer qualitativ hochwertigen Patient*innenversorgung bei (DiCenso et al. 1998).

Der Einbezug der Präferenzen der Pflegebedürftigen in eine klinische Entscheidungsfindung kann über verschiedene Modelle oder einer Mischung aus ihnen erfolgen (z. B. »Advocate models«, »Informed choice models« oder »Shared decision models«).

Im EBN-Konzept wird dem Einbezug der Präferenzen der Pflegebedürftigen in das Arbeitsbündnis mit den Pflegenden große Bedeutung beigemessen. Zugleich ist dies strukturell lediglich in den ersten beiden Schritten des EBN-Konzeptes verankert (Smoliner et al. 2008, S. 290; Remmers & Hülsken-Giesler 2012).

Eine evidence-basierte Handlungsweise sollte immer von den Bedürfnissen des individuellen Pflegebedürftigen her erarbeitet werden und ist nicht aus externer Evidence ableitbar (Behrens 2012). Gerade in diesem Bereich der Erfassung der Werte der Pflegebedürftigen hat professionelle Pflege ihre besondere Expertise. Traditionell stehen die Werte und Präferenzen der Pflegebedürftigen in der Hierarchie der Qualität der Pflege weit oben (Hallas & Melnyk 2003, S. 47).

2.3.2 Externe Evidence

Externe Evidence bezeichnet das gesicherte Wissen, das in Datenbanken über erwiesene Wirksamkeiten von Interventionen oder diagnostischen Verfahren vorliegt (Behrens & Langer 2016, S. 30). Die erwiesene Wirksamkeit bezieht sich in der Regel auf eine Population, Häufigkeiten und Wahrscheinlichkeiten. Das EBN-Konzept gründet auf der Annahme, dass kontrollierte Erfahrungen, wie sie in Studien gewonnen werden, die pflegerischen Entscheidungen positiv beeinflussen. Kontrollierte Erfahrungen werden in systematischen Beobachtungen oder experimentell erzeugt und geprüft. Es sind demnach im Vergleich zum Erfahrungswissen der internen Evidence nachgeprüfte und nachprüfbare Erfahrungen oder Beobachtungen von Dritten. Nachprüfbares Wissen zeichnet sich dadurch aus, dass eine andere Person dieses Wissen selbst prüfen kann. Insofern ist eine evidence-basierte Pflegepraxis eine auf kontrollierte empirische Erfahrungen gründende Pflegepraxis (Behrens & Langer 2016, S. 40, 47).

Externe Evidence entspricht den Ergebnissen aus der Pflegeforschung.

2.3.2.1 Externe Evidence und quantitative Forschungsmethoden

Missverständlich wird mitunter dargestellt, externe Evidence finde sich lediglich in randomisierten kontrollierten Studien. Verschiedene Studiendesigns und Methoden können je nach Fragestellung den besten wissen-

Externe Evidence meint mehr als randomisierte kontrollierte Studien.

schaftlichen Beweis erbringen. Randomisierte kontrollierte Studien erlangen ihre Bedeutung im Nachweis von Ursache-Wirkungs-Beziehungen. Für die Suche nach Antworten auf das Krankheitserleben von Pflegebedürftigen oder für die Feststellung der Häufigkeit von Symptomen sind andere Studiendesigns deutlich aussagekräftiger. Die jeweilige Problem- oder Fragestellung bestimmt das methodische Design einer Studie und damit deren Sinn für die klinische Entscheidungsfindung (Meyer 2015).

Das »externe« Moment bezieht sich auf den Ort des Wissens. Dieses Wissen existiert unabhängig von den Pflegebedürftigen oder den pflegenden Personen und außerhalb von deren Kommunikation. Deshalb ist es die Erfahrung Dritter (Behrens & Langer 2016, S. 30). Es ist eine durch Forschungsmethoden *nachvollziehbar herbeigeführte und kontrollierte Erfahrung* (Behrens & Langer 2016, S. 40). Kontrolliert und nachprüfbar deshalb, weil wissenschaftliche Beobachtungen oder Experimente die Grundlage bilden. Sie bilden die empirische Erfahrung (Behrens & Langer 2016, S. 40).

Externe Evidence findet sich beispielsweise in einzelnen Studien, in Synopsen als Kurzdarstellungen und Bewertungen von Studien, in systematischen Übersichtsarbeiten, Synthesen, Synopsen von Synthesen oder in Summaries sowie Systemen. Summaries sind u. a. Leitlinien oder Expertenstandards von Fachgesellschaften. Sie beschreiben den aktuellen Stand der Wissenschaft auf der Grundlage von Studien, Synopsen und Synthesen und leiten daraus klinische Empfehlungen ab (Panfil 2012). Unter Systemen werden beispielsweise IT-Systeme verstanden, die die vorhandene Evidence aus Studien mit einer elektronischen Patient*innendokumentation verbinden (Panfil 2012). Diese hierarchische Systematik zu den Studien findet sich in den Stufen der Evidence wieder (▶ Kap. 5). Randomisierte Doppelblindstudien (RCT) stellen das zentrale Instrument der externen Evidence dar (Panke-Kochinke 2012, S. 7). Sie sind der methodische Goldstandard, auf dem überwiegend Behandlungsrichtlinien oder Meta-Analysen basieren. In der Folge sind andere methodische Zugänge zu Erkenntnissen weniger bedeutsam oder wertvoll. So kann der Eindruck entstehen, dass die externe Evidence nahezu ausschließlich anhand von Studien hervorgebracht wird, die einen quantitativen methodischen Ansatz umsetzen, insbesondere mit methodisch sehr guter Qualität in Form von randomisierten Doppelblindstudien. Dies stimmt nicht ganz, denn die Forschung mittels qualitativer methodischer Ansätze gewinnt dann an Bedeutung, wenn Schwierigkeiten in der Erfassung von subjektiven Faktoren für Wohlbefinden bei Menschen mit gesundheitlichen Einschränkungen auftreten (Panke-Kochinke 2012 6). Qualitative Forschungsmethoden sind unabdingbar, um die Erfahrungen und das Erleben eines Menschen zu erschließen. Dazu rekonstruieren die Forschenden die Erfahrungen und deren Verarbeitung zumeist retrospektiv. Betroffene haben dazu eine eigene Logik von Denk- und Handlungsprozessen, die subjektiv ist und das Erleben des Einzelfalls widerspiegelt. Genau dieses Erleben des Einzelfalls, sein subjektives Wohlbefinden und die Wirkung erlebter Interventionen auf dieses subjektive Wohlbefinden sind Gegenstand methodischer Ansätze der qualitativen Forschungsmethodik. Besonders anspruchsvoll ist die Rekonstruktion von subjektivem Erleben und Wohlbefinden bei Menschen, die kognitiv, körperlich oder seelisch so stark beeinträchtigt sind, dass ein verstehender Zugang zu ihnen nur schwer möglich erscheint (z. B. bei Menschen mit einer Demenzerkrankung, Eltern, die ein Kind verloren haben) (Panke-Kochinke 2012, S. 7). Ergebnisse aus quantitativer Forschungsmethodik, d. h. auf statistischen Methoden basierend, erhalten dann einen besonderen Sinn, wenn sie in Erkenntnisse eingebettet werden, die die Subjektivität, das subjektive Wohlbefinden und die individuelle Lebensqualität erfasst haben.

2.3.2.2 Grenzen externer Evidence

Wie die interne Evidence weist auch die externe Evidence Grenzen auf. Zu den kritischen Argumenten gehört, dass die Aussage der »besten« verfügbaren und aktuellen externen Evidence einer Vorstellung von Wissenschaft entspricht, nach der Fortschritt mit mehr Wahrheit einhergeht und das »Falsche« oder »Alte« irrelevant wird. Aus dieser Perspektive kommt das aktuelle wissenschaftliche Wissen der Wahrheit am nächsten. Diese Vorstellung oder auch Auffassung ist zu kritisieren, denn zum einen ist »Altes« nicht weniger wahr. Zum anderen ist Forschung in der Gesundheitsversorgung ein gesellschaftliches System, in dem durch politische und gesellschaftliche Einflüsse Themen gesetzt werden. Themen und damit auch Forschungsthemen werden in die öffentliche Diskussion eingebracht, gar nicht erst zugelassen oder ihr auch wieder entzogen. *Geltendes Wissen bildet das Wissen derjenigen ab, die Themen setzen und Deutungshoheit haben* (Schnell 2004, S. 43).

Behrens und Langer (2016, S. 30) betonen, dass die externe Evidence weder die persönliche pflegerische Entscheidung sowie die individuelle Zielsetzung noch die Problemstellung ersetzen kann. Externe Evidence hat damit keinen Vorrang vor der klinischen Expertise (Meyer 2015). Je mehr sich jedoch die pflegerische Entscheidung auf externe Evidence stützt, desto besser können die daraus resultierende Intervention und deren Wirksamkeit sein.

Die logische Ableitung von einer externen Evidence und damit Häufigkeiten oder Wahrscheinlichkeit einer Population auf den individuellen Einzelfall (Deduktion) ergibt sich nicht aus den Studien selbst, sondern aus deren Interpretation und Bewertung sowie einer hierauf aufbauenden Entscheidung unter Ungewissheit über den Wirkungseintritt der Intervention. Die externe Evidence gibt lediglich Auskunft darüber, ob und wie oft eine untersuchte Intervention bei einer anderen Population hilfreich war. Es sind nie alle Variationen an menschlichen Variablen in einer Studie abgebildet. Die externe Evidence gibt also keinen Aufschluss darüber, was der/die individuelle Betroffene möchte, welcher Intervention(en) er/sie bedarf und ob die Wirkung auch eintreten wird (Behrens & Langer 2008, S. 10). Für den Einzelfall ist schwer vorhersagbar, ob er zu denjenigen gehört, die von einer Maßnahme profitieren werden oder eben nicht. Beispielsweise kann eine Maßnahme einem von 100 Menschen helfen, die sich ihr unterziehen. Jedoch ist damit noch nichts über den Einzelfall ausgesagt. Unklar bleibt, ob der/die individuelle Pflegebedürftige der/die eine ist oder zu den 99 anderen gehört. Die Entscheidung, ob eine gut evaluierte Intervention für den/die Pflegebedürftigen angemessen ist, kann nur im Arbeitsbündnis geklärt werden (Behrens & Langer 2016, S. 38, S. 41). Der oder die Pflegebedürftige bestimmt mit den für ihn oder sie relevanten Aspekten von Lebensqualität, welchen Maßnahmen er/sie zustimmt. Dies kann nur im Gespräch erarbeitet werden.

Die Ergebnisse aus quantitativen Studien stellen Häufigkeits- und bestenfalls Wahrscheinlichkeitsaussagen über die Wirkung von Interventionen oder Verläufe oder Diagnosen dar. Sie beinhalten kein absolutes Wissen; es sind eher wahrscheinliche Erkenntnisse. Je stärker jedoch eine externe Evidence ist, desto sorgfältiger muss eine Abweichung von der Empfehlung begründet werden, die sich aus einer Studie ergibt (Behrens & Langer 2016, S. 38 f.). Die *Reichweite einer Entscheidung* schätzen Behrens und Langer (2016, S. 39) als so hoch ein, dass sie im Licht der Pflegebedürftigen und vor dem Hintergrund ihrer biografischen Ziele und Umstände getroffen werden muss. Deshalb präzisieren sie: Nicht Entscheidungen selbst, sondern die Indikationen für oder gegen eine Intervention können aus Studien abgeleitet werden (Behrens & Langer 2016, S. 39).

Eine evidence-basierte Pflege beruht auf der Überzeugung, dass Pflegebedürftigen Interventionen angeboten werden, für die eine möglichst aktuelle und gute externe Evidence und damit erfolgreiche Wirkungskontrolle vorliegt. Zugleich gibt es in den pflegerischen Handlungsfeldern wirksame Interventionen, denen ein solcher Nachweis noch fehlt. Diese leiten sich z. B. aus theoretischen sozial- oder naturwissenschaftlichen Begründungen ab. Sie können theoretisch begründet sein, aber ihren Wirkungsnachweis und damit die externe Evidence noch vor sich haben (Behrens & Langer 2016, S. 40).

Standards und Leitlinien enthalten in der Regel Zusammenfassungen der aktuell besten externen Evidence. Sie bilden nicht die Ziele, Vorstellungen und Präferenzen der Pflegebedürftigen ab, sondern geben lediglich Hilfestellung für die Entscheidungen im Einzelfall. Deshalb bedarf die Anwendung von Standards und Leitlinien einer vorherigen Prüfung.

Mit fortschreitender Etablierung der Pflegewissenschaft, der Akademisierung der Pflegeausbildung und der Professionalisierung ist davon auszugehen, dass die Durchdringung und Anwendung der externen Evidence in den pflegerischen Alltag und in klinische Entscheidungsfindungen zukünftig verstärkt institutionalisiert und systematisch ausgebaut wird (Remmers & Hülsken-Giesler 2012, S. 79).

2.3.3 Ökonomische Anreize und Vorschriften

Anreize und Vorschriften sind nicht immer evidence-basiert.

Mit ökonomischen Anreizen und Vorschriften sind jene Einflüsse gemeint, die ebenso auf die Beschreibung eines Problems und die pflegerische Entscheidung einwirken. Sie sind nicht in jedem Fall auf die Bedürfnisse, Wünsche oder Präferenzen der Pflegebedürftigen, das Fachwissen der Pflegenden oder die externe Evidence zurückzuführen (Behrens & Langer 2016, S. 31).

Zu den ökonomischen Anreizen gehören sowohl die Kosten, Entgelte als auch die Erträge pflegerischer Handlungen. Dazu können auch Anerkennung und Reputation gehören, die mit pflegerischen Handlungen verbunden sind (z. B. durch Zertifizierungen) (Behrens & Langer 2016, S. 31).

Als Vorschriften werden gesetzliche und organisationsinterne Vorschriften (z. B. hauseigene Standards) ebenso wie ungeschriebene und oftmals sehr wirksame interne »Gesetze« oder Faustregeln bezeichnet. Sie umfassen auch Richtlinien und Empfehlungen, die ebenso handlungswirksam sind. Diese Vorschriften selbst basieren nicht immer auf einer soliden externen Evidence bzw. gründen nicht auf den Präferenzen der Pflegebedürftigen (ebd.).

Diese Anreize und Vorschriften innerhalb der Organisationen sind gleichermaßen strukturgebende Realität der Pflegenden und sichern teilweise ihre Existenz. In der Konsequenz bedeutet dies für ein erfolgreiches Umsetzen des EBN-Konzeptes, dass dieses sich auch der bestehenden Anreize und Vorschriften annehmen muss (ebd.). Anreize und Vorschriften geben zunächst einmal eine sinnvolle Orientierung, insbesondere wenn sie auf nachprüfbarem Wissen beruhen. Wenn sie jedoch das pflegerische Handeln ausschließlich auf ökonomische Prinzipien ausrichten und nicht auf der internen und externen Evidence, sind sie fehlleitend.

2.4 Das Arbeitsbündnis zwischen Pflegenden und Pflegebedürftigen

Das Arbeitsbündnis zwischen Pflegenden und Pflegebedürftigen stellt ein herausragendes Merkmal des EBN-Konzepts dar. Es ist in jedem Fall einzigartig; die Wahrscheinlichkeit, dass sich eine konkrete Begegnung wiederholt, ist äußerst gering. Pflegebedürftige und auch Pflegende bringen sich mit ihren Werten, Zielen und Präferenzen sowie Erfahrungen ein und geben den Begegnungen ihren besonderen Charakter. Die jeweilige Kommunikation zwischen Pflegebedürftigen und Pflegenden, die gesundheitliche Situation des/der Pflegebedürftigen, die Rahmenbedingungen, das soziale Netzwerk des/der Pflegebedürftigen und nicht nur deren berufsgebundene Situiertheit, sondern auch deren individuelles Fachwissen führen dazu, dass die Begegnungen in den Situationen einmalig sind (Behrens & Langer 2016, S. 31).

Das Arbeitsbündnis basiert auf Kommunikation.

Zentrale Gegenstände der Kommunikation im Arbeitsbündnis sind beispielsweise die Problemerkennung und Problemanerkennung, die jeweils zu erreichenden Pflegeziele und das Einverständnis über den Prozess zur Zielerreichung. Dazu gehört auch, den Informations-, Kenntnis- und Erfahrungsstand der Pflegebedürftigen und deren Wunsch nach Einbezug zu erfassen.

Die Kommunikation muss professionell geführt werden, um Ziele, Entscheidungen und Handlungen tatsächlich dialogisch zu formulieren und festzuhalten. Dies erfordert einen Aushandlungsprozess zwischen den Beteiligten. Dabei sind sowohl die Definitions- und Deutungsmacht als auch der Wissensvorsprung ungleich verteilt. Die Pflegenden mit ihrem Fach- und Erfahrungswissen und ihren Methoden treffen auf die Pflegebedürftigen mit deren Erfahrungswissen. Beispielsweise können chronisch Erkrankte über ein ausgewiesenes Expertenwissen zu ihrer Erkrankung und zum Symptommanagement verfügen. Zugleich können Pflegebedürftige oftmals in für sie neuen kritischen Lebenssituationen, die mit Erkrankungen oder Beeinträchtigungen einhergehen, nur schwer das Ausmaß ihrer Einschränkungen deuten. Hinzu kommt, dass sich die Pflegebedürftigen in vielen pflegerischen Handlungsfeldern (z. B. im Krankenhaus) in einer für sie gesundheitlich schlechten Lage befinden. In der Regel sind es für die Pflegebedürftigen krisenhafte Situationen der gesellschaftlichen Teilhabe und an den für sie biografisch relevanten Alltagsbereichen, in denen Pflegende die Aushandlungsprozesse beginnen. Diese Krisen sind oftmals verbunden mit Schmerz, Fähigkeitsverlust sowie Verlust von Alltagsroutinen und Normalität (Behrens & Langer 2016, S. 31).

Durch Wahrnehmung und Dialog werden zwischen Pflegenden und Pflegebedürftigen phasenweise ein Verstehen und eine Verständigung hinsichtlich des Einverständnisses über einen Sachverhalt möglich, über den sich beide austauschen. Die Pflegenden bieten idealtypischerweise stellvertretend den Pflegebedürftigen Situationsdeutungen an und validieren diese im Gesprächsverlauf. Dieses Vorgehen kann in eine gemeinsam geteilte Situationsdeutung münden. Eine konsentierte Situationsdeutung bildet die Arbeitsbasis für eine gemeinsame Bestimmung der Pflegeprobleme und liefert dafür die Begründungen (Brinker-Meyendriesch 2003). In der Pflege müssen Entscheidungen mit dem pflegebedürftigen Menschen getroffen werden. Das hier gemeinte Arbeitsbündnis beinhaltet auch eine Entscheidungsfindung vom Anderen her, denn das Wissen sowie die Meinungen die Bedürfnisse der Pflegebedürftigen und ihrer Angehörigen stellen Expertenwissen als Bestandteil der internen Evidence dar. Die gemeinsam getragene Entscheidung erfordert einen Konsens in Zusammenarbeit mit dem Pflegebedürftigen und den Angehörigen sowie eine Umsetzung in die spezifische Lebenswelt der Betroffenen. Der Konsens im ethischen Sinn kann als das Vermeiden von einseitigen Vorgehensweisen und Lösungen verstanden werden (Schnell 2004, S. 44).

2.5 Fazit

Missverständlich wird oftmals behauptet, dass EBN sich auf die externe Evidence im Sinne der wissenschaftlichen Belegbarkeit reduziere (Panfil 2005). Die Ausführungen in diesem Kapitel belegen die Bedeutung der verschiedenen Wissensformen und Komponenten, die konstituierende Elemente des EBN-Konzeptes sind. Das EBN-Konzept ist ausdrücklich an den Bedürfnissen, Präferenzen und Werten der Pflegebedürftigen orientiert. Es obliegt den Pflegenden, diesem zentralen Aspekt im Rahmen der Umsetzung den angemessenen Raum zu geben.

Wie nun die vier Komponenten einer pflegerischen Entscheidung entsprechend dem EBN-Konzept umgesetzt und in einem phasenhaften Verlauf verknüpft werden, zeigt das das nächste auf (▶ Kap. 3).

Lernaufgaben

1. Identifizieren Sie im Praxisbeispiel am Kapitelanfang die Komponente einer evidence-basierten Entscheidungsfindung. Wie könnte ein Arbeitsbündnis mit der Pflegebedürftigen aussehen?
2. Praktisches und wissenschaftliches Wissen sind unterschiedliche Wissenstypen, die eigenen Logiken und Bedeutungen folgen. Praktisches Wissen ist auf Handeln und Problemlösung ausgerichtet, während wissenschaftliches Wissen eher analytisch ist, auf einen Erkenntnisgewinn zielt, dem eine kritische Reflexion immanent ist. Auch die Sprache der Praxis unterscheidet sich deutlich von der der Wissenschaft. Welche Unterscheidungsmerkmale zwischen praktischem und wissenschaftlichem Wissen können Sie noch identifizieren?
3. Behrens und Langer (2016, S. 31) legen dar, dass für die externe Evidence Erkenntnis- und Wissenschaftstheorien erklärend sein können. Was kann unter Erkenntnis- und Wissenschaftstheorien verstanden werden?
4. Georg Hans Neuweg beschreibt in Publikationen »Könnerschaft und implizites Wissen« (z. B. »Könnerschaft und implizites Wissen – Zur lehrlerntheoretischen Bedeutung der Erkenntnis- und Wissenstheorie Michael Polanyis«, 2004, Waxmann Verlag). Was kennzeichnet diese Wissensform?
5. Sie kennen nun die vier Komponenten der evidence-basierten Entscheidungsfindung. Wenn Sie den Pflegeprozess als ein Strukturierungsmodell (Anamnese, Diagnostik, Ziel …) exemplarisch zugrunde legen, welche Ablaufschritte würden Sie für das EBN-Konzept identifizieren? Wann im Prozess kämen die einzelnen Komponenten zum Tragen? Ist es sinnvoll, einen EBN-Prozess mit externer Evidence zu beginnen oder die Werte und Präferenzen der Pflegebedürftigen an den Anfang zu stellen?

Reflexionsaufgaben

1. Welche Grundlagen pflegerischen Fachwissens in Anlehnung an Chinn & Kramer erkennen Sie in dem Fallbeispiel?
2. Überlegen Sie, in welchen pflegepraktischen Situationen Sie ein »Aha«-Erlebnis hatten. Was beinhaltet so eine innerliche Verwunderung oder Erkenntnis? Was kennzeichnet solche Situationen?

3. Versuchen Sie im nächsten pflegepraktischen Einsatz, die Ziele und Präferenzen der von Ihnen intensiver betreuten Pflegebedürftigen möglichst in Gesprächen zu erfassen. Formulieren Sie dahingehende gut verständliche und zumeist offene Fragen (z. B. Was ist Ihnen wichtig?) und setzen diese ein.

Literatur

Behrens J (2008). Eviedence-based Nursing and Caring. Beiträge der Pflege zur Evidence-Basierung von Gesundheitsförderung und Krankenversorgung. In: Mabuse 175 09/102008, 28–30.
Behrens J (2012). EBN ist eine Haltung. In: Psychiatrische Pflege 2012; 18: 87–89.
Behrens J, Langer G (2008). »Evidence-based Nursing« und die Ethik der Pflegeprofession. In: Public Health Forum 16. Jg., Heft 61, 8–10.
Behrens J & Langer G (2016). Evidence based Nursing and Caring. Methoden und Ethik der Pflegepraxis und Versorgungsforschung – Vertrauensbildende Entzauberung der Wissenschaft. Bern: Hogrefe
Brinker-Meyendriesch E (2003). Evidenzbasierung: Wissen, Handeln und Lernen in der Pflege. In: Pflege 2003; 16: 230–235.
Burns E (2005). Über das Verstehen von Entscheidungsfindungsprozessen der Pflegepersonen zu »Evidence based Practice«. In: PrinterNet 11/05 623–626.
Büscher A & Blumenberg P (2012). Evidenz in den nationalen Expertenstandards für die Pflege. In: Pflege & Gesellschaft 17Jg. 2012 H1, 21–35.
Chinn P, Kramer M K (1996). Pflegetheorie – Konzepte-Kontext-Kritik. Berlin, Wiesbaden: Ullstein Mosby.
DiCenso A, Cullum N, Ciliska D (1998). Implementing evidence-based nursing: some misconceptions. Evidence based nursing Vol. 1, 38–40.
Gross D (2004). Evidence Based Nursing – der umfassende Begriff. In: Pflege 17: 196–207.
Hallas D & Melnyk B (2003). Evidence-Based Practice: The Paradigm Shift. In: Research Department. 01/02 2003, 46–49.
Jahncke-Latteck Ä D (2010). Intuition als Bestandteil pflegerischen Handelns in der Pflege – Entstehungskontexte und Merkmale intuitiven Handelns. https://d-nb.info/1001721322/34 letzter Zugriff: 14.02.2018.
Meyer G (2015). Es gibt keine Alternative. In: Die Schwester/Der Pfleger Jg. 54. 9: 13–16.
Neuweg, G H (2004). Könnerschaft und implizites Wissen – Zur lehr-lerntheoretischen Bedeutung der Erkenntnis- und Wissenstheorie Michael Polanyis. Münster: Waxmann.
Panfil E M (2005). Evidence-based Nursing: Definition, Methoden, Umsetzung. In: PrinterNet 09/2005, 457–463.
Panfil E M (2012). Externe Evidenz nutzen. In: Psych Pflege, 18, 83–86.
Panfil E M & Wurster J (2001). Evidenz-basierte Pflege. Professioneller Pflegen geht nicht!? In: Dr. med. Mabuse 131, 33–36.
Panke-Kochinke B (2012). Augenscheinlich fehlgeleitet. Evidenz und Empirie. Methodische Postulate für eine qualitative Versorgungsforschung. In: Pflege & Gesellschaft 1/2012 JG. 17 5–20.
Remmers H, Hülsken-Giesler M (2012) Evidence-based Nursing and Caring – Ein Diskussionsbeitrag zur Fundierung und Reichweite interner Evidence in der Pflege. In: Pflege & Gesellschaft 1/2012 Jg. 17, 79–83.

Schnell M (2004). Evidenzbasierung in der Pflege – ethisch betrachtet. In: Pflege & Gesellschaft, Jg. 9, Heft 2, 42–46.

Smoliner A, Hantikainen V, Mayer H, Them C (2008). Die Patientenpräferenzen im Konzept Evidence-based Nursing. In: PrinterNet 05/08, 288–294.

Zum Weiterlesen

Benner, P (2012). Stufen zur Pflegekompetenz. From Novice to Expert. 2., vollständig überarbeitete Auflage. Bern: Hans Huber.

Benner, P, Tanner, C, Chesta, C A (2000). Pflegeexperten. Pflegekompetenz, klinisches Wissen und alltägliche Ethik. Bern: Hans Huber.

King, L; Appleton, J V (1997). Intuition: a critical review of the research and rhetoric. In: Journal of Advanced Nursing, Vol.: 26,194–202.

McCormack, B (1993). Intuition: concept analysis and application to curriculum development. In: Journal of Advanced Nursing, Vol.: 2, 11–17.

Schrems B (2003) Der Prozess des Diagnostizierens. Wien: Facultas.

3 Einführung in die Inhalte des EBN-Konzeptes

Das folgende Kapitel gibt einen allgemeinen inhaltlichen Überblick über die einzelnen Phasen zur Umsetzung evidence-basierter Pflege. Wie in Kapitel 1 (▶ Kap. 1.1.3) dargestellt, beschreibt das EBN-Konzept drei einzelne Konzepte: a) Zusammenwirken der »Akteure«; b) Pädagogisches Konzept; c) Externe Evidence. Nachstehend werden mit den sechs Phasen die Kerninhalte dieser drei Konzepte in einen sinnvollen Ablauf gebracht. Jeder Schritt bedarf spezieller Fertigkeiten, die im Rahmen eines Studiums erlernt werden können (Behrens & Langer 2016, S. 37).

Praxisbeispiel

Als Pflegestudierende*r haben Sie schon mehrfach in den Lehrveranstaltungen von »evidence-basierter Pflege« gehört und gelesen. Zugleich haben Sie im Rahmen von praktischen Einsätzen in Gesprächen mit anderen Berufsgruppen die Phrase »evidence-basiert« gehört.

Aktuell befinden Sie sich in einem praktischen Einsatz in einer kleineren Einrichtung der Altenpflege mit drei Wohnbereichen, in denen insgesamt 60 Bewohner*innen leben. Bei der Übergabe wird berichtet, dass der demenzerkrankte Herr Kraft* im Verlauf des Vormittags motorisch außerordentlich unruhig wurde und fremdgefährdendes Verhalten gezeigt hat. Daraufhin wurde er fixiert. Die Pflegende sagt: »Wir wollen sein Verhalten besser kontrollieren, ihn vor Selbst- und Fremdverletzungen schützen und wollen auch vermeiden, dass er stürzt«.

Die Heimleitung hat vor mehreren Jahren Pflegemanagement studiert und weiß um die Bedeutung des EBN-Konzeptes. Sie liest auch eine pflegewissenschaftliche Zeitschrift. Während der Übergabe diskutiert sie mit den Kolleginnen über die Reduktion von Freiheitsentziehenden Maßnahmen in den Wohnbereichen. Man einigt sich darauf, mehr zu dem Thema wissen zu wollen und ein evidence-basiertes Handeln zu erproben.

Nach der Übergabe kommt die Heimleitung auf Sie zu und bittet Sie, auf der nächsten Dienstbesprechung in zwei Monaten einen 10-minütigen Impulsvortrag zum EBN-Konzept zu halten. Sie nehmen die Herausforderung an, freuen sich, bekommen dafür Arbeitszeit angerechnet und merken zugleich, dass Sie zwar die Phrase »evidence-basiertes Handeln« gut kennen, jedoch nicht genau wissen, was in dem Konzept steckt. Sie suchen dringend gute Literatur…

*fiktiver Name

3.1 Die sechs Phasen des EBN-Konzeptes

Nachstehend werden die sechs Schritte des EBN-Konzeptes überblickartig zur ersten Orientierung vorgestellt. Eine genauere Darstellung erfolgt in den Kapiteln 4 bis 8.

Das German Center for Evidence-based Nursing beschreibt die Umsetzung von EBN mit sechs Phasen eines pflegerischen Problemlösungsprozesses folgendermaßen:

Sechs Schritte von der Aufgabenerklärung zur Evaluation.

3.1.1 Klärung der Aufgabenstellung

Schritt 1 = Klärung der Aufgabenstellung (German Center for Evidence-based Nursing)/*Auftrag klären in der Begegnung* (Behrens & Langer 2016)

Ausgangspunkt ist die Überlegung, ob angesichts begrenzter Ressourcen in der Pflege das wahrgenommene und zu bearbeitende Problem in den eigenen Aufgabenbereich fällt. Dabei kann das Pflegeleitbild einer Einrichtung Orientierung über pflegerische Aufgabenstellungen und Ziele geben. Dieser Schritt erfordert nur einen geringen zeitlichen Aufwand. Zugleich ist es empfehlenswert, den ersten Schritt gründlich zu vollziehen, weil er die Grundlage für alle weiteren Schritte bildet und diese beeinflusst.

Behrens und Langer (2016, S. 37) haben diesen ersten Schritt als ›Merkposten‹ den ursprünglich fünf Schritten (Panfil 2005) und den Schritten des EbM-Konzeptes vorangestellt, damit die nachfolgenden Schritte nicht zum Gegenstand fremder Interessen werden.

3.1.2 Formulierung einer präzisen Fragestellung

Schritt 2 = Formulierung einer präzisen Frage (German Center for Evidence-based Nursing)/*Problem formulieren* (Behrens & Langer 2016)

In diesem Schritt wird empfohlen, eine Frage zu formulieren, um sich eines Problems bewusster zu werden und um mehrere Perspektiven auf dieses Problem einzunehmen. Zugleich enthält eine klare Fragestellung die bedeutsamen Schlüsselbegriffe, die für die anschließende Literaturrecherche genutzt werden können.

Eine Schlüsselfrage kann lauten: Welche klinisch relevanten Probleme liegen vor? Diese können sich beispielsweise aus der Pflegebedarfserhebung oder den Wahrnehmungen der professionell Pflegenden ergeben.

Eine klare Fragestellung besteht in der Regel aus vier Elementen, denen zusammen genommen das PIKE-Schema hinterlegt ist: **P**flegebedürftige, **I**ntervention, **K**ontrollintervention, **E**rgebnismaß (▶ Kap. 5.2).

International und auch in anderen Gesundheitsfachberufen wird das PICO- oder PICOT-Schema (**P**opulation, **I**ntervention, **C**omparison, **O**utcome, **T**ime) publiziert. Für klinische Fragen, die nicht interventionsorientiert sind, kann die Bedeutung des Buchstabens I auch »Interesse« statt »Intervention« sein. Der Hinweis auf Time gilt einer effizienten Suche durch eine präzise Fragestellung (exempl. Melnyk & Fineout-Overholt 2011).

3.1.3 Literaturrecherche

Schritt 3 = Literaturrecherche (German Center for Evidence-based Nursing, Behrens & Langer 2016)

Die Literaturrecherche findet mit den Schlüsselbegriffen aus dem PIKE-Schema und weiteren Begriffen in den internationalen Online-Datenbanken (z. B. Cochrane Library, PubMed) statt. Von Interesse ist der Stand der Forschungsliteratur zu dem Thema. Dabei wird in erster Linie nach Quellen gesucht, die zu der Fragestellung zusammengefasste evidence-basierte Kerninformationen enthalten. Diese sind in der Regel in Meta-Analysen oder systematischen Übersichtsarbeiten zu finden. Anhand der identifizierten Abstracts zu den Studien wird anschließend ausgewählt, welche zur Fragestellung passenden Artikel als Volltexte (zumeist bei Subito) bestellt und gelesen werden. Dieser Schritt ist oftmals mit Kosten für Bibliotheksdienste verbunden.

3.1.4 Kritische Beurteilung der Studien

Schritt 4 = Kritische Beurteilung der Ergebnisse der Recherche (German Center for Evidence-based Nursing)/*Kritische Beurteilung der Studien* (Behrens & Langer 2016)

Als zentraler Aspekt des EBN-Konzeptes – und als Teilkonzept (▶ Kap. 1.2.3) wird in dieser Phase kritisch geprüft, welche methodische Qualität die Studien aufweisen, ob die identifizierten Forschungsergebnisse in der Praxis anwendbar und auf die Pflegebedürftigen übertragbar sind. Zur Unterstützung stehen verschiedene Beurteilungsbögen zur Verfügung.

In Abhängigkeit von der Komplexität der Fragestellung und der Verfügbarkeit von Originalquellen kann es laut Behrens und Langer (2016, S. 37) zwischen einer Stunde und mehreren Wochen oder sogar Monaten dauern, bis man zu einem umsetzbaren Ergebnis kommt.

3.1.5 Veränderung der Pflegepraxis

Schritt 5 = Veränderung der Pflegepraxis (German Center for Evidence-based Nursing, Behrens & Langer 2016)

Valide Forschungsergebnisse und damit das beste verfügbare Wissen zu pflegerischen Interventionen, die eine Problemlösung bieten, werden kommuniziert und durch das Team in der Praxis umgesetzt. Das Spektrum an Maßnahmen zur Umsetzung der Forschungsergebnisse ist dabei vielfältig (z. B. Informationsweitergabe, Fort- und Weiterbildungen, Entwicklung oder Anpassung von Standards oder Initiierung von Projekten).

In dieser Phase werden die Präferenzen, Wünsche und Werte der Pflegebedürftigen sowie die Erfahrungen der Pflegenden berücksichtigt.

3.1.6 Evaluation

Schritt 6 = Evaluation (German Center for Evidence-based Nursing)/*Evaluation von Wirkungsketten* (Behrens & Langer 2016)

Der erwartete Nutzen und die eingetretenen Ergebnisse werden dahingehend erfasst, überprüft und bewertet, ob der gewünschte Effekt eingetreten ist und ob der Aufwand den Nutzen rechtfertigt.

Nach Abschluss jeder einzelnen Phase kann entsprechend eines Problemlösungsprozesses dieser erneut oder verändert von vorne beginnen. Ebenso können je nach Problem- oder Fragestellung einzelne Prozessschritte wiederholt werden. Dies ist beispielsweise der Fall, wenn die Literaturrecherche keine entsprechenden Studien für die Fragestellung liefert oder diese geändert wird.

3.1.7 EBN-Konzept mit Vorphase und Ergebnisverbreitung

Im Unterschied zum German Center for Evidence-based Nursing sowie zu Behrens und Langer (2016) wird in anderen Publikationen ein leicht divergierender Ablauf beschrieben. Beispielsweise wird dem ersten Schritt (Melnyk & Fineout-Overholt 2011, S. 10) eine Forschungskultur (spirit of inquiry) vorangestellt. So lauten die Schritte bei Melnyk und Fineout-Overholt (2011, S. 10 f.):

> EBN benötigt eine Kultur des Infragestellens von Routinen.

Schritt 0 = Cultivate a spirit of inquiry

Zum vorgelagerten Schritt schreiben Melnyk und Fineout-Overholt (2011, S. 11), dass als Voraussetzung zum Umsetzen der bekannten Schritte eine Atmosphäre bestehen sollte, die von einer konsistent hinterfragenden Haltung gegenüber der Praxis und den Routinen geprägt ist. Es ist eine Organisationskultur und -philosophie nötig, die sowohl den Forscher*innengeist als auch das EBN-Konzept unterstützt, damit individuelle wie auch die Organisation betreffende Veränderungsbemühungen überhaupt erst wahrscheinlich und erfolgreich werden sowie langfristig Bestand haben. Eines der Schlüsselelemente für eine evidence-basiertes Handeln unterstützende Kultur ist beispielsweise die Ermutigung aller in den Einrichtungen Tätigen aus verschiedenen Berufsgruppen. Eine unterstützende Kultur sollte dazu beitragen, die derzeitigen Praktiken infrage zu stellen, eine angemessene Infrastruktur (z. B. Computer für Recherchen und Zugang zu Datenbanken) zu schaffen und ein Fördersystem für eine evidence-basierte Praxis zu unterstützen. Zu diesem Fördersystem kann ein Team von EBN-Mentoren beitragen, dessen Mitglieder über fundierte Fähigkeiten verfügen, um andere fachlich zu betreuen und ihnen helfen, Hindernisse bei der Umsetzung zu überwinden (▶ Kap. 9.2).

Schritt 1 = Ask the burning clinical question in the format that will yield the most relevant and best evidence (PICOT format)
Schritt 2 = Search for and collect the most relevant best evidence
Schritt 3 = Critically appraise the evidence (i. e., rapid critical appraisal, evaluation, and synthesis)
Schritt 4 = Integrate the best evidence with one's clinical expertise and patient preferences and values in making a practice decision or change
Schritt 5 = Evaluate outcomes of the practice decision or change based on evidence
Schritt 6 = Disseminate the outcomes of the EBP decision or change.

Den letzten Schritt im EBN-Prozess beschreiben Melnyk und Fineout-Overholt (2011, S. 11) als die Änderung der Praxis und die Verbreitung der Ergebnisse. Hintergrund ist der Gedanke, dass oftmals klinisch Tätige viele positive Ergebnisse erzielen, indem sie Veränderungen in ihrer Versorgung auf der Grundlage von Evidence vornehmen, aber diese Ergebnisse nicht mit anderen teilen, mitunter nicht einmal mit Kolleg*innen innerhalb derselben Institution. Infolgedessen lernen andere nicht von den Ergebnissen und klinisch Tätige sowie Pflegebedürftige können nicht von ihnen profitieren. Eine Verbreitung der Ergebnisse und ihrer Wirkung kann – abgesehen von fachwissenschaftlichen Publikationen – beispielsweise durch Vorträge und Posterpräsentationen auf lokalen, regionalen und nationalen Konferenzen, in einrichtungsinternen EBN-Runden oder in Newsletter- und Laienpublikationen erfolgen.

3.2 Fazit

Zusammengefasst beinhaltet das EBN-Konzept im Wesentlichen sechs Schritte die chronologisch ablaufen sollten. Je nach Evaluationsergebnis können oder sollten vorherige Schritte wiederholt werden.

Die Schritte 1 und 2 zeigen, dass das EBN-Konzept von den Bedürfnissen der Pflegebedürftigen aus realisiert wird, denn deren Erhebung erfolgt in der Begegnung mit den Betroffenen (Behrens & Langer 2016, S. 60).

Lernaufgaben

1. Welche Online-Datenbanken stehen Ihnen an Ihrer Hochschule zur Verfügung? Können Sie in diesen Datenbanken navigieren? Möglicherweise ist es förderlich, an einer Online- oder Face-to-Face-Einführung in die Nutzung der Bibliothek und der Datenbanken teilzunehmen.
2. Wie würden Sie die Aufgabenstellung aus dem Praxisbeispiel bearbeiten? Was wären Ihre nächsten Arbeitsschritte?
3. Vergleichen Sie den Pflegeprozess mit dem Prozess evidence-basierter Pflege. Welche Gemeinsamkeiten und Unterschiede ergeben sich daraus?

Reflexionsaufgaben

1. Wenn Sie die einzelnen Schritte betrachten, welche Fähigkeiten und Fertigkeiten werden Ihres Erachtens für die Umsetzung der sechs Schritte benötigt? Welche Fähigkeiten und Fertigkeiten haben Sie bereits im Studium oder in der praktischen Ausbildung erworben, um die Schritte des EBN-Konzepts umzusetzen?
2. Welcher Nutzen könnte in dem vorangestellten Schritt 0 und dem abschließenden 6. Schritt nach Melnyk & Fineout-Overholt (2011) bestehen?

Literatur

Behrens J & Langer G (2016). Evidence based Nursing and Caring. Methoden und Ethik der Pflegepraxis und Versorgungsforschung – Vertrauensbildende Entzauberung der Wissenschaft. Bern: Hogrefe.
German Center for Evidence-based Nursing unter www.medizin.uni-halle.de.
Melnyk B M & Fineout-Overholt E (2011). Evidence-based practice in nursing & healthcare, A Guide to best Practice. Philadelphia: Wolters Kluwer Health.
Panfil E M (2005). Evidence-based Nursing: Definition, Methoden, Umsetzung. In: PrinterNet 09/2005, 457–463.

Zum Weiterlesen

Behrens J & Langer G (2016). Evidence based Nursing and Caring. Methoden und Ethik der Pflegepraxis und Versorgungsforschung – Vertrauensbildende Entzauberung der Wissenschaft. Bern: Hogrefe.
DiCenso A, Guyatt G, Ciliska D, (2006). Evidence-Based Nursing: A Guide to Clinical Practice. St. Louis: Elsevier Mosby.

4 Auftragsklärung in der Begegnung

Das folgende Kapitel beschreibt den ersten Schritt im EBN-Prozess. Er ist als »Merkposten« den anderen fünf Schritten vorangestellt. Hintergrund ist der Gedanke, dass angesichts begrenzter Ressourcen das zu bearbeitende Problem auch tatsächlich ein für die Pflege relevantes Problem darstellen muss.

Der überwiegende Anteil der professionell Pflegenden arbeitet in Einrichtungen. Mitunter fühlen sie sich dabei wie in einer Sandwichposition, in der sie sich von einer Einrichtungsleitung wegen der wirtschaftlichen Interessen ihrer Einrichtung einerseits, den Bedarfen der Pflegebedürftigen andererseits eingeengt fühlen. Dargestellt wird dies im EBN-Konzept sowohl als Komponente der Anreize und Vorschriften als auch unter den Zielen, Werten und Präferenzen der Pflegebedürftigen. Beide Seiten bzw. Aufgabenstellungen müssen für eine gelingende Gestaltung der internen Evidence geklärt werden (Behrens & Langer 2016, S. 89). Dem widmet sich das folgende Kapitel.

Praxisbeispiel

Sie haben im Rahmen Ihres Studiums ein Modul zu dem Thema Beratung erfolgreich absolviert. Nun sind Sie im Rahmen eines Praxiseinsatzes im Krankenhaus auf einer internistischen Station eingesetzt. Hier werden zahlreiche Patient*innen mit einer COPD (chronic obstructive pulmonary disease) therapiert und gepflegt.

Sie werden von einer examinierten Pflegenden bei der Umsetzung atemerleichternder Übungen für die betroffenen Patient*innen angeleitet. Nachdem Sie gemeinsam diese Übungen bei Herrn Vorderblatt* umgesetzt haben, fragen Sie, ob soweit alles in Ordnung ist. Daraufhin fragt der Patient Sie beide, wie es zu Hause mit ihm weitergehen wird, ob er nach der Entlassung mit der Erkrankung allein gelassen wird, was er für seine Gesundheit tun kann, wie die Lebensqualität wird und wie sich die frisch diagnostizierte Lungenerkrankung weiter entwickeln wird. Auch hat der Arzt gesagt, dass Herr Vorderblatt sich für oder gegen eine Rehabilitationsmaßnahme entscheiden soll. Er ist dahingehend sehr unschlüssig, weil zu Hause so viel Arbeit am Haus auf ihn wartet.

Sie möchten gerade antworten, dass Sie gern für ein Beratungsgespräch am Nachmittag, wenn auch seine Frau zu Besuch kommt, zu ihm kommen möchten, als die Praxisanleiterin Herrn Vorderblatt freundlich antwortet, dass für Beratungen leider die Ärzt*innen zuständig sind. Gern informiere die Pflegende den Arzt für ein Beratungsgespräch.

Nachdem Sie das Zimmer verlassen haben, sprechen Sie die Pflegende auf die Situation an. Diese erklärt Ihnen, dass sehr viele Patient*innen umfangreiche Fragen zu ihrer Erkrankung haben. Gern würde sie ausführlich mit den Patient*innen sprechen. Wenn man jedoch auf jede Frage eingehe, käme man gar nicht mehr dazu, seine pflegerischen Aufgaben zu erledigen. Zudem sind die Ärzt*innen dafür da, die Patient*innen aufzuklären und zu beraten. Sie verstehen diese Aussage der Pflegenden angesichts des Arbeitsaufwandes auf der Station. Zugleich haben Sie im Studium gelernt, dass Beratung von Patient*innen durchaus originärer Bestandteil *pflegerischer* Arbeit ist. Sie denken darüber nach und identifizieren einerseits die Bedarfe der Pflegebedürftigen, andererseits die enge Arbeitsverdichtung der Pflegenden. Sie wissen um die Wirkung und Bedeutung von Beratung und kennen den gesellschaftlichen Auftrag von Pflege. Vor diesem Hintergrund fragen Sie sich, ob die Fragen von Herrn Vorderblatt nicht doch in die Zuständigkeit der Pflege gehören. Wo sind die Aufgaben von Pflege eigentlich niedergelegt?

*fiktiver Name

4.1 Auftraggeber

Zentral bedeutsamer Auftraggeber für professionell Pflegende sind die individuellen Pflegebedürftigen. Nachrangig bedeutsam sind es die Einrichtungen, in denen Pflege erbracht wird.

Pflege hat mehrere Auftraggeber

Für die Einrichtung ist die Seite der Pflegebedürftigen gegenüber den Anliegen der Pflegenden zentral bedeutsam, denn deren Pflege begründet die Daseinsberechtigung der Einrichtung und der Pflege (Behrens & Langer 2016, S. 89). Für professionell Pflegende stellt sich die Frage, von wem sie den jeweiligen Auftrag erhalten. Wer ist Auftraggeber? Professionell Pflegende erhalten Aufträge von Pflegebedürftigen, deren Angehörigen oder sie vertretenden Personen, aus der Gesellschaft und der Berufsgruppe heraus zur Sicherstellung der pflegerischen Versorgung der Bevölkerung, aus den Organisationen und Einrichtungen, die pflegerische Leistungsangebote tätigen und aus der Versichertengemeinschaft, die pflegerische Leistungen bezahlt.

Den EBN-Prozess können auch anderweitige Veränderungsbedarfe auslösen. Sie können sich aus Publikationen mit relevanten Forschungsergebnissen, Unsicherheiten und Meinungsverschiedenheiten innerhalb der Pflegenden einer Organisation oder auch organisationsbezogenen Evaluationsergebnissen sowie Ergebnisse von systematischen Befragungen der Pflegebedürftigen ergeben (Smoliner 2011, S. 225).

4.2 Bedeutung der Auftragsklärung

Die Bedeutung ergibt sich aus theoretischen Ansätzen für pflegerisches Handeln und aus der Organisation.

Die Klärung des Auftrags bedeutet in einem ersten Schritt, dass sich die professionell handelnde Pflegekraft ihrer Perspektive vergewissert oder bewusst wird. Die Perspektive wird durch theoretische Ansätze oder Leitprinzipien geprägt. Sie können unbewusst oder bewusst pflegerische Handlungen leiten. Auch wenn nicht jede/r Pflegende in jeder Situation eine wissenschaftlich formulierte Theorie als Begründung der eigenen Handlungsweisen benennen kann, gibt es doch *kein theoriefreies Pflegehandeln* (Behrens & Langer 2016, S. 90). Es gibt keine theoriefreie Praxis, denn jedes pflegerische Handeln folgt explizit oder implizit bestimmten Überzeugungen, Auffassungen und Einstellungen oder auch Theorien (Friesacher 2009, S. 178).

Theorien oder Leitprinzipien bilden die Hintergrundfolie für pflegerische Handlungen. So können in einer Organisationseinheit mehrere Pflegende verschiedene theoretische Ansätze oder Leitprinzipien verfolgen, z. B. Wohlbefinden, (Wieder)-Erlangung von Selbstständigkeit, Autonomie oder soziale Teilhabe. Der theoretische Ansatz oder das Leitprinzip bestimmen nicht nur das Handeln, sondern führen auch zu unterschiedlichen Herangehensweisen im Pflegeprozess.

Zudem ereignet sich professionelle Pflege überwiegend in vielschichtigen, komplexen und arbeitsteiligen Zusammenhängen. Einrichtungen oder Organisationen, in denen Pflege erbracht wird, sind vielgliedrige und wirkmächtige Systeme mit eigenen Philosophien, Routinen, Gesetzen und Präferenzen. Dementsprechend passt nicht jede neue wissenschaftliche Erkenntnis in die Routinen und Grundüberzeugungen der jeweiligen Organisation. Deren Anpassung und Ausrichtung an wissenschaftliche Erkenntnisse erfordert viel Engagement und Arbeit. Vorausgesetzt, die externe Evidence begründet eine Praxis, die dazu beiträgt, die Hauptaufgabe der Organisation besser zu erfüllen als die bisherigen Routinen. Die Hauptaufgabe der Organisation ist bedeutsamer als ihre Routinen und Grundüberzeugungen (Behrens & Langer 2016, S. 90). Vor diesem Hintergrund sollte die Hauptaufgabe der Organisation klar formuliert und den Pflegenden bekannt sein. Die Hauptaufgabe entspricht dem primären Zweck einer Organisation; zumeist ist es die qualitativ hochwertige (pflegerische) Versorgung von Pflegebedürftigen oder Patient*innen. Sie ist beispielsweise in Leitbildern oder Handels- und Vereinsregistern oder in Ordnungen, mitunter auch in Arbeitsverträgen niedergeschrieben (Behrens & Langer 2016, S. 90).

Dieser erste Schritt erlangt seine Bedeutung auch im nachfolgenden Schritt der Problemformulierung und im fünften Schritt der Veränderung der Praxis, denn eine Organisation wird nur dann Routinen ändern, wenn diese dazu beitragen, die Hauptaufgabe besser zu erfüllen. Pflegende können sich dann in der Argumentation auf die Hauptaufgabe ihrer Organisation berufen. Zugleich ist sie eine zentrale Begründungslogik für die Implementierung von Veränderungen (Behrens & Langer 2016, S. 90).

Behrens und Langer (2016, S. 91) verwenden das Wort »Merkposten« für den ersten Schritt im EBN-Prozess, weil dieser Schritt zwar regelmäßig, aber nicht mehrfach innerhalb kurzer Zeitabstände bei mehreren EBN-Fragestellungen angewandt werden muss. So ändert sich die Hauptaufgabe meist nicht in kurzen Zyklen. Eine Vergegenwärtigung der Bedeutsamkeit des ersten Schritts ist oftmals ausreichend.

4.3 Auftragsklärung mit dem Pflegebedürftigen als Aufbau interner Evidence

Pflegerisches Handeln ist besonders erfolgreich, wenn es die Selbstpflege, die Selbstheilung und die individuellen Zielsetzungen der betroffenen Pflegebedürftigen unterstützt (Behrens & Langer 2016, S. 92). Insbesondere Menschen mit einer chronischen Erkrankung, die oftmals im Krankheitsverlauf zu Experten für sich und ihre Erkrankung geworden sind, können überwiegend klar und eindeutig ihre Ziele, Präferenzen und Wünsche formulieren. Dabei ist es die Aufgabe der Pflegenden, diese soweit möglich zu unterstützen. Ganz anders ist es bei Pflegebedürftigen, die erstmalig oder akut einen Pflegebedarf aufweisen (ebd., S. 93). Der überwiegende Anteil der erstmalig oder akut von Pflege Betroffenen hat sich nicht zuvor mit den eigenen Bedürfnissen, Wünschen und Möglichkeiten beschäftigt. Dem können ein Informationsmangel und Ängste zugrunde liegen oder eine abwehrende Haltung, um über die eigene Situation nicht nachdenken zu müssen. In der Folge werden die Hoffnungen auf die professionell Pflegenden übertragen. In diesem Zusammenhang erlangen die Informations- und Angstasymmetrie als Erklärungsansätze Bedeutung.

4.3.1 Informationsasymmetrie

Die vorhandenen Informationen zu zahlreichen Aspekten im Rahmen des Pflegeprozesses, z. B. zu einer Erkrankung oder zum Pflegeverlauf, sind zwischen Pflegebedürftigen und professionell Pflegenden ungleich verteilt. Aufgrund ihrer Ausbildung haben Pflegende in der Regel einen deutlichen Wissensvorsprung gegenüber Pflegebedürftigen. Dieser Umstand stellt hinsichtlich der Informationsverteilung und einer gleichberechtigten Entscheidungsfindung eine Asymmetrie dar.

> Es ist der Auftrag der Pflegenden, die Asymmetrie an Informationen weitestgehend aufzulösen.

Es ist ein zentraler pflegerischer Arbeitsauftrag, die Pflegebedürftigen über die für sie interessanten und relevanten Aspekte zu informieren, die ihre Gesundheit betreffen. Auf der Grundlage von umfassenden Informationen, z. B. über Alternativen pflegerischer Interventionen, können die Pflegebedürftigen eine Entscheidung treffen. Die Basis dieser Informationen bilden die Wissensbestände der externen Evidence. Die pflegerische Informationspflicht besteht sowohl zu Beginn des Pflegeprozesses als auch zu jeder im Verlauf der Pflege auftretenden relevanten Entscheidungssituation (Behrens & Langer 2016, S. 93).

Die Kenntnis über pflegerische Handlungsalternativen reicht für eine selbstbestimmte Entscheidung auf der Grundlage individueller Präferenzen nicht aus. Es bedarf dazu individuell begründeter und angestrebter Ziele. Sie ergeben sich aus Inhalten, die für die Pflegebedürftigen die anzustrebende Lebensqualität bilden. Sie sind stets individuell und können oftmals erst mit Unterstützung der Pflegenden herausgearbeitet werden. Zugleich sind diese Ziele oder Präferenzen das maßgebliche Kriterium, vor dessen Hintergrund die Pflegebedürftigen zwischen Alternativen wählen und ihre Entscheidung treffen können (Behrens & Langer 2016, S. 93).

4.3.2 Angstasymmetrie

Es ist ein pflegerischer Auftrag, die Angstasymmetrie weitestgehend aufzulösen.

Das Bereitstellen von Informationen allein reicht nicht aus, um Pflegebedürftigen eine selbstbestimmte Entscheidungs- und Zielklärung zu ermöglichen. Die eigene Betroffenheit und Verletztheit der Pflegebedürftigen und die Ungewissheit der Situation führen in der Regel zum Erleben von diffusen oder konkreten Unsicherheiten und Ängsten. Die Asymmetrie entsteht, weil die Pflegebedürftigen im Vergleich zu den professionell Pflegenden aufgrund der eigenen Betroffenheit in der momentanen Situation der Entscheidungsfindung Ängste erleben. Demnach reicht es in nahezu allen pflegerelevanten Situationen nicht aus, lediglich Informationen bereitzustellen. Darüber hinaus ist zugleich eine pflegerische Kompetenz nötig, um den Pflegebedürftigen beispielsweise in Gesprächen die Ängste zu nehmen und ihnen somit eine an den individuellen Präferenzen orientierte Entscheidungsfindung zu ermöglichen. Diese pflegerische Kompetenz ist Bestandteil der internen Evidence und gehört zu den Kernkompetenzen professionellen Pflegehandelns.

Die Entscheidung selbst muss den Pflegedürftigen überlassen werden. Pflegende jedoch ermöglichen eine informierte und möglichst angstfreie Entscheidung, indem sie informieren und bei der Bewältigung von Angst und Unsicherheit unterstützen. Dies entspricht dem Prozess des gemeinsamen Aufbaus von interner Evidence (Behrens & Langer 2016, S. 93 f.).

In diesem Prozess des Aufklärens und Abwägens in der Begegnung zwischen Pflegenden und Pflegebedürftigen können sich Präferenzen für Pflegebedürftige entwickeln. In diesem Sinne ist die interne Evidence mit dem Herausarbeiten der Präferenzen das Produkt, das in der Begegnung entsteht.

4.4 Caring als Grundlage zur Auftragsklärung in der Begegnung

Caring wird als das Fühlen von Sorge für und Interesse am Pflegebedürftigen verstanden. Es stellt eine innere gesprächsfördernde Haltung dar, mit der eine professionelle Beziehung mit Wertschätzung und Akzeptanz zum Pflegebedürftigen aufgebaut wird. Caring ist damit Grundlage einer professionellen Pflege, um eine individuelle personale Beziehung mit den Pflegebedürftigen aufzubauen. Dazu gehört, professionell mit Nähe und Diffusität umgehen zu können. Ebenso sind Einfühlungsvermögen, sich kümmern, anwesend sein und da sein sowie Wissen und Können aufseiten der Pflegenden Merkmale des Carings und damit zugleich zentrale Voraussetzungen für die Entstehung eines gelingenden Arbeitsbündnisses zwischen Pflegenden und Pflegebedürftigen (Behrens & Langer 2016, S. 94 f.).

Behrens und Langer (2016, S. 97 f.) empfehlen den Pflegenden für das Gestalten des Arbeitsbündnisses, achtsam auf den eigenen Körper und die eigenen Gefühle zu hören, die Körpersprache und Sprache der Pflegebedürftigen aufmerksam wahrzunehmen, dem Gegenüber ruhig zuzuhören und seine oder ihre Äußerungen ernst zu nehmen. Die Pflegebedürftigen benötigen Zeit, um ihre Präferenzen zu entwickeln und diese sprachlich auszudrücken.

Gelingt das Caring nicht, besteht die Gefahr, dass Pflegende fehlgeleitete Ziele oder Präferenzen der Pflegebedürftigen verfolgen. Ebenso besteht die Gefahr, dass die Pflegebedürftigen die formulierten Ziele nicht als die ihren erleben und dementsprechend auch nicht bei der Zielerreichung kurz- oder langfristig mitwirken. Wenn beispielsweise Pflegebedürftige vereinbarte Interventionen nicht umsetzen, kann dies ein Hinweis auf einen Mangel an Vertrauen, ein fehlgeleitetes Arbeitsbündnis oder einen Mangel im Aufbau interner Evidence sein (Behrens & Langer 2016, S. 98).

4.5 Fazit

Der erste EBN-Schritt kann als »Merkposten« bezeichnet werden. Er beinhaltet sowohl die Auftragsklärung hinsichtlich der Institution, in der die Pflege stattfindet, als auch die Bewusstmachung der impliziten und expliziten Leitprinzipien der jeweiligen Pflegenden. Dazu gehört auch die Ermittlung der Ziele und Präferenzen der Pflegebedürftigen. Dies erfordert ein Caring aufseiten der Pflegenden.

Das Ziel dieses EBN-Schrittes ist die Ermöglichung und Erfassung der internen Evidence.

Die Präferenzen der Pflegebedürftigen herauszuarbeiten und als bestimmende Inhalte in der Entscheidungsfindung festzulegen, ist Aufgabe professionell Pflegender. Insbesondere wenn mehrere Entscheidungs- und Interventionsalternativen bestehen und um Geltung ringen, ist die Präferenz des Einzelnen entscheidend.

Lernaufgaben

1. Welche pflegetheoretischen Ansätze haben Sie im Verlauf Ihres Studiums kennengelernt? Was waren die Kernaussagen innerhalb dieser Theorien? Welche Theorie ist aus Ihrer Sicht für das Handlungsfeld, in dem Sie Ihren letzten praktischen Einsatz hatten, besonders geeignet?
2. Welche Leitprinzipien oder Theorien bestimmen Ihr Handeln in den verschiedenen Pflegesituationen? Wie zeigen oder äußern sich diese?
3. Worin besteht der Auftrag der Institution, in der Sie demnächst tätig sein werden? Wo finden Sie diesen Auftrag? Sind Sie damit zufrieden?
4. Erarbeiten Sie für den nächsten Praxiseinsatz Handlungsweisen (z. B. offene Fragen stellen, aktives Zuhören), mit denen Sie die Informations- und Angstasymmetrie der Pflegebedürftigen bewältigen können.
5. Wie würden Sie mit Ihrem Wissen über den ersten EBN-Schritt im Praxisbeispiel vorgehen?

Reflexionsaufgaben

1. Identifizieren Sie Situationen aus Ihrem Leben, in denen Sie selbst betroffen oder als Angehörige Empfänger oder Empfängerin von Gesundheitsdienstleistungen waren (z. B. bei einem Zahnarztbesuch). Wie haben Sie die Informations- und Angstasymmetrie erlebt? Was hat Ihnen geholfen, die Informations- und Angstasymmetrie zu bewältigen?
2. Welche Ziele und Präferenzen hätten Sie im Bedarfsfall? Konstruieren Sie für sich eine Situation, in der Sie als Pflegebedürftige oder Pflegebedürftiger nach Ihren Zielen und Präferenzen gefragt werden. Wie würden Sie sich die Fragestellung wünschen? Was würden Sie antworten?

Literatur

Behrens J & Langer G (2016). Evidence based Nursing and Caring. Methoden und Ethik der Pflegepraxis und Versorgungsforschung – Vertrauensbildende Entzauberung der Wissenschaft. Bern: Hogrefe.

Friesacher H (2009). Professionalisierung der Pflege – vom Hilfsberuf zur evidenzbasierten Heilkunde? In: Intensiv: Fachzeitschrift für Intensivpflege und Anästhesie. 2009 17/4, 177–181.

Smoliner A (2011). Patientenorientierung im Konzept Evidence-based Nursing?... und es funktioniert doch! In: Pflege & Gesellschaft; 24. Jg., Heft 4, 225–227.

Zum Weiterlesen

Koloroutis M, Mischo-Kelling M A (2010): Beziehungsbasierte Pflege – Ein Modell zur Veränderung der Pflegepraxis. Bern: Hogrefe

Benner P, Wrubel J (1997) Pflege, Stress und Bewältigung – Gelebte Erfahrung von Gesundheit und Krankheit. Bern: Hans Huber.

5 Problemformulierung

Ziel dieses Kapitels ist zu verdeutlichen, welche herausragende Stellung neben der Auftragsklärung die Formulierung eines Problems und die daraus zu entwickelnde Fragestellung hat. Es soll verdeutlicht werden, dass die eindeutige Problemformulierung und die daraus entstehende Fragestellung zentral für das weitere Vorgehen im EBN-Prozess anzusehen sind. Ohne Fragestellung können nämlich keine wissenschaftlich begründeten Antworten (externe Evidence) gegeben werden. Zur Entwicklung der Fragestellung wird das PIKE-Schema, PICO-Schema oder PICOT-Schema genutzt.

Zunächst wird auf die Identifikation von pflegerelevanten Problemen eingegangen und dann mithilfe des PIKE-Schemas, indem die Pflegeempfänger*innen (P), die Intervention (I), die Kontrollintervention (K) sowie das Ergebnismaß (E) definiert und die Fragestellung entwickelt werden. Analog dazu lautet im PICO-Schema: P = Patient/Population; I = Intervention; C = Comparison (Alternativmaßnahme oder keine Behandlung) und O = Outcome für das Ziel. Manchmal wird auch noch der zeitliche Rahmen mit Time = T angegeben (▶ Kap. 3.1.2).

Praxisbeispiel

 Sie arbeiten als akademisch ausgebildete Pflegekraft in einem Altenpflegeheim und wissen, dass Sturzereignisse eine der häufigsten Ursachen für den Verlust der Selbstständigkeit von älteren Menschen sind (Böhm et al. 2003, S. 43). So zeigt sich, dass jede/r zweite über 70-Jährige bereits mindestens einmal gestürzt ist (Kruse et al. 2002, S. 16; DNQP 2013, S. 14). Rund zehn Prozent verletzen sich dabei so stark, dass sie ärztlich behandelt werden müssen. Typische Sturzfolgen sind Knochenbrüche, meistens an Oberarm, Unterarm oder Hüftfrakturen. Dabei ist der Schenkelhalsbruch die häufigste Fraktur (Ambrose et al. 2013, S. 53; WHO 2007, S. 2). Von diesen Frakturen sind fast nur ältere Menschen betroffen, bei unter 60-Jährigen sind sie äußerst selten. Stark gefährdet sind die rund 800.000 älteren Menschen, die in Alten- und Pflegeheimen leben. Statistisch gesehen erleidet mehr als jede/r zweite Bewohner*in einmal im Jahr einen Sturz. Über 20 Prozent stürzen sogar häufiger als dreimal pro Jahr (Dassen 2007, S. 42).

Das Thema Sturz ist auch bei Ihnen im Pflegeheim ein zentrales. Erst gestern ist wieder eine Bewohnerin gestürzt und hat sich erheblich verletzt. Bei den Bewohner*innen, den Angehörigen und den Pflegenden ist das Thema Sturz und die Verhinderung von Stürzen in den Fokus der Diskussion geraten. Die Pflegenden möchten gerne entsprechende Maßnahmen umsetzen, um die Sturzrate zu senken oder Sturzfolgen zu minimieren. Deshalb haben Sie den Auftrag erhalten, eine mögliche Intervention zu identifizieren. Nach einem Gespräch mit der Pflegedienstleitung wird deutlich, dass die bereits getätigten Maßnahmen – angebrachte Handläufe und hell ausgeleuchtete Räume – als ausreichende Sturzprävention angesehen werden. Mit dieser Aussage wollen Sie sich jedoch nicht zufriedengeben und schlagen deshalb vor, effektive Interventionen umzusetzen. Da Sie aber nicht wissen, welche Interventionen zur Sturzprävention geeignet sind und welchen Nutzen sie haben, benötigen Sie aussagekräftige Studien. Um diesen wissenschaftlichen Beweis zu erbringen, wenden Sie die EBN-Methode an und entwickeln eine Fragestellung.

5.1 Identifikation von pflegerelevanten Problemen

Auf Grundlage der mit dem pflegebedürftigen Klienten identifizierten internen Evidence werden nun im zweiten Schritt Fragestellungen an die externe Evidence erarbeitet. Das Ziel ist, die Fragen des Pflegebedürftigen zu klären, um sie bei der Entscheidungsfindung zu unterstützen. Ohne eine entsprechende präzise Fragestellung an die externe Evidence wäre dies nicht möglich und Sie könnten die interne Evidence nicht weiterentwickeln. Zudem würde die weitere Recherche nach aussagekräftigen Studien in den Datenbanken wirkungslos bleiben. Deshalb ist neben der Auftragsklärung im Dialog mit den Betroffenen die konkrete Fragestellung als zentral im EBN-Prozess anzusehen. *Wir können nur Fragen an die externe Evidence stellen, wenn diese aus der internen Evidence abgeleitet werden.* Fehlt das notwendige Hintergrundwissen, wird es schwer, die richtige Entscheidung für die Fragestellung zu fällen. Falls die eigene interne Evidence dazu nicht ausreicht, müssen Sie vor der eigentlichen Entwicklung der Fragestellung selbst noch einmal entsprechende Literatur recherchieren. Das bedeutet, dass eine Fragestellung nur dann sinnvoll entwickelt werden kann, wenn genügend Hintergrundwissen zum jeweiligen Thema vorhanden ist. Dabei kann man zwischen Hintergrund- und Vordergrundfragen unterscheiden (Fineout-Overholt & Stillwell 2019, S. 37). Hintergrundfragen sind notwendig, um überhaupt Vordergrundfragen stellen zu können. Daher ist es notwendig, dass Pflegende bereits wissen, welche unterschiedlichen Interventionen angewandt werden können, um die richtige Frage zu formulieren. Im Praxisbeispiel müssen bereits unterschiedliche

Ohne pflegerelevantes Problem keine Fragestellung.

Interventionen zur Sturzprävention bei älteren Menschen in einem Pflegeheim bekannt sein, um die Frage präzise stellen zu können und nach ihnen in den Datenbanken zu recherchieren. Erst dann ist es möglich zu überprüfen, welche Interventionen geeignet sind, Stürze effektiv zu vermeiden oder die Sturzfolgen zu verringern. Falls das Thema neu ist, muss daher das Hintergrundwissen durch eine Literaturanalyse und durch die Einarbeitung in die neue Thematik aufbereitet werden. Das PIKE-Schema verleitet dazu, gleich eine Fragestellung zu entwickeln, ohne den Hintergrund oder den Kontext zu kennen.

Problemstellung Aufgabenbereich der Pflege?

Zudem ist es wichtig zu überprüfen, ob die Problemstellung in den Aufgabenbereich der Pflege fällt. Ist dies der Fall dann kann das Problem mittels des PIKE-Schemas konkretisiert werden.

5.2 Vom PIKE-Schema zur Fragestellung

Die Fähigkeit Fragen zu stellen.

Durch die eindeutige Fragestellung wird das Problem des Pflegebedürftigen erst beantwortbar. Mit der Entwicklung der Fragestellung wird bereits frühzeitig festgelegt, wie der Problemdefinitions- und der Problemlösungsprozess aussehen werden (Fineout-Overholt & Stillwell 2019, S. 37 f; Behrens & Langer 2016, S. 105). Die Frage besteht je nach Problemstellung aus unterschiedlichen Elementen. Bei Interventionsstudien eignet sich das PIKE- bzw. PICO-Schema oder das PICOT-Schema, bei Diagnostikstudien wird die Intervention durch diagnostische Tests ersetzt. Das PIKE-Schema besteht aus den Elementen: **P**flegebedürftige (Population of interest), die eine **I**ntervention (Intervention) erhalten und die mit einer **K**ontrollintervention (Comparison) verglichen und mittels des **E**rgebnismaßes (Outcome) gemessen werden. Manchmal wird auch der zeitliche Umfang (**T**ime) einbezogen. Dies ist jedoch nicht immer notwendig (Carman et al. 2013, S. 299). Durch die klare Benennung der einzelnen Elemente und die Erarbeitung der Fragestellung kann der Rechercheprozess in den Datenbanken vereinfacht werden, da hier die zentralen Suchbegriffe für die Recherche genannt werden. Das PIKE-Schema stellt die Basis für die Entwicklung der Fragestellung dar (► Tab. 5.1).

Die Aufgabe des PIKE-Schemas ist es, sich dem Problem zu nähern und eine klare Fragestellung zu entwickeln. Das PIKE-Schema beinhaltet zentrale Schlagworte für die spätere Literaturrecherche.

Aus dem PIKE-Schema entwickeln Sie die Fragestellung. Der erste Teil der Fragestellung identifiziert die Pflegeempfänger*innen als Individuen oder als Gruppe. Zudem kann ein Problem dieser Zielgruppe näher dargestellt werden wie bspw. Kinder mit Übergewicht, erwachsene Pflegeempfänger*innen mit Kontrakturen oder Kosten für eine Dekubitusprophylaxe. Die Intervention ist die eigentliche Pflegemaßnahme, die näher betrachtet werden soll. In der Regel gibt es eine Kontrollintervention, die mit der Intervention verglichen wird. Man kann davon ausgehen, dass bei kontrollierten Studien immer Interventionen verglichen werden, sei es mit einer anderen Intervention oder mit keiner Intervention. Beispielsweise kann man die Funktionspflege mit der Bereichspflege vergleichen oder eine zweistündliche Lagerung zur Dekubitusprophylaxe mit einer Mikrolagerung. Das Ergebnismaß oder der Outcome stellt den klinischen Endpunkt dar. Hier wird gemessen, ob ein bestimmtes Ergebnis eingetreten ist oder nicht. Beim Ergebnismaß kann es sich um einen Score von einem Assessmentinstrument, die Gehstrecke, das Wohlbefinden oder die Mortalitätsrate handeln.

Auf Basis des PIKE-Schemas ist es nun möglich, eine Fragestellung zu entwickeln, um Ergebnisse (externe Evidence) aus der wissenschaftlichen Literatur zu extrahieren. Dies stellt eine fundamentale Kompetenz von akademisch ausgebildeten Pflegekräften dar, um den EBN-Prozess anzuwenden. Die Fragestellung ist auch dazu geeignet, schon im Vorfeld festzulegen, ob man quantitative oder qualitative Studiendesigns in den Blick nehmen möchte. Quantitative Studien werden durch Fragen nach »wie viele« oder »wie oft« bestimmt. Qualitative Studien fragen, »wie man mit der Situation emotional umgegangen ist« oder »wie man eine kritische Situation bewältigt hat« (Collins et al. 2005, S. 24).

Tab. 5.1: PIKE-Schema

PIKE	Bedeutung
P	**Pflegeempfänger*in** Auf welche Gruppe von Pflegeempfängern/Klienten bezieht sich mein Problem bzw. meine Frage? Von besonderer Bedeutung sind hier in aller Regel das Alter, die Multimorbidität oder bestimmte Erkrankungen.
I	**Intervention** Welche Maßnahme interessiert mich (pflegerische Maßnahmen oder Screening und Assessmentinstrumente)?
K	**Kontrollintervention** Welcher Vergleich ist für meine Entscheidung relevant? Diese Frage zielt auf die Kontrollintervention.
E	**Ergebnismaß (Outcome)** Welches Ziel soll erreicht werden: Behandlung von Symptomen bzw. Verbesserung der Lebensqualität? Verbesserung der Prognose? Prophylaxe?

Fragestellungen

Beispiel quantitative Fragestellung: Kann durch den Einsatz von Händedesinfektionsspendern mit Sensoren die Anzahl der Händedesinfektionen bei Pflegenden im Vergleich zu mechanischen Händedesinfektionsspendern erhöht werden?

Beispiel qualitative Fragestellung: Empfinden Frauen in der Menopause ein Gespräch über ihre aktuelle Lebenssituation mit weiblichen Pflegekräften zielführender als mit männlichen Pflegekräften?

Sehr häufig wird zur Bearbeitung eines pflegerelevanten Themas mit der methodischen Fragestellung mittels des PIKE-Schemas auf quantitative Designs fokussiert. Gerade Ergebnisse aus Interventionsstudien eignen sich sehr gut, Interventionen zu identifizieren, die geeignet sind, die Fragestellung zu beantworten. Die Perspektive der Pflegeempfänger wird dabei nicht in Betracht gezogen. Mögliche Vorbehalte gegen eine bestimmte Intervention werden daher nicht ausreichend abgebildet. In der Praxis ist es daher ebenso von Relevanz, nicht nur zu wissen, welche Lagerungsform bspw. bei Menschen mit einem Apoplex hilfreich ist, um Kontrakturen zu vermeiden, sondern auch, welche vom Pflegebedürftigen als am angenehmsten bewertet wird und daher im weiteren Verlauf auch umgesetzt werden kann. Häufig gibt es zum Erleben von Interventionen aus der Perspektive der Pflegebedürftigen keine Studien. Wichtig ist, diese nicht von vornherein auszuschließen (Smoliner 2011, S. 225). Beispielsweise unterstützt das PS-Schema (Population, Situation) von Collins et al. (2005, S. 27) die Suche nach qualitativen Studien und hilft, die Patient*innenperspektive zu einem ausgewählten Thema zu erfassen.

Evidence-based Nursing ist keine Forschung.

Es ist daher wichtig zu klären, wie eine Fragestellung richtig formuliert werden kann, um sie mit der EBN-Methode zu beantworten (Rohde 2010, S. 26). Wichtig ist, immer daran zu denken, dass die EBN-Methode keine Forschung darstellt, sondern mittels der Fragestellung Forschungsarbeiten identifiziert werden sollen, die die Fragestellung beantworten. Mit der EBN-Methode soll die externe Evidence identifiziert werden.

5.3 Problemlage und Ableitung der Fragestellung

Im weiteren Verlauf soll nun anhand einer Problembeschreibung mithilfe des PIKE-Schemas eine Fragestellung entwickelt werden.

Folgende Ausgangslage stellt sich Ihnen: Sie arbeiten auf einer Intensivstation, auf der erwachsene Patient*innen längerfristig beatmet werden. Sie stellen fest, dass einige Patient*innen, die länger als 48 Stunden beatmet werden, ein erhöhtes Risiko aufweisen, an einer ventilatorassoziierten Pneumonie (VAP) zu erkranken. Nach Informationen der KRINKO entsteht eine VAP nach einer Beatmungszeit von mindestens 48 Stunden und stellt eine der häufigsten Komplikationen bei beatmeten Intensivpatient*innen dar. Die Letalität wird mit 13 Prozent angegeben (KRINKO 2013, S. 1579). Sie diskutieren in Ihrem Team, welche Interventionen dazu geeignet sind, eine Prävention der VAP zu erreichen. Eine Kollegin weist darauf hin, dass durch subglottisches Absaugen und mit dem richtigen Cuffdruck eine Prävention der VAP erreicht werden kann. In Ihrem Team besteht allerdings Unklarheit darüber, welches Intervall beim Absaugen geeignet ist und wie der optimale Cuffdruck sein soll.

Auf Grundlage dieser Problemstellung erfolgt die Aufgabenstellung. Zunächst muss geklärt werden, ob die Problemstellung eine pflegerische Aufgabe beinhaltet. Das subglottische Absaugen wird auf der Intensivstation von Pflegenden durchgeführt und auch die Einstellung des Cuffdrucks ist eine pflegerische Tätigkeit. Daher kann dies zu pflegerischen Aufgaben auf einer Intensivstation gezählt werden. Die dargestellte Ausgangslage beschreibt mehrere Problembereiche bei intubierten Patient*innen: a) Absaugintervall und b) optimaler Cuffdruck. Mithilfe des PIKE-Schemas (▶ Tab. 5.2) kann eine entsprechende Fragestellung entwickelt werden.

Tab. 5.2: PIKE-Schema zum Problembereich Absaugintervall

PIKE	Problembereich
Pflegebedürftige	Erwachsene beatmete Patient*innen, die noch keine beatmungsassoziierte Pneumonie aufweisen.
Intervention	Intermittierendes subglottisches Absaugen.
Kontrollintervention	Kontinuierliches subglottisches Absaugen.
Ergebnismaß (Outcome)	Effektivität zur Vermeidung einer ventilatorassoziierten Pneumonie.

Aus dem PIKE-Schema kann eine Fragestellung entwickelt werden, die mittels studienbasierter Literatur beantwortet werden kann. Das PIKE-Schema bietet zugleich die ersten Schlagworte zur Recherche entsprechender Literatur.

Fragestellung:
Kann bei intubierten erwachsenen Patient*innen, die noch keine beatmungsassoziierte Pneumonie aufweisen, mittels einer intermittierenden subglottischen Absaugung im Vergleich zu einer kontinuierlichen subglottischen Absaugung eine ventilatorassoziierte Pneumonie vorgebeugt werden?

5.4 Fazit

Die Fragestellung soll das individuelle Problem der Patient*innen beinhalten und dient als Basis für die Literaturrecherche in den Datenbanken.

Die zur Themenbearbeitung entwickelte Fragestellung nur auf quantitative Studiendesigns und deren Ergebnisse zu fokussieren, bedeutet, die Erfahrung und das Erleben der Pflegeempfänger*innen auszuklammern. Dies hat unter Umständen auf die Akzeptanz der ausgewählten Intervention durch den Pflegeempfänger einen bedeutenden Einfluss. Daher ist es notwendig, neben dem Problem die Lebensumstände und Wertvorstellungen zu berücksichtigen.

Das PIKE-Schema dient zur Erstellung der Fragestellung und identifiziert wesentliche Schlagworte für die anschließende Literaturrecherche.

Lernaufgaben

1. Bitte entwickeln Sie ein PIKE-Schema und eine Fragestellung aus dem Praxisbeispiel zur Thematik »Sturz«. Welche Bedeutung hat das PIKE-Schema für Ihre Literaturrecherche? Auf Grundlage der Fragestellung werden Sie im nächsten Schritt eine Literaturrecherche durchführen. Warum ist es notwendig, eine bearbeitbare Fragestellung zu entwickeln?
2. Welche Bedeutung hat die interne Evidence in der Aushandlung mit dem individuellen Einzelfall, um eine Fragestellung zu entwickeln?

Reflexionsaufgaben

1. An welche pflegerelevanten Probleme aus Ihren Praxiseinsätzen erinnern Sie sich, für die Sie keine Antworten gefunden haben oder bei denen Sie sich mit den Kolleg*innen nicht einigen konnten? Wie könnte für eines dieser Probleme das PIKE-Schema aussehen und welche Fragestellung können Sie ableiten?
2. Welche pflegerischen Themen sind für Sie relevant, die Sie mittels der EBN-Methode bearbeiten möchten?
3. Was bedeutet es für Sie, Fragen zu stellen? Welche Erfahrungen haben Sie damit gemacht?
4. Warum soll man auch die Perspektive der Patient*innen in Bezug auf eine Intervention erfassen?

Literatur

Ambrose AF, Paul G & Hausdorff JM (2013). Risk factors for falls among older adults: a review of the literature. Maturitas 75(1). 51–61.

Behrens J & Langer G (2016). Evidence based Nursing and Caring. Methoden und Ethik der Pflegepraxis und Versorgungsforschung – Vertrauensbildende Entzauberung der Wissenschaft. Bern: Hogrefe.

Böhm K, Tesch-Römer C & /Ziese T (2009): Gesundheit und Krankheit im Alter. Beiträge zur Gesundheitsberichterstattung des Bundes. Berlin: Robert Koch-Institut.

Carman MJ, Wolf LA, Henderson D, Kamienski M, Koziol-McLain J, Manton A, Moon MD (2013). Developing your clinical question: the key to successful research. Journal of Emergency Nursing. 39(3). 299-301. doi: 10.1016/j.jen.2013.01.011.

Collins S, Voth T, DiCenso A & Guyatt G (2005). Finding the Evidence. In. DiCenso A, Guyatt G & Ciliska D (Hrsg.). Evidence-Based-Nursing – A Guide to Clinical Pratice (20-43). St. Louis: Elsevier Mosby.

Dassen T (2007). Prävalenzerhebung 2007. Pflegeabhängigkeit, Sturzereignisse, Inkontinenz, Dekubitus. Berlin: Charité – Institut für Medizin-/Pflegepädagogik und Pflegewissenschaft.

DNQP – Deutsches Netzwerk für Qualitätsentwicklung in der Pflege (Hrsg.) (2013). Expertenstandard Sturzprophylaxe in der Pflege. Langfassung der Literaturanalyse. Osnabrück: DNQP.

Fineout-Overholt, E & Stillwell, SB (2019). Asking Compelling Clinical Questions. In. BM Melnyk & E Fineout-Overholt. Evidence-based Practice in Nursing and Healthcare (33-45). Philadelphia: Wolters Kluwer.

KRINKO – Empfehlung der Kommission für Krankenhaushygiene und Infektionsprävention (KRINKO) beim Robert Koch-Institut (2013). Prävention der nosokomialen beatmungsassoziierten Pneumonie. Bundesgesundheitsblatt-Gesundheitsforschung-Gesundheitsschutz 11 (56), 1578–1590.

Kruse A, Gabe E, Heuft G, Oster P, Re S & Schulz-Nieswandt, S (2002). Gesundheit im Alter. Gesundheitsberichterstattung des Bundes Heft 10. Berlin: Robert Koch-Institut.

Rohde K (2010). EBN vermitteln – aber wie? Über die Kunst, Fragen zu stellen und sie zu beantworten. Padua 5 (1), 25–31.

Smoliner A (2011) Patientenorientierung im Konzept Evidence-based Nursing?... und es funktioniert doch! Pflege 24(4), 225–227.

WHO – Weltgesundheitsorganisation (2007). WHO Global Report on Falls Prevention in Older Age. Genf: Weltgesundheitsorganisation. https://www.who.int/publications/i/item/9789241563536 (09.08.2021). pdf-Dokument.

Zum Weiterlesen

DNQP – Deutsches Netzwerk für Qualitätsentwicklung in der Pflege (2013). Expertenstandard Sturzprophylaxe in der Pflege. Schriftenreihe des Deutschen Netzwerks für Qualitätsentwicklung in der Pflege. Osnabrück: DNQP.

6   Literaturrecherche

Ein notwendiger Schritt zur Beantwortung der Forschungsfrage ist die Literaturrecherche. Auf Basis der von Ihnen klar formulierten Forschungsfrage ist es jetzt möglich, diese mittels unterschiedlicher Online-Datenbanken anzugehen. Das Ziel einer Literaturrecherche ist die Entwicklung einer tragfähigen externen Wissensbasis (Lobiondo-Wood & Haber 2005, S. 123). Sie verfolgen das Ziel, einen Überblick über das bestehende Wissen und den Stand der Wissenschaft in Bezug auf Ihre Fragestellung zu erreichen. Wichtig ist dabei, dass Ihre Literaturrecherche gezielt und systematisch durchgeführt wird. Durch dieses Vorgehen können Sie die externe Evidence ermitteln und Ihre Fragestellung beantworten bzw. den Patient*innen eine Lösung für ihr Problem anbieten.

Ziel des nun folgenden Kapitels ist es, Ihnen Online-Datenbanken vorzustellen, Recherchestrategien zu überlegen und die Literaturrecherche durchzuführen. Der nächste Schritt wäre dann, die Literatur zu bewerten und zu beschaffen. Dies wird in Kapitel 7 genauer erläutert (▶ Kap. 7).

Bei der Literaturrecherche geht es darum, verwertbare und wissenschaftlich fundierte Informationen sowie relevantes Forschungswissen zu sammeln, um eine Antwort auf die gestellte Frage zu geben. Die Literaturrecherche ist mehr als eine Suche nach Informationen im Internet oder das Aufsuchen einer Fachbibliothek. Sie erfordert Offenheit und kritisches Denken, aber auch das Hinterfragen der eigenen Standpunkte und Urteile. Hier beginnt die Hinwendung zur externen Evidence. Wissen, das von Dritten erhoben wurde, wird systematisch von Ihnen gesucht. Für eine effektive Recherche nach aktuellem Wissen stehen verschiedene wissenschaftliche Datenbanken zur Verfügung. Es empfiehlt sich daher, in mindestens zwei großen Datenbanken zu recherchieren, um zu umfassenden Ergebnissen zu kommen.

Praxisbeispiel

Sie sind auf einer onkologischen Station als Pflegefachkraft angestellt. Durch Gespräche mit Patient*innen erfahren Sie, dass sehr viele unter einer Tumorkachexie leiden. Sie wissen, dass eine häufige Folge von Krebserkrankungen Mangelernährung ist und mit einem Abbau von Fett-

und Muskelmasse, die sogenannte »Tumorkachexie« einhergeht. Für die Betroffenen und deren Angehörige ist der Zustand oftmals sehr belastend. Die Patient*innen möchten gern essen, können es aber nicht. Ihre Angehörigen wiederum fühlen sich hilflos, weil sie ihnen das Essen nicht ermöglichen können. Da auch der weitere Krankheitsverlauf davon beeinflusst wird, ist es in jedem Fall ratsam, sich in dieser Situation professionelle Unterstützung und Beratung zu suchen. Sie überlegen nun, welche Maßnahmen dazu geeignet sein können, die Tumorkachexie positiv zu beeinflussen. Durch Gespräche mit Ihren Kolleg*innen werden zwei Interventionen diskutiert. Zum einen wird die Ernährungstherapie, zum anderen werden körperliche Aktivitäten genannt. Durch Ihre Erfahrungen mit der Methode der evidence-basierten Pflege erstellen Sie nach dem PIKE-Schema eine Fragestellung, die Sie mittels Literatur beantworten wollen.

Das PIKE-Schema lautet:
P = Erwachsene onkologische Patient*innen in der stationären Versorgung
I = Ernährungstherapie
K = Körperliche Aktivitäten
E = Reduktion der Tumorkachexie

Aus Ihrem PIKE-Schema formulieren Sie Ihre Fragestellung wie folgt: Kann bei erwachsenen onkologischen Patient*innen durch eine Ernährungstherapie im Vergleich zur körperlichen Aktivität eine Tumorkachexie reduziert werden? Im nächsten Schritt überlegen Sie sich, wie Sie die Literaturrecherche gestalten können und auf was Sie achten müssen.

6.1 Von der Fragestellung zur Recherchematrix

Durch die Entwicklung des PIKE-Schemas und die daraus abgeleitete Fragestellung ist es erst möglich, mit dem Prozess der Literaturrecherche zu beginnen. Zur Beantwortung der Fragestellung und somit der Nutzung der externen Evidence werden Studien benötigt, die durch eine entsprechende Recherche identifiziert werden können. Daher ist es notwendig, sich zu verdeutlichen, was veröffentlicht wird. In dem folgenden Kasten (▶ Kasten 6.1) wird die Art der Veröffentlichung dargestellt, was noch nichts über die Qualität der Studien aussagt. Viele Studien wie Beobachtungsstudien oder qualitative Studien sind hier nicht berücksichtigt.

Die aufgezeigten Kategorien von Publikationen (▶ Kasten 6.1) sind insbesondere für natur- und biowissenschaftliche Interventionen von Bedeutung. Dabei ist zu beachten, dass nicht alle Publikationsarten für die Entscheidungsfindung über eine individuelle Intervention bei Patient*innen von Nutzen sind. Je weiter man sich im oberen Bereich der

Ohne eine konkrete Fragestellung ist eine effektive Literaturrecherche nicht möglich.

Kasten 6.1:
Publikationsarten

- Meta-Analyse
- Systematische Übersichtsarbeit
- Randomisierte kontrolliert Studien (RCT)
- Kohorten Studien
- Fallstudien, Einzelfall-Erzählungen
- Ideen, Meinungen, Diskussionen

Tabelle bewegt (Meta-Analysen oder Systematische Übersichtsarbeiten), umso dichter wird das Wissen und umso höher sollte die Qualität sein. Die unterste Stufe der Hierarchie stellen Ideen, Meinungen oder Ergebnisse aus Diskussionen dar, die in Fachzeitschriften zu finden sind. In der nächsten Kategorie werden Fallstudien vorgestellt, die häufig auch Vorstudien genannt werden und die dann oft als Basis für weitere Studien herangezogen werden. Die Kohortenstudie ist ein Design, in dem zwei Gruppen von beispielsweise Pflegebedürftigen (Kohorten) verglichen werden. Dabei erhält eine Gruppe eine Intervention oder Exposition und die andere Gruppe eine andere Intervention oder wird einer anderen Exposition ausgesetzt. Es wird über einen bestimmten Zeitraum beobachtet, ob und in welcher Gruppe es interessierende Ereignisse gibt. Bei den randomisierten kontrollierten Studien (engl. *Randomized Controlled Trial; RCT*) handelt es sich um ein experimentelles Studiendesign, das dadurch spezifiziert werden kann, dass Studienteilnehmende durch Zufallsauswahl (randomisiert) der Interventions- oder Kontrollgruppe zugeteilt werden. Das Verfahren gilt als Goldstandard, da durch die Randomisierung mögliche Fehlerquellen (Bias) auf beide Gruppen gleichmäßig verteilt werden können und somit deren störender Einfluss minimiert wird. Bei den systematischen Übersichtsarbeiten handelt es sich nicht um ein Studiendesign im üblichen Sinne. In diesem Fall werden Ergebnisse von Studien zu einer bestimmten Fragestellung zusammengefasst und übergreifende Schlüsse gezogen. Die Meta-Analyse ist ein Teil einer systematischen Übersichtsarbeit und stellt ein statistisches Verfahren dar, um die Ergebnisse verschiedener Studien mit derselben Fragestellung quantitativ zusammenzufassen und zu bewerten. Meta-Analysen beruhen auf empirischen Untersuchungen, also auf Studien, in denen Daten erhoben werden. Diese Daten sind in der Regel bereits statistisch analysiert worden. Mit statistischen Mitteln werden die Daten der einzelnen Studien zusammenfassend analysiert, sodass übergreifende Aussagen getroffen werden können (O'Mathúna & Fineout-Overholt 2019, S. 131 ff.). Im siebten Kapitel zur Literaturauswertung und kritischen Beurteilung von Studien werden ausführlich qualitative (▶ Kap. 7.5) und quantitative Studiendesigns (▶ Kap. 7.6) erläutert.

6.1.1 Wissensquellen

Bevor wir zur Beantwortung unserer Fragestellung kommen, müssen wir klären, auf welche Quellen wir zurückgreifen können, um die externe Evidence mittels Studien abzubilden. Wünschenswert wäre, wenn Pflegekräfte Zugriff auf aktuelle Literatur hätten, um ihr Pflegehandeln auf Grundlage neuester Erkenntnisse auszuüben und mit aktuellen wissenschaftlichen Daten argumentieren zu können. Dies ist leider selten der Fall, die wenigsten Pflegekräfte können während ihrer Arbeitszeit aktuelle Studien lesen oder Datenbanken zur Recherche nutzen. Die meisten deutschsprachigen Artikel in Pflegefachzeitschriften sind eher im unteren Bereich der Evidence anzusiedeln.

Eine mögliche Quelle für Wissen stellen Bücher dar. Diese haben jedoch den Nachteil, dass sie nicht den aktuellsten Wissensstand abbilden können. Bücher werden hauptsächlich als Lehr- oder Nachschlagewerke genutzt. Das Wissen aus Büchern ist oft mehrere Jahre alt und neue Erkenntnisse konnten nicht aufgenommen werden. Des Weiteren sind die Inhalte häufig nicht durch Studien belegt. Die Alternative stellen Fachzeitschriften dar (▶ Kap. 6.2.1). Fachzeitschriften sind sehr gut geeignet, aktuelles Wissen und Entwicklungen zeitnah zu publizieren. Sie geben einen guten Überblick über neue Entwicklungen und sind aktuell sowie breit gefächert. Jede Fachzeitschrift hat ihren eigenen Schwerpunkt. Daher reichen ein bis zwei Fachzeitschriften nicht aus, um spezielle Fragestellungen zu beantworten. Internetbasierte Datenbanken sind am besten geeignet, hochaktuelles Wissen schnell und effizient zu finden. Einige Datenbanken sind kostenlos zugänglich, andere wiederum sind kostenpflichtig (▶ Kap. 6.2.2). Eine weitere gute Informationsquelle stellt das Internet dar. Hier müssen Sie jedoch aufpassen, denn jede/r kann hier Ideen veröffentlichen, die dann meist nicht von Expert*innen überprüft wurden. Daher ist es notwendig, auch die Informationen aus dem Internet auf ihre Qualität zu analysieren. Bei wissenschaftlichen Fachzeitschriften erfolgt, bevor ein Artikel veröffentlicht wird, ein Begutachtungsprozess durch unabhängige Expert*innen. Das sogenannte Peer-Review-Verfahren ist gerade bei wissenschaftlichen Fachzeitschriften ein Qualitätsmerkmal, auf das Sie sich verlassen können.

Trotz fehlender Begutachtung können Informationen in Internetquellen aber für Sie hilfreich sein, und deshalb sollten Sie die Qualität der Aussagen überprüfen. Dabei könne Sie Folgende Kriterien anwenden:

- Wurden die Autor*innen genannt?
- Lag eine Begutachtung, also ein Peer-Review vor?
- Werden Interessenkonflikte angegeben?
- Wird erkennbar, wie aktuell die Seite ist? Wurde ein Datum, auch für ein Update angegeben?
- Werden Quellen genannt und sind diese auch wissenschaftlich relevant?
- Wie ist Ihr persönlicher Eindruck? Wie ist die Seite aufgebaut und wie sind Sie auf die Seite gekommen?

6.1.2 Auffinden bester verfügbarer externer Evidence

Beantwortung der Fragestellung mittels externer Evidence.

Ziel ist es, die Fragestellung mittels bester externer Evidence zu beantworten und somit die Basis für die eigene klinische Entscheidung zu finden. Zum Auffinden des besten verfügbaren Forschungswissens haben DiCenso et al. (2009, S. 99) auf Basis von Haynes (2007) die 6-S-Methode weiterentwickelt, um die beste externe Evidence aufzufinden (▶ Abb. 6.1). Grundlage ist die Idee, sowohl den Pflegeempfängern als auch den Pflegenden eine Orientierung bei der Auswahl wichtiger Informationsquellen zu geben. In der 6-S-Methode werden sechs Schritte begangen, um aktuelle Studienergebnisse zu finden.

DiCenso et al. (2009, S. 99 ff.) schlagen vor, im ersten Schritt der Literaturrecherche nach *Systemen* zu suchen (▶ Abb. 6.1). Diese sind evidence-basierte klinische Informationssysteme, die EDV-gestützt externe Evidence für konkrete klinische Situationen vorschlagen und relevante Studienergebnisse zu einem konkreten Problem zusammenfassen. Leider liegen solche *Systeme* für die Pflege noch nicht vor.

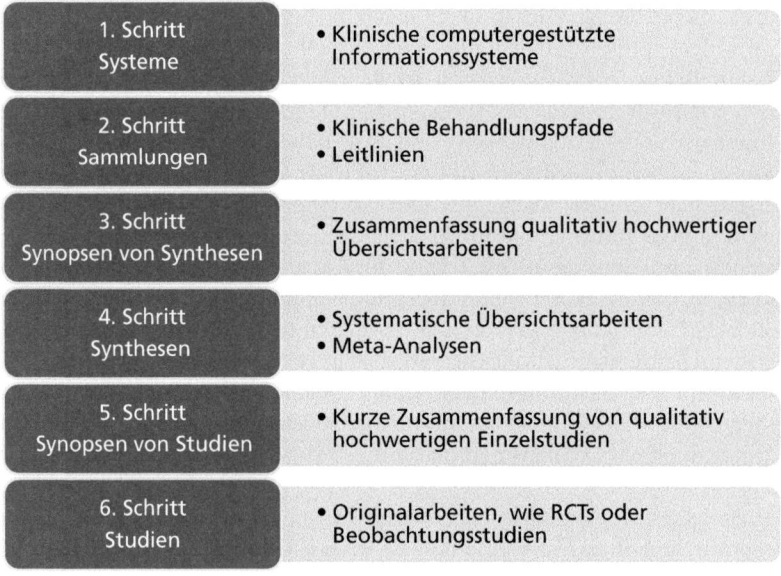

Abb. 6.1: Auffinden externer Evidence nach der 6-S-Methode (eigene Darstellung nach DiCenso et al. 2009)

Die Suchbewegung in der 6-S-Methode verläuft von oben nach unten.

Wird man bei den *Systemen* nicht fündig, sollte sich im zweiten Schritt zur Identifikation von externer Evidence den *Sammlungen* zugewandt werden. Hier findet man klinische Behandlungspfade, evidence-basierte Leitlinien oder Übersichtsarbeiten in Büchern (Loseblattsammlungen). Hier wird externe Evidence für ein spezifisches Problem zusammengefasst und regelmäßig aktualisiert. Findet man keine *Sammlungen* zu dem ausgewählten Themengebiet, muss man einen weiteren Schritt gehen. Hier trifft man auf die *Synopsen von Synthesen*. Dies sind Zusammenfassungen von qualitativ hochwertigen systematischen Übersichtsarbeiten. Das bedeutet, dass mehrere Übersichtsarbeiten zu einer bestimmten Fragestellung in dieser *Synopse von Synthesen* nochmals zusammengefasst werden. Findet man keine *Synopsen von Synthesen* oder benötigt man mehr Hintergrundinformationen, dann sollte man direkt zu den *Synthesen* übergehen. Die *Synthesen* beinhalten systematische Übersichtsarbeiten und Meta-Analysen (▶ Kap. 7.6.7). Findet man keine *Synthesen*, dann wird die Recherche auf *Synopsen von Einzelstudien* ausgeführt. Hierbei handelt es sich um qualitativ hochwertige Zusammenfassungen von Einzelstudien die teilweise noch kommentiert werden. Hat man bisher bei seiner Recherche zur formulierten Problemstellung keinen Erfolg gehabt und somit keine passende externe Evidence gefunden, bleibt die Suche nach *Studien*, also Originalarbeiten wie bspw. randomisierte kontrollierte Studien (RCT) oder Beobachtungsstudien (▶ Kap. 7.3; ▶ Kap. 7.4).

6.2 Die Bedeutung und Nutzung von Datenbanken für professionelles Pflegehandeln

Bevor Sie sich an die Literaturrecherche begeben, müssen Sie die pflegerelevanten Datenbanken näher betrachten. Welche Datenbanken genutzt werden, hängt von Ihren Vorlieben, den Schwerpunkten der Datenbanken und den finanziellen Ressourcen ab. Es gibt eine Vielzahl an Datenbanken, die in der Pflege zur Beantwortung unterschiedlicher Fragestellungen dienen können. Die am häufigsten genutzten Datenbanken sind PubMed, Medline, DIMDI, CINAHL und Cochrane Library. Hier finden Sie Übersichtsarbeiten, Meta-Analysen oder Studien, um Ihre Fragestellung zu beantworten. Datenbanken stellen einen wichtigen Schritt für die Zugänglichkeit und Überprüfbarkeit von Wissen dar. Bei der Nutzung der Datenbanken können Sie sicher sein, dass die dort aufgelisteten Artikel einer hohen wissenschaftlichen Qualität entsprechen, denn hier sind nur Artikel aufgeführt, die auch durch ein *Peer-Review* Verfahren der einzelnen Fachzeitschriften beurteilt wurden. Die Nutzung von Online-Datenbanken ist insbesondere für die Bearbeitung spezieller Fragestellungen, Themen und Probleme geeignet. Datenbanken ermöglichen den Zugang zu wissenschaftlichen Fachzeitschriften und weiteren Publikationstypen. Das Internet unterstützt somit die Erstellung, Verbreitung und Diskussion von Wissen und ermöglicht einen kostengünstigen, effizienten und schnellen Zugriff auf relevante und valide Erkenntnisse, unabhängig von Ort und Zeit. Die Datenbanken stellen das geballte Wissen einer Disziplin zur Verfügung. Es muss jedoch auch deutlich gesagt werden, dass nicht alle relevanten Literaturquellen in den Datenbanken zu finden sind, obwohl der Großteil dort vertreten ist.

Datenbanken als Basis zur aktuellen wissenschaftlichen Literatur

6.2.1 Wissenschaftliche Zeitschriften zu Evidence-based Nursing

(unter Mitarbeit von Niklas Nutsch)

Wissenschaftliche Zeitschriften sind zentrale Wissens- und Informationsquellen für Pflegende und Patient*innen. Sie stellen evidence-basierte Informationen zu unterschiedlichen Aspekten der Gesundheitsversorgung zur Verfügung. Die zusammenfassende Darstellung zentraler Forschungsergebnisse unterstützt Pflegende in der Bereitstellung einer evidence-basierten Praxis. Nachfolgend (▶ Kasten 6.2) sind verschiedene wissenschaftliche Fachzeitschriften aufgeführt, die die evidence-basierte Pflege unterstützen.

Kasten 6.2: Wissenschaftliche Zeitschriften zu Evidence-based Nursing

- Evidence-Based Nursing (EBN)
- Worldviews on Evidence-Based Nursing
- Journal of Advanced Nursing
- Nursing Research
- Clinical Nursing Research
- Nursing Research and Practice
- Journal of Clinical Nursing
- JBI Database of Systematic Reviews and Implementation Reports
- International Journal of Evidence-based Healthcare
- Evidence-based Healthcare
- Research in Nursing and Health
- Nursing Science Quarterly
- Implementation Science
- Applied Nursing Research
- Journal of Nursing Scholarship
- Advances in Nursing Science
- Western Journal of Nursing Research
- Nordic Journal of Nursing Research
- Canadian Journal of Nursing Research
- British Journal of Community Nursing
- International Journal of Nursing Practice

Im Folgenden werden einzelne zentrale Zeitschriften kurz beschrieben. Die englischsprachige internationale Fachzeitschrift *Evidence-based Nursing*, die seit 1998 vierteljährlich erscheint, unterstützt Pflegende beim Transfer von evidence-basiertem Wissen in die Praxis. Sie informiert Pflegepersonen über klinisch relevante Fortschritte in der Behandlung, Diagnostik, Qualitätsverbesserung und Bildung sowie in der Ursachen-, Prognosen- und Outcomeforschung. Am Ziel der Verbesserung der pflegerischen Versorgung durch die Bereitstellung evidence-basierter Informationen orientiert sich auch die US-amerikanische Zeitschrift

Worldviews on Evidence-based Nursing. Jährlich werden sechs Ausgaben veröffentlicht, die neben Best-Practice-Anwendungen auch Empfehlungen für die klinische Praxis, Pflegeausbildung und Gesundheitspolitik beinhalten. Vor der Herausgabe werden alle Artikel dem Peer-Review-Verfahren unterzogen. Eine solche Begutachtung ist auch im *Journal of Advanced Nursing* von zentraler Bedeutung. Die Zeitschrift unterteilt die Artikel in die drei Kategorien systematische Revisionen, Forschungsartikel und theoretische Abhandlungen. Sie ist im Jahr 1976 zum ersten Mal erschienen und bildet einen der wichtigsten internationalen Bezugspunkte auf dem Gebiet des Evidence-based Nursing, der Pflege und der Geburtshilfe. Eine weitere häufig genutzte Quelle bei der Suche nach evidence-basierten Erkenntnissen in der Pflege ist die Fachzeitschrift *Nursing Research.* Sie umfasst zentrale Themen wie Gesundheitsförderung, vulnerable Bevölkerungsgruppen, Symptommanagement, Kosteneffizienz, Gesundheitsleistungen sowie pflegewissenschaftliche Forschung in der Akutversorgung und auf Gemeindeebene. Zusätzlich heben die Ausgaben moderne Forschungstechniken und den »state-of-the-art« von methodologischen Strategien in der Forschung hervor. Die Fachzeitschrift *Clinical Nursing Research* adressiert ebenfalls Pflegepersonen in der Praxis. Sie stellt ein internationales Forum bereit, das die Diskussion zwischen klinisch Praktizierenden und die Verbreitung wissenschaftlicher Erkenntnisse unterstützt. Sie fördert die Nutzung und Umsetzung aktueller Forschungsergebnisse zur Optimierung der klinischen Praxis. Artikel in der Zeitschrift *Nursing Research and Practice* stellen Forschungsarbeiten dar, die unterschiedliche Aspekte des Gesundheitswesens thematisieren wie die spezialisierte Pflege, Pflegeausbildung, Gesundheitssysteme, Ethik und Politik. Zusätzlich dient das internationale *Journal of Clinical Nursing* der Entwicklung und dem Austausch von Wissen zu verschiedenen Bereichen der pflegerischen Versorgung. Die Praxis und die Disziplin der Pflege werden durch die Förderung der Wissenschaft weiterentwickelt. Die referierte Fachzeitschrift *JBI Database of Systematic Reviews and Implementation Reports* erscheint monatlich und publiziert seit 2003 Forschungsarbeiten der internationalen »Joanna Briggs Institute«-Kollaboration. Das Journal fördert das Verständnis für eine evidence-basierte Praxis in der Pflege, Geburtshilfe, Ernährung und Diätetik, Physio- und Ergotherapie sowie in der Radiologie und Podologie. Das Joanna Briggs Institute ist eine internationale, nicht gewinnorientierte Organisation und ein weltweit führender Anbieter von evidence-basierten Informationen, der die Implementierung einer effektiven evidence-basierten Praxis bestärkt und die Bereitstellung einer bestmöglichen Patient*innenversorgung fördert. Das Institut wurde 1996 in Adelaide, Südaustralien, gegründet und kollaboriert international mit mehr als 70 Entitäten.

Die kurzen Darstellungen der einzelnen relevanten Zeitschriften zeigen bereits einige zentrale Gemeinsamkeiten. Gemeinsam tragen die Fachzeitschriften mit dem internationalen Austausch von Ideen und Erfahrungen zu einer Erweiterung des Wissens in der Pflege bei. Somit begünstigen sie die globale Verbesserung der pflegerischen Versorgung. Die Publikation von Forschungsergebnissen soll die Aufnahme von wissenschaftlichen Erkenntnissen in die klinische Routineversorgung sowie in organisatorischen und politischen Kontexten bestärken und dadurch die Gesundheit in der Bevölkerung verbessern. Die Zeitschriften erhöhen den Standard und die Qualität der pflegerischen Praxis und der Pflegeausbildung. Die Veröffentlichung wissenschaftlicher Arbeiten in Fachzeitschriften unterstützt die Pflegewissenschaft und die Weiterentwicklung der Pflege als Profession und als akademische Disziplin. Die Fachzeitschriften informieren zusätzlich zur pflegerischen Praxis auch andere Gesundheitsdisziplinen. Zielgruppen sind neben Pflegenden auch Lehrende, Forschende und Studierende sowie Führungskräfte, Politikerinnen und Politiker und weitere Gesundheitsprofessionen.

Zu beachten ist, dass Forschungsergebnisse primär in wissenschaftlichen Fachzeitschriften publiziert werden. Bei Fragen nach wissenschaftlichen Erkenntnissen und nach aktuellem Wissen zu einem Problem wird man daher kaum ohne Fachzeitschriften auskommen. Um Wissen in einem bestimmten Bereich zu vertiefen, wird man auch auf Monografien, Nachschlagewerke oder Lehrbücher zurückgreifen.

Wie deutlich wurde, werden die Ergebnisse von Studien in Fachzeitschriften veröffentlicht. Dabei muss man sich aber auch deutlich machen, dass nicht alle Ergebnisse auch publiziert werden. Gerade wenn man eine aufgestellte Forschungsfrage nicht beantworten konnte oder die Daten keine signifikante Aussage ermöglichen, wird über eine Untersuchung häufig nicht berichtet. Man spricht hier von einem Publikationsbias (▶ Kap. 7.6.7).

> **Publikationsbias** bedeutet, dass Studien, die bspw. keinen Einfluss der Interventionen auf das Wohlergehen der Patient*innen nachweisen konnten, seltener veröffentlicht werden als solche, die positive oder statistisch signifikante Zusammenhänge nachweisen konnten.

6.2.2 Relevante Datenbanken für die Recherche externer Evidence

(unter Mitarbeit von Niklas Nutsch)

Ergänzend zu den wissenschaftlichen Zeitschriften zu Evidence-based Nursing steht eine Vielzahl an Datenbanken im Internet zur Verfügung, in denen wissenschaftliche Arbeiten zu verschiedenen Aspekten der gesundheitlichen Versorgung recherchiert werden können (▶ Kasten 6.3).

CINAHL ist die elektronische Form des seit 1961 bestehenden »Cumulative Index to Nursing and Allied Health«. Die Datenbank umfasst Journals zur Pflege und verwandten Gesundheitsberufen sowie zur Verbrauchergesundheit und biomedizinischen Gesundheit. Sie enthält außerdem Publikationen der »American Nursing Association« und der »National League for Nursing«. *CINAHL* umfasst über 3,9 Millionen Einträge aus mehr als 5.000 Zeitschriften vor allem aus dem Bereich der Pflege. Die Recherchierenden erhalten Zugriff auf Bücher, Dissertationen, Tagungsberichte, audiovisuelles Material und Standards für eine professionelle Praxis. Die Datenbank ist leider kostenpflichtig.

- CINAHL
- PubMed
- Cochrane Library
- DIMDI
- Joanna Briggs Institute Evidence-based Practice Database
- PsycINFO
- National Guideline Clearinghouse
- The Virginia Henderson International Nursing Library
- Nursing Reference Center
- Nursing and Allied Health Database
- TRIP (Turning Research Into Practice) Database
- Clinical Trials
- Web of Science
- Scopus

Kasten 6.3: Wissenschaftliche Datenbanken

Eine weitere zentrale Quelle für wissenschaftliche Literatur ist die Datenbank *PubMed*. Sie wird von der US-amerikanischen »National Library of Medicine (NLM)« zur Verfügung gestellt, der weltweit größten medizinischen Bibliothek. Sie umfasst mehrere Millionen Bücher und Zeitschriften zu unterschiedlichen Aspekten der Medizin und Gesundheitsversorgung. Gegründet wurde sie im Jahr 1836 als Teil des »National Institute of Health« in Bethesda, Maryland. Das »National Center for Biotechnology Information (NCBI)« bildet einen Bereich der »National Library of Medicine (NLM)« und stellt der Öffentlichkeit durch Datenbanken wie PubMed den Zugang zu wissenschaftlichen Informationen bereit. PubMed beinhaltet Quellenangaben und Abstracts zu Literatur in den Bereichen Pflege und verwandte Gesundheitsberufe, Physiotherapie, Gesundheitsbildung, Geistes- und Informationswissenschaften, Bio- und Naturwissenschaften sowie Populations- und Reproduktionsbiologie. Die Recherche in PubMed ist kostenlos, bei der Bestellung von Literatur sollte man jedoch aufpassen, da der Lieferdienst *Loansome Doc* für die Lieferung ins Ausland hohe Preise verlangt. Daher ist zu empfehlen bei Bedarf die gefundenen Artikel über subito zu bestellen. Subito ist ein kostenpflichtiger Dokumentlieferdienst deutscher, österreichischer und schweizerischer Bibliotheken. Hierüber können Sie Kopien von Aufsätzen aus einer Zeitschrift oder einem Buch sowie Bücher zur Ausleihe bestellen und liefern lassen. Der Service von subito steht Ihnen nach einer kostenfreien Registrierung auf der subito-Homepage zur Verfügung (https://www.subito-doc.de).

Die Datenbank *Cochrane Library* bietet evidence-basierte Daten aus mehreren Datenbanken mit hoher Qualität für Patient*innen und für unterschiedliche Gesundheitsprofessionen. Sie beinhaltet ausführliche Zusammenfassungen und Interpretationen von Forschungsergebnissen und fokussiert die evidenzbasierte Gesundheitsversorgung. Die Besonderheit der *Cochrane Library* ist darin zu sehen, dass hier nur Arbeiten aufgenommen werden, die die von der *Cochrane Collaboration* festgelegten Kriterien erfüllen. Durch dieses Vorgehen kann eine entsprechende Qualität der Inhalte sichergestellt werden. Der Schwerpunkt dieser Datenbank liegt bei Cochrane Reviews zu Interventionen zu RCTs. Die *Cochrane Library* ist sehr medizinlastig und daher findet man eher selten Lösungsansätze für Pflegeprobleme. Die Recherche sowie das Lesen bzw. Herunterladen der Abstracts ist nicht kostenpflichtig, der Zugriff auf die meisten Volltexte dagegen schon.

DIMDI ist das Deutsche Institut für Medizinische Dokumentation und Information. Das DIMDI ist eine nachgeordnete Behörde des Bundesministeriums für Gesundheit und bietet Zugriff auf bis zu 70 Datenbanken aus biowissenschaftlichen Disziplinen und den Sozialwissenschaften. Der Zugriff ist zum Teil kostenfrei. Man kann mit der deutschen Benutzeroberfläche und mit deutschen Suchbegriffen in unterschiedlichen Datenbanken parallel recherchieren. Zu beachten ist, dass die Suche nur nach deutschsprachigen Artikeln nicht zielführend ist, da wichtige Ergebnisse in englischer Sprache veröffentlicht werden. Ziel der Recherche ist es, möglichst alle relevanten Veröffentlichungen zu einer Fragestellung oder zu einem Problem zu finden und anhand ihrer Qualität zu bewerten.

Die *Joanna Briggs Institute Evidence-based Practice Database* wird von dem bereits beschriebenen Joanna Briggs Institute zur Verfügung gestellt und umfasst eine Bandbreite an zusammengefasster und bewerteter Evidence. Die Datenbank unterstützt die Professionen des Gesundheitswesens ebenfalls darin, eine effektive evidence-basierte Praxis zu implementieren und durch die Einbeziehung wissenschaftlicher Erkenntnisse eine bestmögliche Patientenversorgung zu ermöglichen.

PsycINFO ist die Datenbank der American Psychological Association und beinhaltet mehr als 3,5 Millionen Dokumente aus der psychologischen Literatur von 1987 bis heute. Es ist möglich, über DIMDI einen kostenpflichtigen Zugriff hierauf zu erhalten.

6.3 Literaturrecherche

Die Durchführung einer Literaturrecherche stellt eine zentrale Kompetenz von Pflegekräften zur Umsetzung der EBN-Methode dar. Pflegende, die evidence-basiertes pflegerisches Handeln umsetzen wollen, sehen sich einer kontinuierlich wachsenden Anzahl an wissenschaftlichen Veröffentlichungen gegenüber. Diese Zunahme von Publikationen macht es immer schwieriger und auch aufwendiger, alle wichtigen Primärquellen zu einem Themengebiet zu identifizieren, ihre Evidence zu bewerten und diese auf die individuellen Problemlagen von Pflegebedürftigen anzuwenden. Daher werden systematische Übersichtsarbeiten, Meta-Analysen oder Scoping-Reviews immer bedeutsamer (Ressing et al. 2009, S. 456) (▶ Kap. 7.6.7). Durch deren Berücksichtigung werden möglichst alle Veröffentlichungen zu einer Fragestellung identifiziert, bewertet und die Ergebnisse erschlossen. Auf Basis systematischer Übersichtsarbeiten und der damit verbundenen Analyse wird neues Wissen generiert und die höchste Stufe der Evidence angestrebt (▶ Kap. 7.2) (DiCenso et al. 2009, S. 16 ff.; Greenhalgh 2015, S. 71). Mit ihrer Zusammenfassung der unterschiedlichen Studienergebnisse tragen systematische Übersichtsarbeiten zur Verbesserung der klinischen Versorgung bei (Nordhausen & Hirt 2018, S. 6). Die wissenschaftliche Auseinandersetzung mit einem Thema oder wie im vorliegenden Fall die Lösung eines pflegerelevanten Problems erfordert eine systematische Auswertung der verfügbaren einschlägigen Studien. Um diese Studien zu identifizieren, ist es notwendig eine entsprechende Literaturrecherche durchzuführen. Dies bedeutet auch, sich der Auseinandersetzung mit der Methode der Literaturrecherche zu stellen. Eine der wichtigsten Methoden, um an aktuelle wissenschaftliche Literatur zu gelangen ist die Recherche in Datenbanken. Für den Bereich der Gesundheits- und Pflegewissenschaften liegen einige Datenbanken vor (▶ Kap. 6.2.2). Vordergründig erscheint eine Recherche in den Datenbanken einfach, jedoch muss man sich vor Augen halten, dass jede Datenbank eigene Funktionen und Einstellungen aufweist (Nordhausen & Hirt 2018, S. 4). Um eine erfolgreiche Literaturrecherche umzusetzen, ist es notwendig diese Besonderheiten der jeweiligen Datenbanken zu kennen und die eigene Suchstrategie daran anzupassen. Durch dieses Vorgehen kann die Gefahr verringert werden, wichtige Studien zu übersehen und somit die Qualität der Recherche verbessert werden.

Um Literatur gezielt zu recherchieren und zu nutzen benötigt man unterschiedliche Kompetenzen. Es bedarf neben dem Erlernen von Informationskompetenzen auch Erfahrung, um diese Fähigkeiten entsprechend umzusetzen (Kleibel & Mayer 2011, S. 9). Sie benötigen Zugang zu Bibliotheken, Datenbanken und zum Internet. Universitäten oder Fachhochschulen verfügen häufig über gesundheitsspezifische Schwerpunkte und können daher den Zugriff auf entsprechende Studien ermöglichen. Vor allem englischsprachige Literatur oder elektronische Medien können darüber bezogen werden. Eine Literaturrecherche benötigt Zeit, denn der Suchprozess ist nicht nach einer ersten Recherche abgeschlossen. Sie werden nach einem ersten Überblick immer wieder auf neue Aspekte Ihrer Fragestellung stoßen. Zudem benötigen Sie Offenheit, um die Studien zu interpretieren und auszuwerten. Auch müssen Sie Studien kritisch hinterfragen, um evidence-basierte Handlungsempfehlungen ableiten zu können. Ein weiterer nicht zu unterschätzender Aspekt ist finanzieller Natur, denn einige für Sie wichtige Studien sind kostenpflichtig. Meist ist die Recherche in den Datenbanken dies ebenfalls.

6.4 Schritte der Literaturrecherche in Fachdatenbanken

Im weiteren Verlauf soll nun auf die Schritte der Vorbereitung, Durchführung und Nachbereitung einer Literaturrecherche eingegangen werden. Die Idee dahinter ist, dass Sie eine datenbankspezifische Suchstrategie und die Durchführung der Recherche nachvollziehen können. Folgendes Vorgehen ist dazu hilfreich (Nordhausen & Hirt 2018, 6 ff.):

1. Festlegung des Rechercheprinzips
2. Operationalisierung der Fragestellung
3. Identifikation von Suchbegriffen und Schlagworten
4. Festlegung der Fachdatenbanken
5. Entwicklung der Suchstrategie
6. Durchführung der Recherche
7. Dokumentation, Sicherung und Export der Recherche

6.4.1 Festlegung des Rechercheprinzips

Zuallererst muss festgelegt werden, ob die Recherche *sensitiv* oder *spezifisch* ausgerichtet sein soll.

Bei der *sensitiven* Recherche geht es darum, möglichst alle verfügbaren Studien zu einem bestimmten Themengebiet bzw. zu einer Fragestellung zu finden. Bei dieser Recherchestrategie ist es notwendig, möglichst viele Suchbegriffe und Fachdatenbanken zu nutzen. Die Gefahr bei einem solchen Vorgehen besteht darin, dass Sie sehr viele Studien erhalten, die nicht relevant für Ihre Fragestellung sind. Gleichzeitig haben Sie jedoch die Gewissheit, dass die Wahrscheinlichkeit sehr groß ist, möglichst alle relevanten Studien einbezogen zu haben.

Bei der *spezifischen* Recherchestrategie ist das Ziel, möglichst wichtige Studien zu finden. Hier werden Sie Schlagworte und Datenbanken nutzen, die themenspezifisch passend sind. Die Trefferzahl wird dabei kleiner ausfallen und die Treffer werden relevant für Ihre Fragestellung sein. Durch die Eingrenzung ist es möglich, nicht alle relevanten Studien zu finden.

Spezifische Rechercheprinzipien sind für die Beantwortung der Fragestellung nach der EBN-Methode ausreichend.

Insgesamt ist es immer wichtig, auf eine methodisch hochwertige Arbeitsweise zu achten. Zur Erleichterung der Auswahl eines Rechercheprinzips sollte man sich überlegen, ob man ein Thema mit vielen Zielgruppen und Interventionen bearbeitet, dass einer spezifischen Vorgehensweise bedarf. Bei einer Fragestellung, die sehr präzise und eng gefasst ist und bei der man auf spezielle Fachdatenbanken zurückgreifen kann, würde dagegen eine spezifische Recherchestrategie ausreichen. Dies ist meist der Fall, wenn man eine Fragestellung nach der EBN-Methode bearbeitet.

6.4.2 Operationalisierung der Fragestellung

Operationalisierung bedeutet nichts anderes, als dass eine beantwortbare Fragestellung für die Recherche vorliegt und die darin vorhandenen Schlagworte für die Recherche in den Datenbanken genutzt werden können. Wichtig ist dabei, dass die einzelnen Elemente der Fragestellung in Schlagworte zerlegt werden. Dieses Vorgehen entspricht der Logik der Datenbanken. Nur so ist es möglich, geeignete Schlagworte oder Suchbegriffe in die Datenbanken einzugeben und zu verknüpfen.

Eine wichtige Hilfe für die Operationalisierung der Fragestellung stellt das PIKE-Schema dar (▶ Kap. 5.2). Durch das PIKE-Schema erhalten Sie die ersten Schlagworte bzw. Suchbegriffe für Ihre Recherche. Es kommt daher darauf an, die Komponenten der Fragestellung sinnvoll für die Literaturrecherche zu nutzen. Zudem ist es sinnvoll, vor der Recherche weitere Schlagworte sowie Ein- und Ausschlusskriterien für die Suchstrategie festzulegen (bspw. Publikationszeitraum, Sprache, Geschlecht, Alter, Forschungsdesign, Publikationsart…). In Datenbanken können die Ein- und Ausschlusskriterien wieder neue Suchbegriffe oder Filtermöglichkeiten ergeben, um die Suche einzuschränken oder sie auf eine bestimmte Publikationsart zu fokussieren.

Ein- und Ausschlusskriterien festlegen

6.4.3 Identifikation von Suchbegriffen und Schlagworten

Nachdem durch die Operationalisierung der Fragestellung die Suchkomponenten festgelegt wurden, beginnt die Identifizierung der Suchbegriffe bzw. der Synonyme. Diese Phase umfasst die eigentliche Recherche. Ziel ist es, mit geeigneten Suchbegriffen die Literatur zu finden, die zur Beantwortung der vorliegenden Fragestellung zielführend ist. Da die überwiegende Mehrheit der Veröffentlichungen in internationalen Fachzeitschriften in englischer Sprache erfolgt, ist es in den meisten Fällen notwendig, neben deutschsprachigen auch englischsprachige Schlagworte zu verwenden. Es gibt verschiedene Möglichkeiten, um geeignete Suchbegriffe zu identifizieren:

- Brainstorming mit anderen Kolleg*innen: Auf Basis des eigenen Vorwissens und der eigenen Expertise kann der Austausch mit Kolleg*innen sehr hilfreich sein, um Synonyme zu finden.
- Im Verlauf einer orientierenden Recherche zum Themengebiet kann man sich in ein neues Thema einarbeiten und Synonyme entdecken, die für die weitere Recherche hilfreich sind.
- Anhand der Auswertung von Keywords oder Schlagworten bereits recherchierter oder bekannter Fachliteratur können Sie weitere Hinweise erhalten. Hier bieten sich insbesondere systematische Übersichtsarbeiten bzw. Meta-Analysen an, da hier Synonyme und Suchstrategien genannt werden, die für Ihre eigene Recherche hilfreich sind. Dies gilt natürlich auch für Studien.

> Schlagworte sind Begriffe, die verwendet werden, um den Inhalt eines Artikels bzw. einer Studie wiederzugeben. Stichwörter (Keywords) sind Begriffe, die im Titel bzw. in der Zusammenfassung (Abstract) eines Artikels vorkommen.

Wichtig ist es, sich bei einer Literaturrecherche zu verdeutlichen, dass es Unterschiede zwischen Stichwörtern und Schlagworten gibt. *Stichwörter* sind Wörter, die im Titel des Aufsatzes, im Abstract oder im Text vorkommen. Darunter befinden sich viele Wörter (Synonyme), die ein und dieselbe Sache bezeichnen (heart cancer, heart tumor, cardiac cancer, cardiac tumor, …). *Schlagworte* dagegen gibt es nur wenige und vor allem nur ein genau definiertes für jeden Sachverhalt (dementia = alzheimer dementia/vascular dementia). Schlagworte stehen nicht im Titel oder Abstract, sondern werden in den Datenbanken festgelegt und können in den jeweiligen Datenbanken nachgelesen werden (Nordhausen & Hirt 2018, S. 12). In PubMed heißen die Schlagworte MeSH-Terms (Medical Subject Headings). In anderen Datenbanken sind sie einfach unter »Thesaurus« zu finden. Die Bedeutung der Schlagworte wird in den Datenbanken in »Kurzbeschreibungen« (Scope Notes) erläutert. Zudem sind in den Datenbanken häufig die Schlagwortverzeichnisse baumartig angelegt. Sie enthalten Ober- und Unterbegriffe. Die Oberbegriffe bilden ein Thema allgemein ab wie bspw. »Dementia« als Oberbegriff für alle Formen der Demenz. Unterbegriffe greifen dagegen spezifische Aspekte des Themas auf wie »Alzheimer's disease« für die spezielle Form der Demenz des Alzheimertyps. Wichtig ist, dass Schlagworte, die in einer Datenbank gefunden wurden, nicht ohne Weiteres in einer anderen Datenbank genutzt werden können, da Schlagworte in anderen Datenbanken eine andere Bedeutung haben können. Daher ist jede Datenbank neu auf geeignete Schlagworte zu überprüfen (Saimbert 2012, S. 78). Bei der Recherche ist es immer notwendig, neben der Verwendung von Schlagworten auch Suchbegriffe zu verwenden, da sonst die Gefahr besteht, aktuelle und relevante Veröffentlichungen zu übersehen.

6.4.4 Festlegung der Datenbanken

Im folgenden Schritt muss festgelegt werden, welche Datenbanken für die Recherche genutzt werden sollen. Dies ist notwendig, da teilweise unterschiedliche Quellen in verschiedenen Fachdatenbanken aufgenommen werden. Wichtig ist, dabei nicht die Anzahl der zu durchsuchenden Datenbanken festzulegen, sondern vielmehr, ob der inhaltliche Schwerpunkt einer Datenbank für die Themenwahl Erfolg verspricht. Folgende Kriterien können die Auswahl der Datenbank erleichtern:

- In welchen Datenbanken lassen sich für meine Fragestellung relevante Publikationen finden?
- Welche Publikationstypen (Meta-Analyse, RCT) und Literaturquellen (Studien, Bücher) deckt eine Datenbank ab?

Es ist gut vorstellbar, dass die Auswahl von zwei Datenbanken (bspw. PubMed und Cochrane Library) ausreicht, um aussagekräftige Publikationen zu erhalten.

6.4.5 Entwicklung der Suchstrategie

Mit diesem Vorgang werden alle Aspekte der Fragestellung, die Suchbegriffe und Schlagworte durch die Verwendung von *Booleschen Operatoren* zu einem *Suchstring* verknüpft. Boolesche Operatoren sind Befehle, mit denen einzelnen Suchbegriffe, Schlagworte oder Suchkomponenten miteinander verbunden werden können. Der sogenannte Suchstring verkörpert die Verknüpfung der Suchbegriffe, Schlagworte oder Suchkomponenten. Hierzu stehen unterschiedliche Boolesche Operatoren zur Verfügung. Wichtig ist, dass die Operatoren mit Großbuchstaben geschrieben werden. Die bekanntesten sind: AND, OR und NOT:

Verknüpfung der Suchbegriffe und Schlagworte durch Boolesche Operatoren

AND – werden die Begriffe mit einem AND Operator verknüpft, werden nur Treffer angezeigt, denen alle angegebenen Schlagworte oder Stichwörter zugeordnet sind. Die Trefferzahl wird daher niedrig sein.

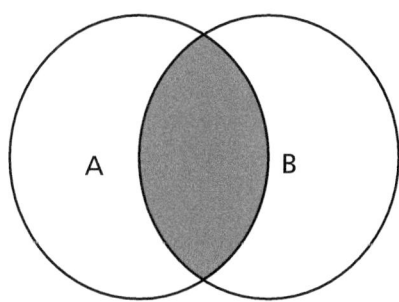

Abb. 6.2:
AND – Operator –
A **AND** B

OR – werden Begriffe mit OR verknüpft, dann werden Treffer angezeigt, wo einer der beiden Begriffe, Schlagworte oder Stichpunkte enthalten ist. Die Anzahl der Treffer ist daher größer.

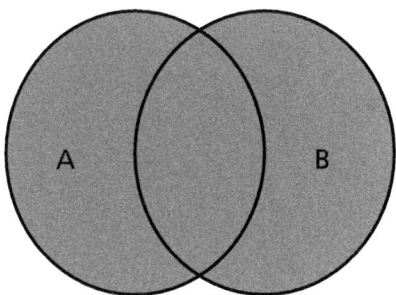

Abb. 6.3:
OR- Operator– A **OR** B

NOT – werden Begriffe mit NOT verknüpft, dann werden Treffer angezeigt, bei denen Begriffe, Schlagworte oder Stichpunkte nicht enthalten sind. Anzahl der Treffer ist daher gering.

Abb. 6.4:
NOT – Operator –
A NOT B

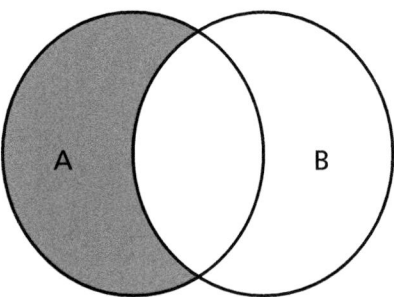

Es besteht die Möglichkeit, die Operatoren zu kombinieren. Die Operatoren AND, OR und NOT sind in den gängigen Datenbanken und Suchmaschinen verwendbar.

Eine weitere Unterstützung zur Erstellung eines komplexen Suchstrings stellen Klammern dar. Sie bewirken, dass ihr Inhalt vorranging behandelt wird. Klammern können zudem hilfreich sein, um Synonyme gleichzeitig zu verwenden oder mehrere Schlagworte auszuschließen.

Zu beachten ist, dass sich die Suchsprache in den Datenbanken unterscheiden kann. Datenbanken wie MEDLINE oder CINAHL haben Englisch als Suchsprache. Hier muss der Suchstring in englischer Sprache verfasst werden, da sonst keine Treffer erzielt werden können. In Datenbanken wir GeroLit kann die Suchsprache Deutsch oder Englisch sein. Hier sollte der Suchstring in einer der beiden Sprachen verfasst und eingegeben werden. Durch dieses Vorgehen erhöht man die Chance, möglichst viele relevante Treffer zu erzielen.

Trunkierung und Maskierung

Die Stichwörter (Keywords) können unterschiedliche Flexionsformen aufweisen. Damit nicht alle möglichen Formen extra eingegeben werden müssen, können Trunkierungen (Platzhalter) (▶ Kasten 6.4) eingefügt werden. Trunkierungen ermöglichen es, einen Wortstamm mit unterschiedlichen Endungen zu finden (Kleibel & Mayer 2011, S. 45). Welches Zeichen für die jeweilige Datenbank vorgesehen ist, kann im Hilfetext der Datenbank nachgelesen werden. Häufig wird für die Trunkierung ein Stern (*) oder ein Fragezeichen (?) verwendet.

Kasten 6.4:
Beispiel Trunkierung

Beispiel für eine Trunkierung mit *:
car* → care, caring, carefulness
Es besteht aber auch die Gefahr, dass Literatur mit dem Begriff »car« in der Trefferliste angezeigt wird.

Bei der Trunkierung ist es wichtig zu entscheiden, wo Sie das Wort »abschneiden«. Wie in unserem Beispiel deutlich wird können bei car* auch viele unbrauchbare Treffer erzeugt werden.

Eine weitere Möglichkeit für die Recherche bieten in einigen Datenbanken sogenannte Maskierungen. Hier können für Buchstaben, die in einem Wort unklar sind oder die unterschiedlich geschrieben werden entsprechende Zeichen eingesetzt werden. Als mögliche Zeichen werden häufig das Fragezeichen (?) oder die Raute (#) genutzt.

Beispiel: Sie möchten etwas über Interventionen bei Verhaltensauffälligkeiten bei Menschen mit einer Demenzerkrankung recherchieren. Sie wollen Ihre Datenbankrecherche in einer englischsprachigen Datenbank wie MEDLINE durchführen und nach dem Schlagwort »behaviour« suchen. Der Begriff soll sowohl in englischer als auch amerikanischer Schreibweise gefunden werden. Sie geben in der Datenbank den Begriff *behavio?r* ein. Es werden alle Quellen aufgezählt, die das Wort »behaviour« oder »behavior« beinhalten.

6.4.6 Durchführung der Literaturrecherche

Mit der Festlegung des Suchstrings kann nun die Literaturrecherche beginnen. Der Suchstring wird in die Suchmaske der Datenbank eingegeben. Dabei ist es wichtig, die jeweiligen Eigenheiten der Datenbank zu berücksichtigen. In diesem Zusammenhang bieten die Hilfeseiten oder Tutorials der Datenbanken gute Unterstützung. Ist der Suchstring eingegeben, sollte dieser auf die korrekte Schreibweise und auf Formfehler überprüft werden, da nicht alle Datenbanken eine Fehlermeldung ausgeben. Danach kann die Suche starten. Bei der Literaturrecherche in den Datenbanken kann es hilfreich sein, methodologische oder inhaltliche Suchfilter der jeweiligen Datenbanken zu nutzen (McKibbon et al. 2009, S. 188). Suchfilter dienen dazu, die Suche weiter zu verfeinern. So können Sie bei den methodologischen Suchfiltern bspw. den Publikationstyp wie systematische Übersichtsarbeiten, randomisierte kontrollierte Studien (RCT) oder Beobachtungsstudien festlegen. Dann werden nur die Studien in den Datenbanken gesucht, die nach Schlagworten, Stichpunkten und Publikationstyp übereinstimmen. Dieses Vorgehen ist sinnvoll, wenn man – wie bei der EBN-Methode – nach Wirkungsnachweisen sucht. Bei den inhaltlichen Suchfiltern kann man bspw. das Alter, das Geschlecht, Erscheinungsdatum oder auf Krankheiten eingrenzen. Dies ist in Bezug auf die Fragestellung hilfreich, da Sie ja eine spezielle Patientengruppe im Blick haben und aktuelle Forschungsergebnisse benötigen. Suchfilter können zusätzlich zum Suchstring in den Datenbanken eingegeben werden (Nordhausen & Hirt 2018, S. 16).

Es kann vorkommen, dass Sie zu wenig oder keine Treffer erzielen. Dies kann daran liegen, dass die Fragestellung zu spezifisch formuliert wurde und Sie sich dadurch zu sehr eingeschränkt haben. Dann ist es notwendig, die Suchstrategie thematisch zu öffnen. Ein weiteres Problem kann darin bestehen, dass Sie nicht kreativ an die Suche herangegangen sind. Das kann damit zusammenhängen das Sie zu wenig über die Thematik wissen oder Suchbegriffe oder auch Trunkierungen nicht für Ihre Recherche passen. So kann die Suche nach dem Begriff »Mukoviszidose« nur wenige Treffer erzielen, der Begriff »zystische Fibrose« kann dagegen zu einer höheren Trefferzahl führen (Kleibel & Mayer 2011, S. 40). Hilfreich ist es immer, Schlagworte (bspw. in MEDLINE = MeSH-Terms) in die Recherche zu integrieren. Dadurch hat man eine höhere Chance, auch wichtige Studien zu finden. Auch kann es sein, dass die Eingrenzung auf einen Publikationstyp dazu führt, dass Sie wenige bzw. keine Studien finden. In diesem Fall könnten Sie bspw. die Eingrenzung auf randomisierte Studien aufheben, um auch andere Forschungsarbeiten zu finden.

Es wird deutlich, dass die Literaturrecherche in den wissenschaftlichen Datenbanken ein Prozess ist, der neben dem Wissen über das zu untersuchende Themengebiet und dem Finden der passenden Schlagworte und Stichpunkte auch ein kreativer Prozess ist. Es ist ein Prozess mit vielen Suchbewegungen und Überlegungen, um aktuelle wissenschaftliche Forschungsarbeiten zu identifizieren und somit die aufgestellte Fragestellung zu beantworten. Geduld und Kreativität sind hier zielführende Tugenden.

Suchstrategie mit der Berrypicking-Methode

Eine gut strukturierte Suchstrategie sollte möglichst zu vielen relevanten und wenigen irrelevanten Treffern führen. Diese linear angelegte Suche kann durch die Berrypicking-Methode (Bates 1989) ergänzt werden. Deren Ausgangspunkt ist, dass eine Suche nicht rein linear und mit einem einzigen Suchvorgang abgeschlossen sein kann. Ziel ist es, das Themengebiet systematisch zu durchforsten und sich dabei von den gefundenen Publikationen zu inspirieren zu lassen, um neue Quellen zu finden. Dies bedeutet, dass gefundene Publikationen zu neuen Ideen für eine erweiterte Suchstrategie mit neuen Suchbegriffen führen. Wichtig ist, sich nicht in der Informationsflut zu verlieren und immer die aufgestellte Fragestellung mit den Elementen des PIKE-Schemas im Blick zu behalten.

6.4.7 Dokumentation wesentlicher Schritte und Erkenntnisse

Für die Nachvollziehbarkeit des Vorgehens ist es wichtig, die gewählte Suchstrategie zu dokumentieren. Dies kann in den Fachdatenbanken erfolgen, indem man ein in der Regel kostenfreies Konto anlegt. In diesem Konto können Sie den Suchstring ablegen und die Suchhistorie speichern. Die Suchhistorie gibt den Rechercheverlauf wieder. Hier werden neben dem Suchstring auch die genutzten Filter und die damit erreichten Treffer gespeichert. Dies ist vor allem für die Nachvollziehbarkeit der Recherche notwendig. Auch sollte die Suchstrategie in der Dokumentation für die Beantwortung der Forschungsfrage mit aufgeführt werden. Die erstellte Suchhistorie lässt sich von den Fachdatenbanken entsprechend exportieren.

Folgende Punkte sind für eine wissenschaftliche Literaturarbeit wichtig und sollen dementsprechend dokumentiert werden (Kleibel & Mayer 2011, S. 46):

- Ein- und Ausschlusskriterien, Publikationsarten, Setting, Eingrenzung des Erscheinungsjahres, gewählte Sprache
- Datenbanken, die zur Recherche genutzt wurden (bspw. PubMed, CINAHL, Embase)
- verwendete Suchbegriffe und Schlagworte
- Kombinationen und Verknüpfungen der Suchbegriffe
- Trefferzahl

Es ist nicht immer einfach, die Suchstrategie gut zu dokumentieren. Dies ist jedoch notwendig und erleichtert Ihnen, die Literaturrecherche zu einem späteren Zeitpunkt fortzusetzen.

6.5 Fazit

Noch vor der Literaturrecherche ist es notwendig, eine Fragestellung klar zu formulieren. Diese stellt die Grundlage für die Literaturrecherche dar. Haben Sie die Fragestellung formuliert, können Sie mit der Recherche beginnen. Hierfür stehen Online-Datenbanken zur Verfügung. Welche Datenbanken Sie nutzen möchten oder können, hängt vom Schwerpunkt der Datenbanken und Ihrem Themengebiet sowie von der Zugänglichkeit ab. Für die Recherche im Gesundheits- und Pflegebereich steht Ihnen eine Vielzahl von Datenbanken zur Verfügung. Die englischsprachigen Datenbanken wie Medline, PubMed oder CINAHL legen ihren Schwerpunkt hauptsächlich auf den pflegerischen Bereich. Zudem können Sie in der Cochrane Library nach sehr hochwertigen Reviews recherchieren. Als deutschsprachige Datenbank steht Ihnen DIMDI zur Verfügung.

Mithilfe der Datenbanken lassen sich Titel und Quellenangabe von Studien bzw. Zeitschriftenaufsätzen sowie Abstracts finden. Anhand der Abstracts können Sie beurteilen, ob das Gefundene zu Ihrer Fragestellung passt und ob Sie sich die Studie beschaffen sollten. Denn zur Beurteilung der Ergebnisse müssen Sie die Aufsätze im Volltext vorliegen haben. Es reicht nicht, nur das Abstract zu lesen. Die Studien können Sie entweder über Ihren Arbeitgeber bestellen lassen, im Internet oder im Internetportal »Research Gate« (https://www.researchgate.net) danach recherchieren. Denken Sie daran, dass es anfangs schwierig sein kann, die passenden Studien oder Reviews zu finden. Mit der Zeit werden Sie jedoch auch in der Literaturrecherche eine gewisse Routine erlangen und schnell an die gewünschten Studien gelangen.

Lernaufgaben

1. Stellen Sie bitte eine Fragestellung zu einem pflegerischen Problem auf und recherchieren in den unterschiedlichen Datenbanken nach Studien bzw. Reviews, um diese zu beantworten. Bitte führen Sie in einer Datenbank Ihrer Wahl eine Suche mit und ohne Trunkierung und Maskierung mit einem von Ihnen gewählten Begriff durch.
2. Welche wissenschaftlichen Fachzeitschriften und Datenbanken nutzen Sie, um die Evidencebasierung in der Pflege zu unterstützen?

Reflexionsaufgaben

1. Nutzen Sie wissenschaftliche Fachzeitschriften und Datenbanken, um eine evidence-basierte pflegerische Praxis zu fördern und wie reagiert Ihre Umwelt darauf?
2. Haben Sie Zugriff auf Datenbanken und wenn nicht, wie könnten Sie einen Zugang erhalten?

Literatur

Bates MJ (1989). The Design of Browsing and Berrypicking Techniques for the online search interface. https://pages.gseis.ucla.edu/faculty/bates/berrypicking.html (Stand: 21.07.2020).

DiCenso A, Bayley L & Haynes B (2009). Accessing pre-appraised evidence: finetuning the 5S model into a 6S model. Evidence based Nursing, 12 (4), 99–101.

Greenhalgh T (2015). Einführung in die evidenzbasierte Medizin. Bern: Hans Huber.

Kleibel V & Mayer H (2011). Literaturrecherche für Gesundheitsberufe. Wien: Facultas.

Lobiondo-Wood G & Haber J (2005). Pflegeforschung. Methoden – kritische Einschätzung – Anwendung. (2. Aufl.). München: Urban & Fischer.

McKibbon K A, Wilczynski N L & Haynes RB (2009). Retrieving randomized controlled trials from medline: a comparison of 38 published search filters. Health Information and Libraries Journal. 26(3), 187–202.

Nordhausen T & Hirt J (2018). RefHunter. Manual zur Literaturrecherche in Fachdatenbanken. Version 1.0 (Martin-Luther-Universität Halle-Wittenberg & FHS St. Gallen, Hrsg.), Halle (Saale). Verfügbar unter https://refhunter.eu/manual/

O'Mathúna DP & Fineout-Overholt E (2019). Critically Appraising – Quantitative Evidence for Clinical Decision Making. In: BM Melnky & E Fineout-Overholt. Evidence-Based Practice in Nursing and Healthcare Philadelphia: Wolters Kluwer. 124–188.

Ressing M, Blettner M & Klug SJ (2009). Systematische Übersichtsarbeiten und Metaanalysen. Deutsches Ärzteblatt. 106(27), 456–463.

Saimbert MK (2012). Key Principles for Searching Literature. In: C Holly, SW Salmond & MK Saimbert, (Eds.). Comprehensive Systematic Review for Advanced Nursing Practice. New York: Springer, 77–104.

Zum Weiterlesen

Behrens J & Langer G (2016). Evidence based Nursing and Caring. Methoden und Ethik der Pflegepraxis und Versorgungsforschung – Vertrauensbildende Entzauberung der Wissenschaft. Bern: Hogrefe.
Holly C, Salmond SW & Saimbert MK (2012). Comprehensive Systematic Review for Advanced Nursing Practice. New York: Springer.
Wetterich C & Plänitz E (2021). Systematische Literaturanalysen in den Sozialwissenschaften: Eine praxisorientierte Einführung. Opladen: Barbara Budrich.

7 Literaturauswertung und kritische Beurteilung von Studien

Der nächste Schritt im EBN-Prozess ist die kritische Beurteilung der recherchierten Studien. Dieser Schritt ist unerlässlich, denn es sollen keine Empfehlungen für die Praxis aufgrund mangelhafter Studien ausgesprochen werden. Die kritische Beurteilung von Forschungsarbeiten stellt eine anspruchsvolle Tätigkeit dar. Dabei sind entsprechende Beurteilungskriterien je nach Studiendesign hilfreich (Schlömer 2000, S. 50).

Ziel dieses Kapitels ist es, dass Sie eine Auffrischung Ihres Wissens zu Studiendesigns erhalten. Auf dieser Grundlage sind Sie in der Lage, die recherchierten Studien bzw. Meta-Analysen nachzuvollziehen und zu verstehen. Es wird im ersten Schritt ein Update zu qualitativen und quantitativen Studiendesigns gegeben. Dieses Update soll eine allgemeine Auffrischung sein und keine intensive Einführung in die unterschiedlichen Designs darstellen. Im zweiten Schritt bekommen Sie Hinweise, wie Sie Studien oder Meta-Analysen auf ihre Glaubwürdigkeit überprüfen können.

Praxisbeispiel

 Sie arbeiten auf einer Intensivstation und haben beobachtet, dass die Patient*innen nachts sehr schlecht schlafen und einige daraufhin ein Delir entwickeln. Auf Grundlage der Informationen entfalten Sie folgende Fragestellung: »Kann bei erwachsenen Intensivpatient*innen, die nicht beatmet werden, durch den Einsatz von Ohrstöpseln im Vergleich zu Ohrstöpseln in Kombination mit einer Schlafmaske die Schlafqualität verbessert werden?«. Aufgrund Ihrer Methodenkompetenz recherchieren Sie unter anderem eine Meta-Analyse zur Thematik von Vieira et al. von 2018. Ziel dieser systematischen Übersichtsarbeit ist es, den Einsatz von Ohrstöpseln und Schlafmasken zur Schlafförderung bei erwachsenen Patient*innen auf der Intensivstation zu bewerten. Auf Grundlage der Ergebnisse der Meta-Analyse können Sie die Empfehlung aussprechen, dass der Einsatz von Ohrstöpseln und Schlafmasken die Schlafqualität der Intensivpatient*innen positiv beeinflusst. Sie ermitteln, dass die Meta-Analyse den höchsten Evidencegrad von 1a aufweist und dass die Glaubwürdigkeit der Meta-Analyse ebenfalls sehr gut ist. Nur durch Ihre stringente und evidence-basierte Argumentation konnten Sie erreichen, dass Ihre Kolleg*innen auf der Intensivstation die Befunde akzeptieren und jetzt für die Problematik sensibilisiert sind. Sie konnten erreichen, dass Ohrstöpsel und Schlafmasken für die Patient*innen zur Verfügung stehen und individuell zum Einsatz kommen.

7.1 Kritische Beurteilung von Studien

Ein Kriterium zur Beurteilung von Studien ist deren gewähltes Forschungsdesign. Während randomisiert kontrollierte Studien (RCT) die Methode zur Überprüfung von Interventionen darstellen, sind qualitative Studien bspw. geeignet, Erfahrungen oder Bedarfe aus der Perspektive von Patient*innen zu erfassen. Die Besonderheit von Evidence-based Nursing ist darin zu erkennen, dass zur Beurteilung dieser Phänomene in der Pflege qualitative Studien ein stärkeres Gewicht erhalten als in der Evidence-based Medicine (DiCenso et al. 1998, S. 39). Bei der Betrachtung der Evidencehierarchie wird dies jedoch nicht so deutlich abgebildet. Hier bestimmen immer noch quantitative Studiendesigns den höchsten Evidencegrad, denn die Interventionsforschung folgt immer noch dem quantitativen Paradigma. Es steht die quantitative Forschung mit ihrer objektiven Wirklichkeit der qualitativen Forschung gegenüber, die zum Ziel hat, die subjektive Wirklichkeit des Individuums abzubilden. Häufig sind pflegerische Interventionen, die im Einzelfall als wirksam beschrieben werden, nicht über die klassische Methode abbildbar, wie es die RCTs darstellen. Gerade in der Pflege sind qualitative Studien häufig das Mittel der Wahl (Thiel et al. 2001, S. 269).

Um die externe Evidence in der pflegerischen Praxis anwenden zu können, ist es notwendig, sich mit den Grundlagen der Statistik und der Studiendesigns auseinanderzusetzen. Erst dadurch sind Sie in der Lage zu verstehen, was Forschung leistet und wie die Ergebnisse zu interpretieren sind. Ein zentraler Aspekt in EBN ist die Recherche und Beurteilung von Studien zur Beantwortung der aufgestellten Fragestellung, denn Interventionen, die auf Grundlage eines mangelhaften Designs zustande gekommen sind, dürfen nicht empfohlen werden. Auch sind keine Interventionen zu empfehlen, wenn die Studienpopulation und das Setting nicht der vorher von Ihnen beschriebenen Zielgruppe entsprechen.

Je nach Studientyp kommen unterschiedliche Bewertungsraster oder Checklisten zur Anwendung. Bevor die Bewertung beginnt, ist es notwendig, sich zu fragen, ob die identifizierten Studien, die systematischen Übersichtsarbeiten bzw. die Meta-Analysen dazu geeignet sind, die externe Evidence zu erzeugen, denn diese soll die Ergebnisse zur Beantwortung der Fragestellung bereitstellen. Es muss daher geklärt werden, ob es Verzerrungen oder einen Bias gibt. Im nächsten Schritt ist zu überprüfen, inwieweit die gefundene externe Evidence zur Problemlösung beiträgt. Wichtig ist, dass Sie prüfen, ob der erste Aspekt erfüllt ist, bevor Sie zum zweiten Schritt übergehen. Wenn der erste Aspekt nicht erfüllt ist, brauchen Sie nicht zu überlegen, ob die Ergebnisse der externen Evidence auf Ihre Zielgruppe anwendbar sind. Denn eine mangelhaft durchgeführte Studie oder Meta-Analyse ist nicht geeignet, eine Empfehlung für eine Intervention zu treffen. Wichtig ist zu verdeutlichen, dass es nicht *den besten Studientyp für die Überprüfung von Wirkzusammenhängen* geben kann. Das wohl sinnvollste Verfahren ist die Kombination von quantitativen mit qualitativen Studiendesigns (Triangulation). Ziel von Studien ist es, die Irrtumswahrscheinlichkeit möglichst gering zu halten. Zur Vermeidung von Irrtümern ist eine Zufallsstichprobe immer besser als eine nicht zufällige. Dabei greift eine randomisierte kontrollierte Studie (RCT) diese Irrtumsgefahr besser auf als eine Kohortenstudie, eine Kohortenstudie besser als eine Fall-Kontroll-Studie, eine Fall-Kontroll-Studie besser als eine Querschnittstudie und eine Querschnittstudie besser als eine Vorher-Nachher-Studie (Behrens & Langer 2016, S. 133). So ergibt sich eine Hierarchie der unterschiedlichen Studientypen (▶ Tab. 7.1) unter der Annahme, dass alle anderen Irrtumswahrscheinlichkeiten berücksichtigt wurden. Ein weiteres wichtiges Kriterium ist die Zusammensetzung der Stichprobe oder die Auswahl des Messinstruments. Auch hier können Fehler das Ergebnis beeinflussen. Es stellt sich daher die Frage, ob die gefundenen Studien eine entsprechend hohe Glaubwürdigkeit aufweisen und die Ergebnisse auf die eigene Zielgruppe übertragbar sind. Zudem stellt sich die Frage, ob die Wirkzusammenhänge aufgrund der Intervention oder durch methodische Verzerrungen zu erklären sind.

Als Fazit bleibt festzustellen, dass Pflege als Handlungswissenschaft immer einen Handlungsdruck und einen Begründungszwang hat. Sie muss Handeln und ihr Handeln dementsprechend auch im besten Fall evidencebasiert begründen. Auf dieser Grundlage erfolgt die Beurteilung der Studien. Daher ist es notwendig, interne und externe Evidence zum Wohl der Patient*innen zu verknüpfen und so Entscheidungen zu treffen. Bei Forschungsarbeiten ist daher die Wissenschaftlichkeit und die Glaubwürdigkeit der Forschungsergebnisse zu bewerten. Zudem muss beurteilt werden, welchen Nutzen die Ergebnisse für das eigene Handeln und für die aufgestellte Fragestellung haben (Mayer 2015, S. 380).

7.2 Evidencehierarchie

Für die Beurteilung der Evidence systematischer Übersichtsarbeiten und Studien wurde eine Hierarchisierung von Studiendesigns vorgenommen (Marx et al. 2015). Das »Level of Evidence« soll dazu beitragen, unterschiedliche Studientypen entsprechend einzuordnen. Diese Einordnung soll es Ihnen erleichtern, aufgrund der Evidencegrade Studienergebnisse zu empfehlen oder auch nicht. In der folgenden Tabelle (▶ Tab. 7.1) werden die Empfehlungsstärke und der Evidencegrad aufgeführt. Kritische Anmerkungen zu dieser Hierarchisierung finden Sie im Kapitel 10 (▶ Kap. 10). Diese Hierarchie verdeutlicht, dass bei der Ermittlung von Wirkzusammenhängen eine systematische Übersichtsarbeit (bzw. Meta-Analyse) von randomisierten kontrollierten Studien den größten Aussagewert aufweist und daher an erster Stelle steht. Dann folgen einzelne RCTs, homogene systematische Übersichtsarbeiten von Kohortenstudien und zum Ende werden Expertenmeinungen aufgeführt.

Wenden Sie bitte die Evidencehierarchie nicht mechanisch an. Denn dann besteht die Gefahr, dass Sie eine schlecht gemachte systematische Übersichtsarbeit oder eine RCT mit schwerwiegenden methodischen Fehlern einer Kohortenstudie mit einer großen Studienpopulation oder einer qualitativen Studie vorziehen. Sie müssen daher abschätzen, welchen Wert eine Studie für Ihre Fragestellung hat.

Tab. 7.1: Levels of Evidence (Quelle: Oxford Center for Evidence-based Medicine 2009; Marx et al. 2015, eigen Darstellung)

Empfehlungsstärke (Grade of Recommendation)	Evidencegrad (Level of Evidence)	Beschreibung
A	1a	homogene systematische Übersichtsarbeit/Meta-Analyse von RCTs
	1b	einzelne RCT
B	2a	homogene systematische Übersichtsarbeit/Meta-Analyse von Kohortenstudien
	2b	einzelne Kohortenstudie RCT von minderer Qualität bspw. Follow-up < 80 %
	3a	homogene systematische Übersichtsarbeit/Meta-Analyse von Fall-Kontroll-Studie
	3b	Studien einzelne Fall-Kontroll-Studie
C	4	Fall-Serien und qualitativ mindere Kohorten- und Fall-Kontroll-Studien
D	5	Expertenmeinungen, Meinungen Konsensuskonferenzen, Erfahrungsberichte

7.3 Quantitativer Forschungsansatz

Die Basis der quantitativen Forschung liegt im Positivismus und im kritischen Rationalismus. Der Positivismus geht davon aus, dass es eine positive Realität gibt, die durch Forschung entdeckt werden kann. Dabei wird der

Begriff positiv nicht im Sinne von gut bewertet, sondern wird als »gegeben« oder »wirklich vorhanden« verwendet (Mayer 2015, S. 83). Er wird also als *wahrnehmbare Realität* verstanden. Alles was man zählen, messen oder hören kann, wird im Sinn des Positivismus als Gegenstand der Realität verstanden und kann daher auch Gegenstand der Wissenschaft sein. Hier wird die materielle Realität wahrgenommen, die durch Zählen und Messen objektivierbar ist. Eine der wichtigsten Annahmen des Positivismus ist daher, dass die Realität eine objektive Wirklichkeit darstellt. Ziel der Forschung ist es daher, diese Wirklichkeit zu erfassen, zu messen, zu beobachten oder durch Experimente darzustellen. Durch dieses Vorgehen möchte man die Wirklichkeit möglichst genau und unverfälscht wiedergeben. Im Vordergrund steht das Streben nach Objektivität. Positivistisch orientierte Wissenschaft hat zum Ziel, zu erfassen und zu belegen, wie die Wirklichkeit funktioniert, also Gesetzmäßigkeiten zu entdecken und empirisch zu belegen. Es wird dem Prinzip der Deduktion gefolgt und wissenschaftliche Hypothesen formuliert, um diese empirisch zu verifizieren oder zu falsifizieren. Die Verifikation von wissenschaftlichen Hypothesen, bildet einen zentralen Bestandteil der positivistischen Wissenschaft (Mayer 2015, S. 25).

> **Deduktion:** Schlussfolgerung vom Allgemeinen auf das Spezielle. Ausgehend von theoretischen Überlegungen werden Hypothesen abgeleitet, die empirisch überprüft werden.

Durch Karl Popper (1902–1994) erfuhr der Positivismus in den 1930er-Jahren eine Weiterentwicklung. Popper gilt als Begründer des *kritischen Rationalismus*. Auch dieser Ansatz verfolgt den deduktiven Ansatz und hat ebenfalls zum Ziel, Gesetzmäßigkeiten aufzuspüren, um die objektive Wahrheit zu ergründen. Popper beruft sich im Gegensatz zum Positivismus nicht auf die Verifikation, sondern auf das Prinzip der Falsifikation. Popper geht davon aus, dass es keine allgemeingültigen Sätze geben kann. Auch wenn eine Aussage bisher immer bestätigt wurde, kann man nicht sicher sein, ob sie auch im Fall einer weiteren Überprüfung noch Bestand haben wird. Eine einzige Widerlegung würde ausreichen, um eine Theorie zu stürzen. Nach Popper kann es daher in der Wissenschaft nicht um die Verifikation von Hypothesen gehen, sondern nur um ihre Widerlegung. Für die Wissenschaft ist daher von zentraler Bedeutung, vorhandenes Wissen kritisch zu hinterfragen und zu überprüfen, unter welchen Bedingungen diese zutreffen. Die Naturwissenschaften, Sozialwissenschaften und Gesundheitswissenschaften sind stark von der Denkschule des kritischen Rationalismus geprägt (Bortz & Döring 2005, S. 677; Mayer 2015, S. 27; Bartholomeyczik & Müller 1997, S. 109).

Das quantitative Forschungsparadigma geht davon aus, dass Realität wahrnehmbar und objektiv zu erfassen ist. Eine weitere Annahme der quantitativen Forschung ist die kausale Wirkung von allem Messbaren. Dabei wird das Ziel verfolgt, hinter unterschiedlichen Erscheinungen die jeweiligen Ursachen zu identifizieren und kausale Beziehungen zu entdecken. So wird beispielsweise davon ausgegangen, dass es für die Diagnose Herzinfarkt unterschiedliche Ursachen gibt, die man isolieren, identifizieren und bestimmen kann. Diese kausalen Beziehungen werden als theoretische Annahmen in Form von Hypothesen formuliert. Diese theoretisch gewonnenen Hypothesen werden in der quantitativen Forschung überprüft (hypothesentestendes Vorgehen). Dahinter ist das Ziel zu erkennen, allgemeingültige Aussagen

7.4 Qualitativer Forschungsansatz

abzuleiten (Brandenburg & Schrems 2018, S. 19 ff.; Atteslander 2006, S. 5; Mayer 2015, S. 83).

Die wissenschaftstheoretischen Grundlagen für qualitative Methoden sind in der Philosophie angesiedelt und beruht auf Annahmen, die denen der Geisteswissenschaften nahestehen. In den Sozialwissenschaften sind unter anderem Theorietraditionen wie die phänomenologische Soziologie oder der symbolische Interaktionismus zu nennen. Diese werden häufig unter dem interpretativen Paradigma oder der interpretativen Soziologie zusammengefasst. Die qualitative Forschung hat daher ihren Ursprung in der Philosophie (Lamnek & Krell 2010, S. 33 ff.; Mayer 2014, S. 73). Dabei greift sie auf die Induktion als wesentlichen Zugang zur Erkenntnis zurück.

In der qualitativen Tradition wird ein anderer Wahrheits- und Realitätsbegriff herangezogen als in der quantitativen Forschung. Kernpunkt ist, dass in der qualitativen Forschung davon ausgegangen wird, dass die (soziale) Wirklichkeit unabhängig von Menschen entstehen kann; vielmehr wird diese Wirklichkeit erst durch die soziale Interaktion von allen gemeinsam hergestellt (Mayer 2014, S. 73). Wahrheit wird subjektiv wahrgenommen und ist bestimmt durch subjektive Erfahrungen. Da jeder seine Umwelt auf seine Art wahrnimmt und interpretiert, ist es nicht möglich, von *einer objektiven Wirklichkeit oder objektiven Wahrheit* zu sprechen, wie es in der quantitativen Forschung angenommen wird. Aus diesem Grund hat die qualitative Forschung auch nicht zum Ziel, etwas zu zählen oder zu messen, sondern es sollen Phänomene aus der Perspektive der Betroffenen erforscht und in ihrer Gesamtheit verstanden werden. Dazu ist es notwendig, die Bedeutung dieser Wirklichkeit für den Einzelnen zu erfassen. Ein wesentlicher Aspekt besteht daher im Verstehen. Verstehen bedeutet in diesem Zusammenhang nicht nur, Verhalten von außen zu betrachten, sondern auch tiefer einzudringen. Ziel ist es daher, die Innenwelt eines Menschen zu ergründen und die Bedeutung des Phänomens zu erfassen (Lamnek & Krell 2010, S. 44; Flick et al. 2000, S. 13 f.).

Die Wahrheit ist immer unter Berücksichtigung der Realität des Menschen in seinem aktuellen Kontext zu berücksichtigen. Dabei ist es in der qualitativen Forschung notwendig, die Wahrheit abzubilden, ohne das zu untersuchende Phänomen in seine Einzelteile zu zerlegen, sondern vielmehr ist die Gesamtheit (soziale Interaktion) zu betrachten. Objektivität, wie sie in der quantitativen Forschung angestrebt wird, hat hier also keine zentrale Bedeutung, denn die subjektive Sichtweise ist von immanentem Interesse (Mayer 2014, S, 74). Mit den so gewonnenen Daten ist man in der Lage, Konzepte und Theorien zu entwickeln. Qualitative Forschung ist daher nicht

> Induktion: Schließen vom Besonderen (Einzelfall, Stichprobe) auf das Allgemeine. Es werden Ergebnisse bspw. durch Beobachtungen ermittelt und daraus theoretische Überlegungen abgeleitet.

> Zentral für die qualitative Forschung ist nicht, die Wirklichkeit durch objektives Messen zu erfassen; vielmehr sollen soziale Interaktionen in ihrer Bedeutung und in ihren Zusammenhängen interpretiert werden. Subjektive Empfindungen und Wahrnehmungen stehen hier an prominenter Stelle.

theorieprüfend, sondern theoriebildend. Es wird deutlich, dass durch den induktiven Forschungsprozess und die nicht standardisierten Methoden eine Verallgemeinerung der Daten nicht das Ziel ist, sondern es steht die Theorieentwicklung im Vordergrund (Panke-Kochinke 2012, S. 32).

Ihnen wurden die zwei großen Forschungstraditionen – die quantitative und die qualitative Forschung – in groben Zügen vorgestellt. Entscheidet man sich für eine Forschungsfrage, stellt sich sofort die nächste Frage nach dem Aufbau der Forschungsarbeit: Welches Forschungsdesign oder welcher Typ soll angewandt werden? Das Forschungs- oder Studiendesign beschreibt allgemein das Vorgehen im Rahmen einer Forschungsarbeit und legt damit den Weg fest, wie die Forschungsarbeit aufgebaut und mit welchen Methoden sie bearbeitet wird. Es ist daher notwendig, sich mit den unterschiedlichen Designs auseinanderzusetzen, da eine Vielzahl unterschiedlicher Herangehensweisen möglich ist.

7.5 Qualitative Forschungsdesigns

Während in der Evidence-based Medicine, die quantitativen Methoden dominieren, sind im Evidence-based Nursing die qualitativen Methoden das Mittel der Wahl. Sie werden daher als wichtige Quelle für die Beantwortung pflegerischer Fragestellungen herangezogen. Welche Methode zielführend ist, entscheiden Forschende daher auf Grundlage der konkreten Fragestellung (DiCenso et al. 2005a, S. 11). Wenn Fragen nach Sinnzusammenhängen aus der Perspektive des Individuums beantwortet werden sollen, dann sind eher ethnologische oder hermeneutische Studien dafür geeignet als ein experimentelles Design.

In der qualitativen Forschung werden zur Einschätzung der Qualität von Forschungsarbeiten Gütekriterien herangezogen. Diese sind jedoch nicht übereinstimmend unter den Forschenden anerkannt. Primär geht es um die Vertrauenswürdigkeit von qualitativen Daten. Hinweise können laut Mayer (2014, S. 82 ff.) folgende Kriterien geben:

- Glaubwürdigkeit (Hier kann man überprüfen, wie lange die Befragung oder Beobachtung durchgeführt wurde. Je länger die Forschenden im Feld waren, umso mehr Daten wurden gesammelt und umso mehr kann man davon ausgehen, dass alle wichtigen Befunde erfasst wurden.)
- Folgerichtigkeit (Dieser Punkt soll verdeutlichen, ob die Ergebnisse für das Phänomen adäquat sind.)
- Angemessenheit (Hier soll dargestellt werden, ob die Wirklichkeit der Teilnehmenden genau wiedergegeben wird.)
- Übertragbarkeit (Es ist natürlich von Bedeutung, dass die Ergebnisse auf andere Settings oder Gruppen übertragen werden können. Dies soll durch dieses Gütekriterium ausgedrückt werden.)

Es gibt keine allgemeingültigen Gütekriterien für qualitative Forschung. Unterschiedliche qualitative Designs und inhaltliche Positionen lassen es nicht zu, Verallgemeinerungen zu entwickeln, wie es in der quantitativen Forschung möglich ist. Weitere Hinweise zu Gütekriterien in der qualitativen Forschung finden Sie bei Philipp Mayring (2002).

Unter den qualitativen Designs werden meist die Grounded Theory, die Phänomenologie, die Ethnografie und die objektive Hermeneutik gefasst, die im Folgenden kurz vorgestellt werden.

7.5.1 Phänomenologie

Die Phänomenologie basiert auf einer philosophischen Denkrichtung. Ziel dieser Methode ist es, die Bedeutung von Erfahrungen in Bezug auf ein Phänomen zu erforschen und zu erfassen. Des Weiteren soll das Phänomen beschrieben und die Perspektive der Individuen auf diese Phänomene auf ihre Wirklichkeit abgebildet werden (Schoppmann & Pohlmann 2000, S. 362). Die Betrachtung dieser Phänomene soll nicht durch ontologische Voraussetzungen eingeschränkt werden.

Die Wirklichkeit sollte möglichst vorurteilsfrei erfasst werden. Erkenntnistheoretisch betrachtet befasst sich die Phänomenologie mit der Frage, wie *Welt* je nach Betrachtungsweise entsteht und wie sie sich für das Individuum darstellt (Schoppmann & Pohlmann 2000, S. 362). Es geht also um die »Lehre vom menschlichen Sein«. Dabei geht es darum, die Perspektive der einzelnen Menschen zu erfassen. Ziel ist es dabei, die Erfahrungen und Bedeutungen für den Einzelnen zu verstehen und nachzuvollziehen (Meyer 2014, S. 76). Daher ist es von Bedeutung, dass die Phänomene so beschrieben werden, wie es die Einzelnen wahrnehmen und nicht, wie sie durch Vorannahmen oder Vorurteile dargestellt werden. Durch den Ansatz, möglichst vorurteilsfrei neue Strukturen zu identifizieren, kann die Phänomenologie als eine kritische Wissenschaft betrachtet werden (Lamnek & Krell 2010, S. 59). Ihr Ziel ist, eine tiefgreifende Analyse einzelner Phänomene vorzunehmen, die durch einen intensiven Austausch mit dem Einzelnen erfolgt.

Der Begriff Ontologie kommt aus dem Altgriechischen und bedeutet so viel wie »die Lehre vom Sein«.

In der Pflegeforschung ist die Phänomenologie sehr verbreitet. Die Methode wird dann gewählt, wenn man Aspekte des Alltagserlebens einer spezifischen Gruppe oder auch eines Individuums näher untersuchen möchte. Dabei sind Erfahrungen und Bedarfe aus der Perspektive bspw. von Menschen, die gerade eine schwere COVID-19-Erkrankung durchlitten haben oder das Körpererleben von Männern nach einer Operation des Prostata-Karzinoms, zentral. Forschende gehen der Frage nach: »Welche Auswirkungen auf die Selbstwahrnehmung hat die Operation des Prostata-Karzinoms für den betroffenen Mann und dessen soziales Umfeld?« oder »Wie erleben Jugendliche die Einschränkungen durch einen Diabetes mellitus Typ 1?«. Es geht um das Individuum und dessen Erleben der Wirklichkeit.

7.5.2 Grounded Theory

Grounded Theory ist die verbreitetste qualitative Methode, insbesondere im angelsächsischen Bereich. Sie geht auf Anselm Strauss, Barney Glaser und Juliet Corbin zurück (Corbin & Strauss 2015). Das Konzept gründet sich auf dem symbolischen Interaktionismus und wird in der Pflegeforschung häufig angewandt. Glaser und Strauss lehnen die Annahme ab, qualitative Sozialforschung sei nur als Vorstufe für quantitative Forschung zu sehen. Sie sehen die wesentliche Aufgabe der Grounded Theory darin, neue Theorien zu entdecken und zu entwickeln (Lamnek & Krell 2010, S. 106). Der Grounded Theory geht es daher um die Rekonstruktion von sozialem Handeln und um die menschliche Interaktion. Es geht um die *Entwicklung einer Theorie*, die dem zu untersuchenden Gegenstand gerecht wird. Dadurch unterscheidet sich die Grounded Theory von anderen qualitativen Forschungsansätzen, in denen es primär um die *Beschreibung* von Phänomenen geht (Mayer 2014, S. 77). Für die Datenerhebung werden als Quellen hauptsächlich Interviews, Beobachtungen und Dokumente herangezogen. Die Besonderheit der Grounded Theory ist besteht darin, dass sie einen iterativen Prozess verfolgt, in dem Datensammlung und Datenanalyse ineinander verschränkt sind. Zudem findet ein theoretisches Sampling statt, in dem bei der Auswahl der Studienteilnehmenden auf eine breite Perspektive und Meinung zu einem bestimmten Phänomen geachtet wird. Zu Beginn werden Studienteilnehmende aufgrund einer impliziten Annahme ausgesucht, um auf Grundlage der ersten Datenanalysen dann im nächsten Schritt weitere Studienteilnehmende auszuwählen (Theoretical Sampling).

> Theoretical Sampling: Art und Weise, wie Studienteilnehmende ausgewählt werden, um durch Fallkontrastierung unterschiedliche Perspektiven und Meinungen zu einem Phänomen zu erhalten.

Die Forschungsfrage sowie die Analyse der Informationen dienen im Forschungsverlauf dem theoretischen Sampling, das so lange fortgeführt wird, bis keine neuen Erkenntnisse mehr gewonnen werden können (Zustand der Datensättigung) (Fringer & Schrems 2018, S. 84). Grounded Theory ist nicht nur eine Untersuchungsmethode, sondern auch eine Darstellung der Handlungslogik.

7.5.3 Ethnografie

Der Forschungsansatz der Ethnografie ist im Kontext der ethnologischen Kulturanalyse entstanden und bietet einen Zugang, um Alltagskulturen bspw. in Organisationen zu untersuchen (Breidenstein et al. 2013, S. 36). Die Ethnografie wurde in der Sozialforschung unter dem Begriff »lebensweltliche Ethnografie« aufgenommen (Bohnsack et al. 2018, S. 63). In ihrem Verständnis werden soziale Gruppen, Institutionen, Organisationen und Individuen in ihrer natürlichen Umgebung beobachtet. Ziel ist es, unbekannte und fremde Welten zu erforschen (Hitzler 2003, S. 48). Das bezieht sich nicht alleine auf fremde Kulturen, sondern auf alle Lebensbereiche. Die Forschenden müssen dazu ihr vertrautes Feld verlassen und in neue Lebenswelten eintreten. Nur so können neue Kulturen entdeckt und beschrieben werden. Kulturen werden durch Feldforschung erkundet, um ihre typischen

Interaktions- und Lebensformen, Praktiken und Rituale aufzufinden und zu rekonstruieren. Der Begriff der Kultur wird in diesem Zusammenhang nicht normativ oder holistisch gefasst, sondern bezieht sich auf Lebens- und Arbeitsformen. Zum Einsatz kommen unterschiedliche Erhebungsmethoden wie Interviews, Dokumentenanalysen oder Tonaufnahmen. Die zentrale Methode ist jedoch die teilnehmende Beobachtung, in der Forschende am Alltag der Beforschten teilnehmen und deren Interaktionen selbst erleben. Dadurch erhalten Forschende eine genaue Kenntnis des Feldes (Lamnek & Krell 2010, S. 53). Eine besondere Herausforderung besteht darin, die unterschiedlichen Datentypen im Sinne der aufgestellten Forschungsfrage auszuwerten.

Eine bekannte ethnografische Forschungsarbeit aus der Pflege, stammt von Ursula Koch-Straube. In ihren Beobachtungen zum Thema »Fremde Welt Pflegeheim« erforscht sie sehr anschaulich, wie es in einem Altenpflegeheim zugeht. Sie entdeckt Gesetzmäßigkeiten im Alltagserleben der Bewohner*innen eines Pflegeheims. Sie berichtet über die Alltagsgestaltung, über Rituale und Konflikte; auch werden Bereiche wie Sexualität, Ekel und Grenzerfahrungen beschrieben. Die Autorin hat dazu ganz bewusst die Rolle der teilnehmenden Beobachterin eingenommen, um den Alltag wahrzunehmen, zu begreifen und darüber zu berichten. Das Ergebnis sind dichte Beschreibungen über institutionelle Alltagsbedingungen in einem Pflegeheim (Koch-Straube 2002).

7.5.4 Objektive Hermeneutik

In der Objektiven Hermeneutik, die auf Ulrich Oevermann zurückgeht, sind als zentrale Punkte die Analyse von Protokollen sozialer Wirklichkeit, auf deren Sinnstrukturen zu sehen (Scherf 2009, S. 300). Die Objektive Hermeneutik verfolgt als sozialwissenschaftliche Forschungsmethode die Interpretation von Texten (Protokollen). Ihr gilt der »Akt der Interpretation als methodischer Kern einer sinnverstehenden Wirklichkeitsforschung« (Wernet 2000, S. 9), um Ergebnisse an überprüfbare Kriterien zurückzubinden. In der Objektiven Hermeneutik geht es darum, das Individuum in Bezug auf seine Umwelt zu analysieren und auf Grundlage der Ergebnisse generalisierte Erkenntnisse abzuleiten. Analyseebene kann ein Individuum, Handlungsmuster von Gruppen oder Organisationen sowie auf gesellschaftliche Rahmenbedingungen sein. Dabei steht die Bewältigung von sozialen Krisen im Mittelpunkt des Interesses, da nur so Entwicklungen entstehen können (Oevermann 2000, S. 62 ff.). Die Objektive Hermeneutik »ist als forschungspraktisches Verfahren entwickelt worden, um Protokolle innerfamiliärer Interaktionen unter sozialisatorischen Gesichtspunkten zu interpretieren« (Scherf 2009, S. 300). Es soll *ein besonderer Fall* analysiert werden, um verallgemeinerungsfähige Gesetzmäßigkeiten zu entdecken. In der sogenannten *Lebenspraxis* treffen das Allgemeine und das Besondere aufeinander und verbinden sich. Für die Analyse nach der Objektiven Hermeneutik ist es notwendig, zwischen der Lebenspraxis und den in der Praxis erzeugten

Protokollen zu unterscheiden. Oevermann führt dazu aus (2004, S. 427): »Alles[,] was wir über ein empirisches Ereignis methodisch wissen und verwenden können, ist an diese Objektivierung in Gestalt eines Protokolls gebunden«. Durch die Protokolle erhalten die Forschenden Zugang zur untersuchten Welt und zur sinnstiftenden Struktur. Ziel ist es daher, diese Struktur methodisch kontrolliert zu erfassen und zu verstehen sowie Auskunft über die Wirklichkeit zu erhalten. So soll das regelgeleitete soziale Handeln ergründet werden. Denn die Welt, in der sich die handelnden Subjekte bewegen, besteht aus Regeln, womit Interpretationsspielraum für Verhaltensweisen der Subjekte ermöglicht wird. »Soziales Handeln konstituiert sich entlang dieser Regeln, und die Interpretation der Protokolle dieses Handelns erfolgt unter Rückgriff auf dieses Regelwissen« (Wernet 2000, S. 13). Die Beurteilung von Handlungen eines Subjekts wird erst durch denkbare Alternativen möglich, denn ein Subjekt kann sich auch gegen Handlungen entscheiden. Nur durch das Wissen der Regeln, können Verhaltensweisen interpretiert werden. Dabei wird darauf geachtet, dass die Datenerhebung von der Datenauswertung getrennt durchgeführt wird (Scherf 2009, S. 303). Anhand der Bedeutung der Protokolle wird erkennbar, dass in der Objektiven Hermeneutik standardisierte Befragungen oder auch Leitfadeninterviews als Erhebungsinstrument nicht geeignet sind, denn es geht um die Erfassung grundlegender sozialer Fragestellungen und um die Subjektivität.

> In der Objektiven Hermeneutik werden Aussagen und dokumentierte Handlungen daraufhin analysiert, welche latenten Sinn- und objektiven Bedeutungsstrukturen sie aufweisen.

Die Methodologie der Objektiven Hermeneutik zielt vor allem darauf, auf kaum erforschten Gebieten oder auch bei eher unbekannten Phänomenen, deren charakteristische Strukturen zu erfassen und zu interpretieren. Ziel ist es, deren Gesetzmäßigkeiten zu ergründen (Oevermann 2002, S. 2). Die Objektive Hermeneutik ist als eine *schließende Methode zur Gegenstandsanalyse* zu charakterisieren. Wenn dabei die »Rekonstruktion in sich schlüssig und textanalytisch nachvollziehbar entwickelt und in diesem Prozess nachvollziehbar ist, lässt sich von Evidenz sprechen« (Panke-Kochinke 2012, S. 15).

7.5.5 Weitere Designs

In der qualitativen Forschung lassen sich noch weitere wichtige Designs oder Methoden identifizieren, auf die hier nicht weiter eingegangen wird.

- Aktionsforschung
- Biografieforschung
- partizipative Aktionsforschung
- qualitative Evaluationsforschung
- qualitative deskriptive Studiendesigns

Die Aufzählung ließe sich weiter fortführen. Es sollte verdeutlicht werden, wie komplex und differenziert sich qualitative Forschung darstellt. Aus diesem Grund kann auch nicht von *der* qualitativen Forschung gesprochen werden. Je nach Forschungsinteresse muss daher überlegt werden, welches Design angemessen ist. Diese knappe Übersicht über die Methodologie der qualitativen Forschung sollte jedoch auch verdeutlichen, wie komplex qualitative Forschung ist und welche Methodenkompetenzen man zur Umsetzung eines qualitativen Forschungsvorhabens benötigt. Wer sich intensiver mit qualitativen Forschungsdesigns auseinandersetzen möchte, kann auf zahlreiche Fachliteratur zu Methodologie, Designs und Methoden zurückgreifen (bspw. Flick et al. 2012; Lamnek & Krell 2010).

7.6 Quantitative Forschungsdesigns

In der quantitativen Forschung lassen sich unterschiedliche Studiendesigns identifizieren, die sich vor allem nach ihren theoretischen Grundlagen, der Datenerhebung und der Datenauswertung unterscheiden.

In der quantitativen Forschung ist es notwendig, sich zu verdeutlichen, welches Design zur Anwendung kommt, denn hier ist die Auswahl an Designs deutlich größer als in der qualitativen Forschung. Hier sich, auch aufgrund von Kombinationsmöglichkeiten, unterschiedliche Perspektiven. So kann sich aus einer deskriptiven Studie durch die Auswahl der Messzeitpunkte eine Längsschnittstudie oder eine Querschnittstudie ergeben. Eine Längsschnittstudie kann retrospektiv oder prospektiv angelegt werden. Zudem können sich Studiendesigns nach der Zuordnung der Studienteilnehmenden zu einer Intervention unterscheiden. Wenn diese erfolgt, dann können Sie von einer *experimentellen* Studie ausgehen. Erfolgt eine zufällige, also randomisierte Zuteilung der Teilnehmenden zu den Untersuchungsarmen, dann handelt es sich um eine *randomisierte kontrollierte Studie* (RCT). Erfolgt die Zuteilung nicht zufällig, findet also keine Randomisierung statt, dann liegt eine *kontrollierte klinische Studie* (CCT) vor. Wird die Untersuchung prospektiv vorgenommen, wird von einer *Kohortenstudie* gesprochen, bei einem retrospektiven Vorgehen handelt es sich um eine *Fall-Kontroll-Studie*. Des Weiteren müssen Sie die Häufigkeit der Messungen betrachten. Findet die Erhebung zu einem bestimmten Zeitpunkt einmalig statt, spricht man von einer *Querschnittstudie*. Bei einer *Längsschnittstudie* werden Daten zu unterschiedlichen Messzeitpunkten erhoben; wenn keine Kontrollgruppe gebildet wurde, dann kann es sich um eine *Fallserie* oder eine *Vorher-Nachher-Studie* handeln.

In quantitativen Studiendesigns wird zwischen *retrospektiven* und *prospektiven* Studien unterschieden. Mit *retrospektiven* Studien sucht man in der Vergangenheit, also rückwärtsgerichtet nach Ursachen. So kann man bspw. die Frage beantworten, wie hoch die Sturzhäufigkeit im Krankenhaus in den letzten zwei Jahren war. Retrospektive Designs sind fast immer Querschnittdesigns. Sie kommen bei Fall-Kontroll-Studien vor, die epidemiologische Fragestellungen untersuchen. Man spricht von einem prospektiven Design, wenn man in der Zukunft, also vorwärtsgerichtet, nach Antworten zu einer Fragestellung sucht. So könnte man mit einem prospektiven Design die Frage beantworten, ob sich Patient*innen mit einer Tumorerkrankung durch den Einsatz von Duftlampen mit ätherischen Ölen entspannen können oder nicht. Prospektive Designs kommen zur Anwendung, wenn man Interventionen und deren Wirkungen bewerten möchte. Sie können sowohl als Querschnitt- sowie als Längsschnittstudie angelegt werden. Ein klassisches Design für ein prospektives Vorgehen stellt die Kohortenstudie dar (Mayer 2015, S. 131; Hussy et al. 2005, S. 130).

Zur Beantwortung der Frage, ob ein quantitatives Design angemessen ist, kann uns die *interne und externe Validität* helfen. Die interne und externe Validität zur Beurteilung von quantitativen Designs darf jedoch nicht mit den Gütekriterien von Messinstrumenten verwechselt werden. Die interne Validität gibt an, ob die unabhängige Variable die abhängige auch wirklich beeinflusst. Die interne Validität gibt zudem an, ob Veränderungen der abhängigen Variablen auch andere Erklärungszusammenhänge zulassen als die Wirkung der involvierten unabhängigen Variablen. Die interne Validität gibt also Aufschluss darüber, ob die aufgezeigten Effekte auf Störvariablen zurückzuführen sind oder ob diese ausgeschlossen wurden. Dies ist insbesondere dann von Bedeutung, wenn es um Kausalitäten geht. Gerade experimentelle Designs weisen durch die Randomisierung eine stärkere Kontrolle auf und haben dadurch einen hohen Grad an interner Validität (Burns et al. 2005, S. 230; Lobiondo-Wood & Haber 2005, S. 307). Interne Validität liegt also dann vor, wenn Veränderungen in den abhängigen Variablen eindeutig auf den Einfluss der unabhängigen Variablen zurückzuführen sind (Bortz & Döring 2005, S. 56).

> Die interne Validität erfasst das Ausmaß der Kontrolle der Störvariablen. Wenn die interne Validität gegeben ist, so können kausale Schlüsse gezogen werden.

Bei der *externen Validität* wird auf die Verallgemeinerbarkeit der Ergebnisse Bezug genommen. Durch die externe Validität wird deutlich, ob die Ergebnisse generalisiert werden können. Die externe Validität gibt somit einen Hinweis auf die Relevanz der Studie. Sie kann bspw. durch eine unpassende Stichprobe negativ beeinflusst werden: Wenn die Stichprobe einen Selektionsbias aufweist, können Ergebnisse nicht verallgemeinert werden. Eine fehlerhafte Auswahl der Studienteilnehmenden aus der Gesamtpopulation ist ein starkes Argument gegen die Verallgemeinerbarkeit der Ergebnisse. Ebenso kann es bei der Auswahl des Settings Probleme geben. Wenn dieses nicht der Realität entspricht, weisen auch hier die Ergebnisse nur eine bedingte Gültigkeit auf (Mayer 2015, S. 134; Bruns & Grove 2005, S. 230). Die externe Validität ist dann gegeben, wenn die in der Stichprobe gefundenen Ergebnisse auf andere Personen, Situationen oder Zeitpunkte generalisiert werden können (Bortz & Döring 2005, S. 57).

> Die externe Validität erfasst das Ausmaß der Verallgemeinerbarkeit der Ergebnisse.

Es gelingt allerdings kaum die beiden Gütekriterien in einem Studiendesign perfekt zu erfüllen. Denn die Veränderung der internen Validität wirkt sich immer zuungunsten der externen Validität aus und umgekehrt. In der Regel muss man sich daher mit einer Kompromisslösung begnügen (Bortz & Döring 2005, S. 56).

In der quantitativen Forschung werden bestimmte Gütekriterien verwendet, um die Qualität von Forschung bestimmen zu können. Diese Kriterien geben darüber Auskunft, wie Forschungsergebnisse zustande gekommen und wie korrekt die Ergebnisse sind. Sie können sich auf das Design, auf die Erhebungsinstrumente sowie auf die Datenauswertung beziehen. Folgende Gütekriterien werden angewandt:

- Objektivität
- Reliabilität
- Validität

Die *Objektivität* zeigt an, wie unabhängig die Testergebnisse von den Forschenden entstanden sind, die die Datenerhebung und Datenanalyse durchführen. Sie gibt an, wie stark der Einfluss der Forschenden auf den Forschungsprozess ist. Die Objektivität wird zu unterschiedlichen Phasen des Forschungsprozesses relevant. Man spricht in diesem Zusammenhang von Durchführungsobjektivität, Auswertungsobjektivität und Interpretationsobjektivität (Reuschenbach 2011, S. 57). Die Objektivität ist vom Standardisierungsgrad der Erhebungsinstrumente abhängig. Ein hoher Standardisierungsgrad steht für ein hohes Maß an Objektivität bei der Datenerhebung. Standardisierte Analyseverfahren sind für eine hohe Objektivität bei der Datenauswertung verantwortlich. Bei quantitativen Erhebungsmethoden ist die Auswertungsobjektivität als sehr hoch einzuschätzen (Diekmann 2007, S. 216). Die *Reliabilität* gibt die Zuverlässigkeit eines Messinstruments an und gibt die Antwort auf die Frage, ob bei Wiederholung der Messung mit diesem Instrument durch Andere das gleiche oder zumindest ein sehr ähnliches Ergebnis erzielt wird (bspw. Wiederholung der Messung der Körpergröße mittels Zentimetermaß durch eine andere Person). *Validität* ist ein zentrales Kriterium eines Messinstruments, es geht der Frage nach, ob ein Messinstrument das misst, was es messen soll (bspw. Zentimetermaß zur Erfassung der Körpergröße) (Bühner 2004, S. 36). Die Gütekriterien stehen jedoch nicht allein für sich, sondern bauen aufeinander auf und beeinflussen sich gegenseitig (Bortz & Döring 2005, S. 326).

<small>Gütekriterien quantitativer Forschung: Objektivität, Reliabilität und Validität</small>

7.6.1 Randomisierte kontrollierte Studie

Bei einer randomisierten kontrollierten Studie (Randomized Controlled Trial = RCT) handelt es sich um ein experimentelles Studiendesign, bei dem die Teilnehmenden per Zufallsverfahren einer Interventions- oder Kontrollgruppe zugeteilt werden. In der Interventionsgruppe erhalten die Teilnehmenden eine entsprechende Maßnahme bzw. Intervention. In der Kontrollgruppe erhalten die Teilnehmenden diese Intervention nicht oder sie erhalten eine andere Intervention (Mad et al. 2008, S. 234). So wird sichergestellt, dass alle potenziellen Störgrößen in den zu vergleichenden Gruppen identische Verteilungen aufweisen. Wichtig ist dabei, dass jeder/jede Teilnehmende die gleiche Chance hat, in eine der jeweiligen Gruppen zu gelangen. Auch dürfen sich die Gruppen nicht systematisch unterscheiden, da sonst über die Wirkung der Intervention keine Aussage gemacht werden kann. Ziel ist es herauszufinden, ob ein bestimmtes Ereignis in der einen oder anderen Gruppe häufiger auftritt. Die Randomisierung hat den Sinn, dass die Gruppen möglichst ähnlich in ihren Ausprägungen sind, weil die Aufteilung durch Zufall geschehen ist. Die RCT gilt als Goldstandard für Interventionsstudien. Immer wenn es um die Testung der Wirkung pflegerischer Interventionen geht, wird das RCT als das ideale Design angesehen. Allerdings werden RCT in der Pflegeforschung selten umgesetzt, da pflegerische Interventionen komplex sind und daher die Wirkung der Handlungen nur schwer zu erfassen ist (Mayer 2015, S. 178). Durch RCT kann die Wirksamkeit pflegerischer Interventionen unter den beschriebenen Voraussetzungen nachgewiesen werden. Sie weisen damit die höchste Aussagekraft auf, denn mit diesem Verfahren kann eine Kausalität zwischen Intervention und Outcome nachgewiesen sowie eine Verallgemeinerung vorgenommen werden.

7.6.2 Kontrollierte klinische Studie

Die kontrollierte klinische Studie (Controlled Clinical Trial = CCT) ist im Prinzip wie ein RCT aufgebaut, nur dass die Teilnehmenden *nicht* randomisiert wurden. Es fand also keine zufällige Zuordnung zu einer Interventions- oder Kontrollgruppe statt. Die fehlende Randomisierung kann darin begründet sein, dass die Auswahl einer Kontrollgruppe ethisch nicht vertretbar oder nicht praktikabel ist. Man spricht bei einem CCT von einem *quasi-experimentellen Design*. Die CCT sind ebenfalls dazu geeignet, Ursache-Wirkungs-Zusammenhänge darzustellen. Jedoch ist die Aussagekraft durch evtl. vorhandene Störgrößen entsprechend geringer. So können sich die beiden Gruppen in ihren Ausprägungen unterscheiden, da sie nicht zufällig für die jeweiligen Untersuchungsarme ausgewählt wurden. Daher ist der Einfluss von Störgrößen (Confounder) nicht auszuschließen (Mayer 2015, S. 143). Der Vorteil des quasi-experimentellen Designs ist darin zu sehen, dass dieses Verfahren in der (pflegerischen) Praxis einfacher durchzuführen ist und diese Untersuchungen teilweise weniger ethische Probleme aufweisen als experimentelle Designs.

7.6.3 Kohortenstudie

Im Rahmen einer Kohortenstudie (auch Längsschnittstudie, Longitudinalstudie oder Follow-up-Studie genannt) werden zwei Gruppen von Patient*innen (= Kohorten) gegenübergestellt und im Zeitverlauf beobachtet. Eine Kohorte ist eine dem zu untersuchenden Belastungs-/Risikofaktor ausgesetzte Gruppe von Menschen. Es gibt also eine Gruppe, die exponiert ist und eine andere Gruppe die nicht-exponiert ist. Die Studie wird über einen definierten Zeitraum durchgeführt und es werden auftretende Erkrankungen, Krankheitsverläufe und Todesfälle dokumentiert. Durch dieses Vorgehen kann geklärt werden, ob und woran die Teilnehmenden erkranken (Gordis 2001, S. 155). An Kohortenstudien nehmen oft Menschen teil, die zu Studienbeginn gesund sind. Kohortenstudien können vor allem helfen,

Fragen nach der Häufigkeit und den Risikofaktoren einer Krankheit zu beantworten.

7.6.4 Fall-Kontroll-Studie

Eine Fall-Kontroll-Studie stellt eine retrospektive Querschnittstudie mit Vergleichsgruppen aus Fällen und Kontrollen dar. In einer Fall-Kontroll-Studie werden Fälle (Fallgruppe) identifiziert, die das interessierende Ereignis/Merkmal aufweisen, bspw. einen Dekubitus. Dann sucht man sich zur Kontrolle die Patient*innen heraus, die dieses Merkmal nicht aufweisen. Beide Gruppen müssen sich in ihrer individuellen Merkmalsausprägung jedoch ähneln, um Verzerrungen zu vermeiden, so zum Beispiel nach Alter, Geschlecht oder Gesundheitszustand. Im weiteren Schritt wird retrospektiv überprüft, ob die Fallgruppe die gleichen Häufigkeiten an Risikofaktoren aufweist wie die Kontrollgruppe. Ziel ist es, Ursachen für Erkrankungen zu erfassen, um daraus Rückschlüsse für mögliche Präventionsmaßnahmen ziehen zu können. Eine Schwäche der Fall-Kontroll-Studien ist darin zu sehen, dass intervenierende Merkmale zwischen den Gruppen nicht erkannt werden bzw. bekannt sind, diese aber einen Einfluss auf das interessierende Ergebnis haben können (Panfil & Mayer 2018, S. 102). Die Fall-Kontroll-Studie wird insbesondere bei seltenen Ereignissen oder seltenen Erkrankungen durchgeführt und ist schnell und kostengünstig umsetzbar.

7.6.5 Querschnitt- und Längsschnittstudie

Bei einer Querschnittstudie (Prävalenz, Cross Sectional Study) wird die Datenerhebung zu einem Zeitpunkt durchgeführt. Alle interessierenden Merkmale zu einem Phänomen werden *in einer Phase* der Datensammlung erhoben. Hauptziel ist es, eine Ist-Analyse zu erstellen. Das Verfahren wird daher für deskriptive Studien angewandt. Ihr Vorteil ist darin begründet, dass sie kostengünstig ist, da kein Follow-up eingeplant ist. Man kann mit einer Querschnittstudie nur sehr schwer Ursache-Wirkungs-Zusammenhänge abbilden (Bortz & Döring 2005, S. 524)

Um Daten über einen längeren Zeitraum zu unterschiedlichen Messzeitpunkten zu erfassen, wird die Längsschnittstudie durchgeführt. Dabei sollen Veränderungen der Variablen über einen längeren Zeitraum erfasst werden. Bei Längsschnittstudien werden Daten zu mindestens zwei verschiedenen Messzeitpunkten erhoben und mit denselben Methoden ausgewertet. Abhängig davon, wie die Befragung der Teilnehmenden erfolgt, unterscheidet man Trend-, Panel- oder Kohortenstudien. Die Trendstudie wird zu unterschiedlichen Zeitpunkten mit unterschiedlichen Stichproben durchgeführt. Die Panelstudie wird zu unterschiedlichen Zeitpunkten mit derselben Stichprobe durchgeführt. Auch Kohortenstudien können zu den Längsschnittstudien gezählt werden, dies gilt aber lediglich für die prospektiven Kohortenstudien (Bortz & Döring 2005, S. 668).

7.6.6 Vorher-Nachher-Studie

In einer Vorher-Nachher-Studie (Pretest-Posttest-Design, Bevor After Study) werden Teilnehmende vor und nach einer Intervention untersucht, um Veränderungen zu ermitteln. Hier kommt keine Kontrollgruppe zur Anwendung und somit können Störgrößen nicht erfasst werden. Daher sind Aussagen zu Veränderungen aufgrund einer Intervention, also über kausale Zusammenhänge zwischen Intervention und Outcome, nur eingeschränkt möglich (Harms 1998, S. 198; DiCenso et al. 2005b, S. 271). Dieses Studiendesign wird häufig in der Praxis angewandt, weil es kostengünstig ist und quasi »nebenbei« durchgeführt werden kann. Viele Entscheidungen werden aufgrund subjektiver Erfahrung durch dieses Vorgehen gefällt. Eine Intervention wird umgesetzt und es wird überprüft, ob das gewünschte Ergebnis eingetreten ist. Wenn das gewünschte Ergebnis erzielt wurde, wird man die Intervention weiter einsetzen, wenn nicht, dann überlegt man sich eine neue Strategie. Mit diesem Vorgehen können jedoch keine kausalen Aussagen zu Wirkzusammenhängen getätigt werden. Um Rückschlüsse über kausale Wirksamkeiten treffen zu können, sind experimentelle Designs notwendig.

7.6.7 Systematische Übersichtsarbeiten und Meta-Analysen

Systematische Übersichtsarbeiten oder Meta-Analysen stellen kein Studiendesign im engeren Sinn dar, sondern eine Methode, um unterschiedliche Studien nicht nur deskriptiv zusammenzufassen. Im Zentrum der Vorgehensweise stehen Effekte einer Intervention, die in unterschiedlichen Forschungsarbeiten zu einer Fragestellung nachgewiesen wurden. Daher werden auch primär experimentelle Studien, wie RCTs für Meta-Analysen herangezogen. Ziel ist es, einen Überblick über den aktuellen Forschungsstand zu einem Thema zu erhalten und zu überprüfen, ob bestimmte Effekte bei einer bestimmten Population vorliegen. Ebenso wird geprüft, wie groß die Effekte sind und welche Aussagekraft sie haben. Aufgrund der Zusammenfassung mehrerer Studien und der dadurch größeren Stichprobe (gepoolte Stichprobe) ist die Aussagekraft entsprechend hoch. Die Güte einer Meta-Analyse wird darin erkennbar, wie streng die Auswahlkriterien für die einzubeziehenden Studien sind. Dabei sollten nur Studien aufgenommen werden, die eine hohe interne Validität aufweisen (Bortz & Döring 2005, S. 504). Zudem sollte man in der Meta-Analyse überprüfen, ob die untersuchten Variablen und die gewählte Population der einbezogenen Studien vergleichbar sind. Durch gut gemachte Meta-Analysen ist es möglich, einen objektiven Überblick über die aktuelle Evidenz zu erhalten. Dabei sind Aussagen über Effekte der Intervention und entsprechende Schlussfolgerungen aufgrund von großen Stichproben möglich. Bei einer Meta-Analyse wird mittels statistischer Berechnungen die Gesamteffektgröße erhoben und dadurch neue Ergebnisse generiert (Mayer 2015, S. 185; LoBiondo-Wood & Haber 2005, S. 276).

Allerdings kann die Übertragbarkeit auf den konkreten Einzelfall problematisch sein.

Um die Qualität der in eine Meta-Analyse aufgenommenen Studien zu bewerten, kommt häufig der *Jadad-Score* bei RCTs zur Anwendung (▶ Tab. 7.2) (Jadad et al. 1996). Mit ihm bewerten die Autor*innen der Meta-Analyse die Güte der Studien. Zur Beurteilung wird in der Meta-Analyse sorgfältig dokumentiert, wie die Bewertung vorgenommen wurde. Dabei bekommt jede RCT einen zu errechnenden Jadad-Score zugeordnet, der zwischen 0 und 5 liegen kann. Durch dieses Vorgehen kann man die Studien vergleichen und festlegen, ab welchem Jadad-Score eine Studie nicht mehr berücksichtigt werden soll. Wenn eine Studie einen Jadad-Score von weniger als drei Punkten aufweist, deutet dies auf eine mangelhafte Qualität hin: dann sollte sie für die Meta-Analyse nicht genutzt werden. Zur Vermeidung eines systematischen Fehlers (Bias) muss die Bewertung von mindestens zwei Forschenden durchgeführt werden.

Jadad-Score

Tab. 7.2: Jadad-Score

Frage	Ja	Nein
Wurde die Studie als randomisiert beschrieben?	+1	0
War die Randomisierung sachgerecht?	+1	-1
Wurde die Studie als doppelblind beschrieben?	+1	0
War die Verblindung sachgerecht?	+1	-1
Wurden die Ausfälle (Drop-out) begrundet?	+1	0

Bei der Interpretation des Jadad-Scores ist zu berücksichtigen, dass dieser nur für die Bewertung bestimmter Studientypen (z. B. Therapiestudien) geeignet ist. Für einige Studientypen (bspw. Kohortenstudien, Fall-Kontroll-Studien, Diagnostikstudien oder Beobachtungsstudien) eignet sich dieser Score nicht.

Auch bei der Erstellung einer Meta-Analyse kann es zu einem Bias kommen. Insbesondere ist hier an den *Publikationsbias* zu denken. Dieser tritt dann auf, wenn in der Meta-Analyse nicht ausreichend hochwertige Studien recherchiert wurden und somit die Gefahr besteht, wichtige Veröffentlichungen übersehen zu haben. Zu einem Publikationsbias kann es auch kommen, wenn Studien nicht publiziert wurden, da sie keine signifikanten Ergebnisse erzielt haben. Ein weiterer Faktor für einen Publikationsbias ist in der veröffentlichten Sprache zu erkennen. Dies ist dann ein Problem, wenn Studien nicht in englischer Sprache zur Verfügung stehen und deshalb nicht in die Meta-Analyse einbezogen werden können. Aus diesem Grund ist es von Bedeutung, dass in Meta-Analysen über einen möglichen Publikationsbias berichtet wird. Dies kann grafisch durch einen *Funnel Plot* oder statistisch erfolgen (Sterne et al. 2011).

Publikationsbias

In Meta-Analysen werden statistische Kenngrößen der aufgenommenen Studien ebenfalls veröffentlicht. Es werden die Odds Ratio (OR), das Relative

Odds Ratio, Relatives Risiko, Number needed to treat, Heterogenität

Risiko (Risk Ratio = RR), die Number needed to treat (NNT), p-Werte (Signifikanz), Konfidenzintervalle (KI) und die Heterogenität (I^2) angegeben.

Die *Odds Ratio* wird in der Epidemiologie verwendet um auszudrücken, wie stark ein vermuteter Risikofaktor mit einer bestimmten Krankheit zusammenhängt. Dabei werden Personen mit einem potenziellen Risikofaktor für eine Erkrankung mit Personen verglichen, die diesen Risikofaktor nicht aufweisen. Die Odds Ratio drückt aus, um wie viel höher die Chance (odds) ist, in der Population mit Risikofaktor, zu erkranken, im Vergleich mit der Chance in der Population ohne Risikofaktor. Das OR wird in Meta-Analysen oder systematischen Übersichtsarbeiten ebenfalls häufig berechnet. Ein OR von 1 sagt aus, dass zwischen der Interventions- und Kontrollgruppe keine Unterschiede bestehen. Das *Relative Risiko* (RR), Relative Risk oder Risk Ratio, beschreibt das Verhältnis der Inzidenz der Interventionsgruppe im Vergleich zu der Kontrollgruppe.

> In der Epidemiologie bezeichnet man die Inzidenz als neu auftretende Krankheitsfälle in einer Population innerhalb einer bestimmten Zeitspanne. Bspw. Zahl der Neuerkrankungen in einem Jahr pro 100.000 Menschen.

Eine weitere wichtige Kennzahl stellt die *Number needed to treat* (NNT) dar. Dieser Wert sagt aus, wie hoch die geschätzte durchschnittliche Zahl der Patient*innen ist, die behandelt werden müssen, um bei einem/r weiteren Patient*in ein unerwünschtes Ereignis zu verhindern, welches ohne die Behandlung aufgetreten wäre. Die NNT ist ein Effektstärkemaß, welches zur Bewertung einer Therapie im Vergleich zu einer Kontrolle hinsichtlich des Auftretens eines unerwünschten Ereignisses herangezogen wird.

Gerade in Meta-Analysen und systematischen Übersichtsarbeiten ist es wichtig zu wissen, ob es Unterschiede zwischen den verwendeten Studien gibt. Unterschiede können im Studiendesign, in der Stichprobe oder in der Intervention auftreten. Zur Einschätzung der *Heterogenität* nutzt man einen Test, um Aussagen zu erhalten, ob die Unterschiede in den Studien zufällig sind oder einen Einfluss auf die Ergebnisse haben. Dazu wird in der Regel der I^2-Wert berechnet. Dieser Wert gibt die Unterschiede zwischen den Studien als Prozentwert an. Negative I^2-Werte werden mit 0 % angegeben, was keiner Heterogenität entspricht, Werte über 25 % werden als niedrige, über 50 % als mittlere und über 75 % als hohe Inkonsistenz interpretiert (Higgins et al. 2003, S. 559).

> Forest Plot

Die Ergebnisse der Meta-Analyse werden durch den *Forest Plot* dargestellt. Der Forest Plot ermöglicht einen einfachen und leicht verständlichen Zugang zu den Ergebnissen einer Meta-Analyse. In der Tabelle des Forest Plot werden die verglichenen Interventionen mit ihrem Ergebnismaß aufgeführt. Zudem werden die Rohdaten und das dazugehörige Relative Risiko oder die Odds Ratio sowie die Konfidenzintervall abgebildet. Im mittleren Bereich der Tabelle sind die Ergebnisse der Studien grafisch dargestellt. Die Quadrate geben zu jeder Studie die Interventionseffekte an, die waagrechten Linien die Konfidenzintervalle. Je größer die Quadrate, umso höher die Gewichtung. Die abschließende Raute beschreibt die gepoolten Interventionseffekte.

In der folgenden Abbildung (▶ Abb. 7.2) sehen Sie die Ergebnisse einer Meta-Analyse zur Fragestellung, wie effektiv nicht-medikamentöse, multimodale Interventionen zur Delirprävention sind (Hshieh et al. 2015, S. 517). Die Studienauswahl erfolgte anhand der Checkliste von Preferred Reporting

Items for Systematic Reviews and Metaanalyses (PRISMA) (Moher et al. 2009). Für die Analyse der Inzidenz eines Deliriums wurden 11 Studien inkludiert. Im oberen Bereich sind die Interventionen genannt, die verglichen werden sollen. Hier also die multimodalen Interventionen zur Vermeidung eines Delirs (Interventionsgruppe = Decreased delirium incidence favors intervention), im Vergleich zu keiner entsprechenden Intervention (Kontrollgruppe = Increased delirium incidence favors control). Ebenso wird das Ergebnismaß angegeben (Delir ja/nein = Decreased delirium vs. Increased delirium). Links sind die inkludierten Studien mit ihrer Odds Ratio und den Konfidenzintervallen aufgeführt. In einigen Meta-Analysen werden noch die Rohdaten (bspw. Teilnehmende oder Drop-out Raten) genannt. Das wichtige am Forest Plot ist die Darstellung im mittleren Bereich. Hier werden die Ergebnisse der Studien grafisch dargestellt. Die Quadrate geben zu jeder Studie die Interventions- bzw. Therapieeffekte an, die waagrechten Linien die Konfidenzintervalle. Die Größe des Quadrats beschreibt die Gewichtung der Studie. Sie wird auch als Prozentzahl rechts daneben angeben. Die Raute zeigt den gepoolten Interventions- bzw. Therapieeffekt an. Die Breite der Raute beschreibt das Konfidenzintervall. Links unten werden weitere wichtige statistische Informationen zur Heterogenität, zum Gesamteffekt und zur Signifikanz der gepoolten Intervention gegeben. Der senkrechte Strich (RR=1) zeigt an, ab wann kein Unterschied zwischen der Interventions- und der Kontrollgruppe besteht. Wenn das Konfidenzintervall die 1 überlappt, sind die Ergebnisse nicht signifikant. Da die Konfidenzintervalle in der vorliegenden Meta-Analyse von Hshieh et al. 2015 nur bei einigen Studien die 1 überlappen (Studie G und H, können Sie schnell erkennen, dass die Interventionen einen signifikanten Effekt auf die Inzidenz eines Delirs haben. Dies können Sie unter dem Punkt »Fixed-effect-model« erkennen, denn bei einer Meta-Analyse werden die Daten gepoolt und somit die Konfidenzintervalle immer enger als in Einzelstudien. Es zeigt sich ein höchst signifikanter Unterschied zwischen den Gruppen ($p < 0{,}001$). Die Interventionsgruppe mit den multimodalen Interventionen zeigt daher signifikant eine niedrigere Inzidenz, ein Delir zu entwickeln, als die Kontrollgruppe ohne entsprechende Intervention. Die Heterogenität der Studien kann als gering bezeichnet werden ($I^2 = 18\,\%$). Beim NNT wird erkennbar, dass Sie durchschnittlich 14 Patient*innen behandeln müssen, damit eine weitere Patient*in keinen Delir entwickelt.

Eine wichtige Form von Meta-Analysen sind *Cochrane Reviews*. Diese sind systematische Übersichtsarbeiten, in denen Forschungsergebnisse zu unterschiedlichen Fragestellungen aus dem Gesundheitsbereich zusammengefasst werden. Diese Reviews sind international als Qualitätsstandard in der evidence-basierten Gesundheitsversorgung anerkannt. Die Reviews befassen sich mit der Wirksamkeit von Interventionen zur Prävention, Behandlung und Rehabilitation. Zudem wird die Genauigkeit von diagnostischen Tests bei einer gegebenen Erkrankung in bestimmten Patient*innengruppen oder Settings bewertet. Sie werden online in der Cochrane Library veröffentlicht (Cochrane Deutschland 2021). Um ein systematisches Review zu erstellen, wird ebenfalls eine klar formulierte Fragestellung formuliert und nach

Cochrane Reviews

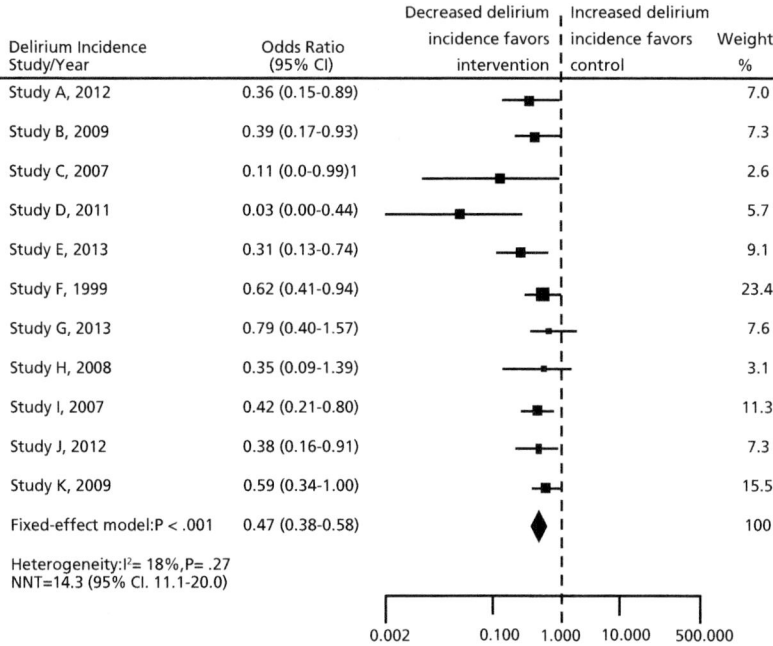

Abb. 7.2: Forest Plot: Meta-Analyse der Delirium-Inzidenz (eigene Darstellung, angelehnt an Hshieh, et al. 2015)

primären Forschungsarbeiten dazu gesucht. Die Studien müssen dabei bestimmte, vorher festgelegte Kriterien erfüllen. Dann werden diese anhand strenger Richtlinien bewertet um festzustellen, ob es zu einer gegebenen Behandlung schlüssige Evidence gibt. Alle Cochrane Reviews werden extern begutachtet (Peer Review), sind dynamisch und werden regelmäßig aktualisiert. Dadurch wird sichergestellt, dass Entscheidungen anhand aktueller und zuverlässiger Evidence getroffen werden können. Die Cochrane Library umfasst sechs Datenbanken mit qualitativ hochwertiger, unabhängiger Evidence, um informierte Entscheidungen zu treffen (Garitty et al. 2020, 14 f.) Eine der wichtigsten Datenbanken ist die Cochrane Database of Systematic Reviews (CDSR). In dieser Volltext-Datenbank werden die Cochrane Reviews veröffentlicht. Die wissenschaftlichen Abstracts (Zusammenfassungen) und die laienverständlichen Zusammenfassungen sind auf www.cochranelibrary.com frei zugänglich. Zudem werden seit Februar 2013 alle Cochrane Reviews (Volltexte) 12 Monate nach ihrer Erstveröffentlichung zum kostenlosen Zugang freigeschaltet (Cochrane Deutschland 2021).

7.6.8 Leitlinien

Leitlinien sind systematisch entwickelte Aussagen zur Unterstützung der Entscheidungsfindung. Sie werden in der Regel von Fachgesellschaften verabschiedet und nutzen daher nicht nur die externe Evidence. Durch Leitlinien sollen Entscheidungen zwischen Handlungsalternativen gefördert werden. Sie werden auf Basis unterschiedlicher Wissensquellen entwickelt, um zu speziellen Versorgungsproblemen entsprechende Lösungen anzubieten. Neben der externen Evidence durch Forschungsergebnisse findet noch eine Diskussion gegensätzlicher Standpunkte statt. Dieser Prozess ist ein wichtiger Bestandteil der Leitlinienentwicklung (Konsensusprozess). Lediglich Stufe 3 und S2e-Leitlinien sind als evidence-basiert zu bezeichnen Für evidence-basierte Leitlinien ist ein systematisches und transparentes Vorgehen in allen Schritten der Entwicklung entscheidend. Daher bieten Meta-Analysen oder systematische Übersichtsarbeiten eine sehr gute Vorarbeit, um Leitlinien zu entwickeln. Leitlinien sind daher auch ein bedeutsames Instrument, um die Implementierung neuen Wissens voranzubringen. Sie werden mit dem Ziel gefasst, die Qualität der gesundheitlichen Versorgung zu verbessern.

In gewissem Maß sind auch in der Pflege Leitlinien vorhanden, um die Pflegequalität zu erhöhen. Diese sind von Pflegeexpert*innen und Pflegewissenschaftler*innen erarbeitet und im Konsens in der Berufsgruppe verabschiedet. Die Expertenstandards in der Pflege werden durch das Deutsche Netzwerk für Qualitätssicherung in der Pflege (DNQP) entwickelt und werden regelmäßig aktualisiert. Auch Expertenstandards verwenden Meta-Analysen oder fertigen diese an, um sie als Basis ihrer Empfehlung zu nutzen.

Zur Beurteilung der Qualität von eingeschlossen Studien für die Leitlinienentwicklung sowie für systematische Reviews wird häufig auf das *GRADE-System* (Grading of Recommendations, Assessment, Development and Evaluation) zurückgegriffen. Die GRADE-Methodik erlaubt vor allem in der Leitlinienarbeit sowie in der Erstellung von systematischen Reviews eine standardisierte Bewertung der Evidence und Einstufung der Empfehlungsstärke (Meerpohl et al. 2012, S. 451). Im GRADE-System wird die Qualität der Evidence als hoch, moderat, niedrig oder sehr niedrig dargestellt. Bei einer hohen Qualitätsstufe ist man sich sicher, dass der wahre Effekt nahe bei dem Effektschätzer liegt. Moderate Qualität ist dann gegeben, wenn viel Vertrauen in den Effektschätzer vorhanden ist, aber noch die Möglichkeit besteht, dass er relevant verschieden sein kann. Bei einer niedrigen Qualitätsstufe ist das Vertrauen in den Effektschätzer begrenzt und bei einer sehr niedrigen Qualitätsstufe ist das Vertrauen sehr wenig ausgeprägt, denn der wahre Effekt ist wahrscheinlich relevant verschieden vom tatsächlichen Effektschätzer (Meerpohl et al. 2012, S. 453).

GRADE-System

Bei der Beurteilung der Qualität der Evidence wird im GRADE-System besonders auf die Wahrscheinlichkeit eines Bias und auf die Anwendbarkeit der Ergebnisse Wert gelegt. Zunächst wird auch hier den RCTs die höchste Evidencestufe zugeteilt, gut gemachte Beobachtungsstudien der niedrigen Stufe und Fallberichte dann der niedrigsten Stufe. Danach stuft man die Qualität der Evidence nach festgelegten Kriterien herab (bei RCTs) oder herauf (bei Beobachtungsstudien). Es gibt fünf mögliche Gründe, die Qualität herunterzustufen und drei, um sie heraufzustufen (Meerpohl et al. 2012, S. 454). Die Empfehlungen werden nach Qualität der Evidence und den erwünschten bzw. unerwünschten Effekten der Behandlungsoptionen in starke oder abgeschwächte Empfehlungen unterteilt (Langer et al. 2012, S. 357).

7.6.9 Diagnostikstudien

Diagnostikstudien dienen der Untersuchung, Evaluierung und Bewertung diagnostischer Verfahren in der Medizin, in Zukunft auch verstärkt in der Pflege. Die diagnostische Güte wird in der Regel ausgedrückt als Sensitivität und Spezifität. Um die Diagnostik zu beschreiben, wird sie als Folge von binären Einzelentscheidungen aufgefasst. Der diagnostische Test soll zwischen zwei Zuständen entscheiden. Ist eine Krankheit vorhanden oder nicht vorhanden. Dazu ist ein entsprechendes Testresultat mit einer Ja/Nein-Aussage möglich. Bei dem Ergebnis »krank« soll der Test positiv ausfallen und bei dem Ergebnis »nicht krank« entsprechend negativ. Bei Diagnostikstudien möchte man bewerten, wie gut die Sensitivität und die Spezifität des Tests ist (Gordis 2001, S. 79). Die *Sensitivität* eines diagnostischen Tests gibt an, wie viele erkrankte Patient*innen durch die Anwendung des Tests auch tatsächlich erkannt werden, d. h. ein positives Testergebnis vorliegt. Die *Spezifität* eines Tests gibt die Wahrscheinlichkeit an, dass Gesunde, im Test auch tatsächlich als gesund erkannt werden, also negativ sind. In der Praxis sind Testverfahren, die eine hohe Sensitivität und Spezifität aufweisen, sehr hilfreich. Gute Tests weisen bei beiden Werten mindestens 80 % auf. Es gibt keine Tests, die eine Sensitivität und Spezifität von 100 % aufweisen. Häufig sinkt bei Tests, die eine hohe Sensitivität aufweisen sollen, die Spezifität und umgekehrt (Gordis 2001, S. 74).

Vierfeldertafel
Bei Diagnostikstudien handelt es sich um eine anspruchsvolle Art klinischer Studien. Es geht um die Auswertung einer Vierfeldertafel, in der zwei wahre Zustände der Patient*innen (Referenzstandard: krank = D+, nicht krank = D-) zwei Ergebnissen des diagnostischen Tests (Testergebnis: Test positiv = T+, Test negativ = T-) gegenübergestellt werden (Gordis 2001, S. 77 f.). Es ist sehr wichtig darauf zu achten, dass es möglichst zu keinen *Verzerrungen* kommt, die bei der Durchführung und Analyse von Diagnostikstudien auftreten können. Im Vordergrund steht insbesondere der *Spektrum-Bias*. Im Fall eines Fall-Kontroll-Designs, d. h. bei der Rekrutierung von Patient*innen anhand ihres Erkrankungszustands, kann es zu einem unbeabsichtigten Ausschluss »unklarer« Fälle kommen. Das bedeutet, es werden nur die Fälle einbezogen, die eine hohe Krankheitslast aufweisen. So kann es zu einer Unterrepräsentation leichter Erkrankungsfälle kommen. Bei der Gruppe der Nichterkrankten kann eine Verteilung hin zu Gesünderen, Jüngeren sowie Patient*innen ohne Begleiterkrankungen zu Verzerrungen führen. Ein Ausweg ist die Durchführung der Diagnosestudie als Kohortenstudie. Dann ist es möglich, als Einschlusskriterium die benötigte Diagnose bei unbekanntem Krankheitsstatus zu verwenden. Weitere Verzerrungen sind im *Verifikationsbias* oder *Work-up-Bias* zu erkennen. Die Verzerrung der Ergebnisse erfolgt dadurch, dass gesunde Patient*innen nicht dem Referenztest unterzogen wurden. Wenn Patient*innen mit einem negativen Testergebnis nicht mit dem Referenztest untersucht werden, können bei unterschiedlicher Prävalenz falsch hohe Sensitivitäten resultieren. Diese Möglichkeit ist insbesondere dann gegeben, wenn die Auswahl der Patient*innen nicht randomisiert erfolgte (Raum & Perleth 2003, S. 22).

Idealerweise, sollten alle Patient*innen, bei denen der Indextest durchgeführt wurde, dem Referenztest unterzogen werden. Weitere Quellen von Verzerrungen können eine *unzureichende bzw. eine fehlende Verblindung (Informations-Bias)* sein (FDA-Richtlinie 2007).

7.7 Methoden der Datenerhebung

Nach der Vorstellung unterschiedlicher Forschungsansätze und Forschungsdesigns sollen nun unterschiedliche Methoden zur Datenerhebung vorgestellt werden. Welche Methoden zur Datengewinnung angewandt werden, richtet sich nach der Fragestellung. Für die Erhebung von quantitativen oder qualitativen Daten können unterschiedliche Methoden herangezogen werden. Für die Datenerhebung in quantitativen Studien kommt primär der Fragebogen zum Einsatz. Aber auch Beobachtungen, Dokumentenanalysen oder physiologische Messungen kommen zur Anwendung. In der qualitativen Forschung sind unterschiedliche Methoden der Datengewinnung zur Beantwortung einer Fragestellung vorhanden. Die Methoden, die am häufigsten zur Datenerhebung in qualitativen Studien verwendet werden, sind Interviews, Beobachtungen und die Dokumentenanalyse. Im Folgenden werden unterschiedliche Methoden der Datengewinnung kurz vorgestellt.

7.7.1 Interview

In der Forschung wird unter einem Interview eine mündliche Befragung verstanden. Diese Befragung wird geplant und wissenschaftlich begründet durchgeführt. Dabei werden Teilnehmende an einer Studie zu bestimmten Themen befragt mit dem Ziel, verbale Informationen zu erhalten. Mittels eines Interviews kann man Erfahrungen, Meinungen, Erlebnisse oder auch Gefühle erfassen.

Die unterschiedlichen Formen des Interviews werden nach dem Grad ihrer Standardisierung unterteilt. Man unterscheidet standardisierte, halb standardisierte und nicht standardisierte Interviewformen. Bei einem standardisierten Interview werden vorgefertigte Fragen gestellt, die mündlich beantwortet werden. Die Antwortmöglichkeiten werden durch den Interviewer vorgegeben. Dies ist als ein quantitatives Vorgehen zu bezeichnen und wird dann angewandt, wenn ein Fragebogen nicht zum Einsatz kommen kann. Bei einem halb standardisierten Interview liegt ebenfalls eine Art von Fragenkatalog vor, der aber eher als Orientierung für Interviewer*innen dient. Wichtig ist, dass es *keine vorgegeben Antworten* für die Interviewpartner*innen gibt. Ein nicht standardisiertes Interview weist einen offenen Charakter auf. Hier wird in der Regel nur mit einer Einstiegsfrage und einigen Stichwörtern zu wichtigen Themenbereichen gearbeitet. Ein Interviewleitfaden kann die Interviewer*innen dabei unterstützen, Fragen zu wichtigen Aspekten nicht zu vergessen. Die Interviewer*innen können selbstständig die Formulierung der Fragen anpassen und auch in der Reihenfolge der Abfrage bestimmter Themenfelder frei entscheiden. Die Interviewer*innen geben Erzählimpulse, um das Interview ins Laufen zu bringen. Es können Zwischenfragen von beiden Seiten gestellt werden. Das Interview soll als Gespräch wahrgenommen werden, in dem die Interviewten erzählen können (Hopf 2003, S. 349; Mayer 2015, 210 f.; Lamnek & Krell 2010, S. 313 ff.). Weitere Unterscheidungsmerkmale sind narrative, fokussierte oder problemzentrierte, leitfadengestützte Interviews. Bei narrativen Interviews wird bei den Interviewpartner*innen durch Stichwörter ein Erzählimpuls ausgelöst. In fokuszentrierten Interviews werden schon festgelegte Themenfelder aufgezeigt und bei leitfadengestützten Interviews strukturiert der Leitfaden das Gespräch. Interviews werden in der Regel aufgezeichnet und dann wortwörtlich abgeschrieben (transkribiert). Auf Grundlage der Transkripte werden dann die Daten ausgewertet (Lamnek & Krell 2010, S. 344 f.; Atteslander 2006, S. 133).

7.7.2 Beobachtung

Die Beobachtung stellt die ursprünglichste Form der Datenerhebung dar. Dabei unterscheidet sich die wissenschaftliche Beobachtung von der alltäglichen dadurch, dass sie systematisch geplant wird und ein Forschungsziel verfolgt (Bruns & Grove 2005, S. 436; Mayer et al. 2018, S. 138). Bei Beobachtungen werden Handlungen und Interaktionen erfasst. Es gibt unterschiedliche Formen von Beobachtungen. Bei der *offenen* Beobachtung wissen die Beobachteten, dass sie beobachtet werden. Bei der *verdeckten* Beobachtung wissen sie es nicht. Wenn Forschende an der Situation beteiligt sind, spricht man von einer *teilnehmenden* Beobachtung. Bei einer *nichtteilnehmenden* Beobachtung nehmen Forschende dagegen eine passive Rolle ein und beobachten die Situation oder Handlung, ohne daran beteiligt zu sein. Werden Beobachtungen in der natürlichen Umgebung, bspw. im Krankenhaus durchgeführt, dann spricht man von einer *Feldbeobachtung*. Dem steht die *Laborbeobachtung* gegenüber, die in einer künstlichen Umgebung, dem Labor sattfindet. Wenn man sein eigenes Handeln beobachtet, dann spricht man von *Selbstbeobachtung* und wenn die Beobachtung von einer anderen Person durchgeführt wird von einer *Fremdbeobachtung*. Die letzte Unterscheidung ist in der Erfassung des Beobachteten zu sehen. Bei einem standardisierten Beobachtungsschema, in dem mittels Kategorien die Beobachtung erfasst wird, spricht man von einer *strukturierten* Beobachtung. Werden möglichst alle Beobachtungen ohne vorher festgelegte Raster dokumentiert, handelt es sich um eine *unstrukturierte Beobachtung* (Lamnek & Krell 2010, S. 519 ff.).

7.7.3 Inhalts- und Dokumentenanalyse

Inhalts- und Dokumentenanalysen können sowohl quantitativ als auch qualitativ ausgewertet werden. Bei der qualitativen Auswertung geht es nicht um Häufigkeiten, vielmehr verfolgt der qualitative Ansatz das Ziel, den Inhalt eines Dokuments zu erfassen. Daher werden hier auch keine standardisierten Instrumente angewandt, sondern es wird eine offene Grundhaltung gegenüber den Daten eingenommen. Häufig wird daher von einer Inhaltsanalyse gesprochen (Lamnek & Krell 2010, S. 448). Es gibt zwei Arten von Dokumenten. Bei der ersten Form handelt es sich um akzidentale Dokumente. Von akzidental spricht man, wenn persönliche Dokumente unabhängig von der anstehenden Analyse entstanden sind. Hierunter fallen bspw. Briefe, Fotos oder auch die Pflegedokumentationen. Als *systematische Dokumente* werden wissenschaftliche Dokumente herangezogen, die eigens für die Forschung entstanden sind. Das sind bspw. Tonbandaufzeichnungen von Interviews. Der Gegenstand der Inhalts- oder Dokumentationsanalyse ist immer die Kommunikation, die in irgendeiner Form vorliegt.

7.7.4 Fragebogen

Das Mittel der Wahl der Datenerhebung in der quantitativen Forschung ist die schriftliche Befragung mittels Fragebogen. Durch den Einsatz eines Fragebogens kann man eine große Anzahl von Daten schnell und effizient erfassen, zur gleichen Zeit oder zu unterschiedlichen Zeitpunkten die Erhebung durchführen. Durch diese Art der Datenerhebung ist eine anonymisierte Datenerfassung möglich und es ist ein hoher Standardisierungsgrad vorhanden. Nachteile sind darin zu sehen, dass bei Unklarheiten von den Teilnehmenden keine Nachfragen gestellt werden können und die Forschenden bei einer postalischen Befragung nicht wissen, wer den Fragebogen ausgefüllt hat. Zudem erfordert die Konstruktion eines Fragebogens sehr viel Zeit und Können (Bortz & Döring 2005, S. 253 ff.). Es reicht nicht, einfache Fragen zu einer Thematik zu konstruieren, man muss sich immer verdeutlichen, dass ein Fragebogen ein Messinstrument in der quantitativen Forschung darstellt.

Nach der Einführung in Forschungsmethoden und deren Datenerhebung werden nun die Studien auf ihre Güte und Glaubwürdigkeit überprüft. Im nächsten Kapitel wird auf die Beurteilung unterschiedlicher Forschungsdesigns und von Meta-Analysen eingegangen.

7.8 Beurteilung von qualitativen und quantitativen Studien

Im Folgenden sollen allgemeine Beurteilungskriterien für qualitative und quantitative Studien aufgezeigt werden. Die Beurteilungskriterien beziehen sich auf die Ausführungen des EBN-Zentrums der Martin Luther Universität Halle-Wittenberg. Ziel ist, dass Sie mittels der Fragen die Studien bewerten und einschätzen können, ob die externe Evidence vertrauenswürdig und auf Ihre Fragestellung anwendbar ist. Es stellen sich immer wieder zwei zentrale Fragen an die Studien bzw. an die Meta-Analysen: Sind die Ergebnisse glaubwürdig? Sind die Ergebnisse dazu geeignet, auf Ihre Frage- bzw. Problemstellung eine Antwort zu geben und sind sie auf Ihre Patient*innen anwendbar und nützlich?

Daneben müssen Sie überprüfen, ob die Methodik der Studien gegenstandsangemessen ist und ob sie ausführlich dargestellt wurde. Sie brauchen Informationen über die Art der Gewinnung der Stichprobe, wie die Datenerfassung durchgeführt wurde und wie die Datenanalyse erfolgte. Ebenso brauchen Sie Informationen, wie die Ergebnisse interpretiert und welche Schlüsse daraus gezogen wurden. Um dies einschätzen zu können, sollen Ihnen die folgenden Fragen zu den einzelnen Studientypen bzw. zur Meta-Analyse helfen. Die Fragen weisen keine Gewichtung auf, sondern sollen auf wichtige Aspekte in der Beurteilung von qualitativen oder quantitativen Studien hinweisen. Die Beurteilungsbögen können Sie kostenfrei im Internet herunterladen.[1]

Wichtig ist, dass Sie die Studien im Volltext vorliegen haben, denn zur Beurteilung reicht ein Abstract nicht aus. Am besten gehen Sie so vor, dass Sie die Studien lesen sowie die Fragen daran stellen und beantworten. Es ist immer sehr hilfreich, die Fragen nicht nur mit ja oder nein zu beantworten, sondern einen kleinen Text dazu zu schreiben. Dann haben Sie für Ihren Bericht oder für Ihre Präsentation schon die wichtigsten Informationen exzerpiert. Um eine eigene Übersicht über die einbezogenen Studien zur Beantwortung der Fragestellung zu erhalten, können Sie auch eine Tabelle anfertigen und entsprechend ausfüllen. Auch dies ist für die spätere Darstellung der Ergebnisse der Literaturrecherche und zur Begründung Ihrer Empfehlung oder Ablehnung einer Intervention hilfreich (▶ Tab. 7.5). Die Inhalte können Sie aus den Fragen zur Beurteilung der unterschiedlichen Studienformen übernehmen. Zum Abschluss müssen Sie die Glaubwürdigkeit der Studie bewerten. Dies kann aus Ihrer persönlichen Einschätzung erfolgen, denn Sie sollen Ihren Gesamteindruck über die Studie festhalten, um im weiteren Vergleich mit anderen Studien diese besser einordnen zu können. Dabei gehen Sie wie bei Schulnoten vor, 1 ist sehr gut und 6 ist durchgefallen.

---

1 https://www.medizin.uni-halle.de/einrichtungen/institute/gesundheits-und-pflegewissenschaft/leistungsspektrum/wissenswertes/ebn-zentrum

Quellen-angaben	Titel	Studien-design	Ziel der Studie	Zielgruppe der Studie	Intervention	Ergebnisse	Evidenzgrad
Hier bitte die vollständigen Angaben zur jeweiligen Literaturstelle angeben (Autor*innen, Jahr, Titel, Zeitschrift, Jahrgang, Heftnummer, Seitenzahl)	Wie lautet der Titel der Studie?	Welches Studiendesign wurde verwendet? Wie viele Studienteilnehmenden wurden eingeschlossen? Gab es eine Randomisierung? Drop-out?	Was war das Ziel der Studie?	Welche Patient*innen wurden eingeschlossen? In welchem Setting wurde die Studie durchgeführt?	Was waren die Interventionen? Gab es eine Kontrollintervention?	Was war das Ergebnis der Studie? Gibt es Empfehlungen?	Welchen Evidenzgrad würden Sie vergeben? Wie Glaubwürdig ist die Studie?

Tab. 7.5: Übersicht über die einbezogenen Studien zur Beantwortung der Fragestellung

7.8.1 Beurteilung qualitativer Studien[2]

Quelle: Bitte tragen Sie hier die Quelle der Studie ein (Autor*innen, Titel usw.)
Forschungsfrage: Was war die Forschungsfrage?

Glaubwürdigkeit

1. ***Wurde die Forschungsfrage klar formuliert?*** (Forschungsthema in seinem Umfeld diskutiert? Ziele der Untersuchung definiert?)
   Durch eine klar festgelegte Fragestellung kann ein entsprechendes Design ausgewählt werden. Zur Einschätzung, ob das gewählte Forschungsdesign angemessen gewählt wurde, ist es hilfreich, wenn erläutert wird, wie bereits durchgeführte Forschungsprojekte vorgegangen sind.
2. ***Welches qualitative Design wurde mit welcher Begründung gewählt?*** (z. B. Ethnografie, Grounded Theory, Phänomenologie)
   Die Forschenden sollen sich klar positionieren, warum sie dieses Design gewählt haben und wie sie es umsetzen. Falls dies nicht erfolgte, können Sie davon ausgehen, dass es hier bereits zu einer Fehlerquelle gekommen ist.

---

[2] Die hier vorgestellten Beurteilungsschemata orientieren sich an den Bögen die kostenfrei unter https://www.medizin.uni-halle.de/einrichtungen/institute/gesundheits-und-pflege wissenschaft/leistungsspektrum/wissenswertes/ebn-zentrum heruntergeladen werden können.

3. ***Wurde eine Literaturrecherche durchgeführt?*** (Zu welchem Zeitpunkt der Untersuchung? Begründung?)
   In den meisten Forschungsarbeiten wird eine Literaturrecherche durchgeführt, um auf den neusten Forschungsstand zu sein. Für die Beurteilung der Literaturrecherche ist es relevant zu überprüfen, ob und wann die Literaturrecherche durchgeführt wurde. Kritisch wird diskutiert, ob vor einem qualitativen Forschungsprozess eine ausführliche Literaturrecherche durchgeführt werden sollte, da durch die Ergebnisse die Forschenden voreingenommen ins Feld gehen könnten.
4. ***Wurden die Teilnehmenden passend zur Forschungsfrage ausgewählt und die Auswahl begründet?***
   Je nach Forschungsfrage und -design bieten sich unterschiedliche Rekrutierungsmöglichkeiten für die Stichprobengewinnung an. Dies sollte je nach methodischem Vorgehen entsprechend gut dargestellt werden. Die Auswahl der Teilnehmenden hat Einfluss auf die Übertragbarkeit der Ergebnisse auf Ihren Einzelfall.
5. ***Wurden die Teilnehmenden, ihr Umfeld und die Forschenden ausreichend beschrieben?*** (Wie erfolgte die Auswahl? Auch die Perspektive des Forschenden?)
   Es ist eine detaillierte Beschreibung der Teilnehmenden notwendig, da Sie nur so überprüfen können, ob die Ergebnisse auf Ihre Zielgruppe übertragbar sind. Ebenso sollte das Setting genau beschrieben werden, da dies auch Einfluss auf die Ergebnisse und auf die Übertragbarkeit haben kann.
6. ***Wurde die Datensammlung detailliert beschrieben?*** (Methode der Datensammlung?)
   Von Bedeutung ist hier, wie die Informationsgewinnung bspw. durch narrative Interviews oder durch eine teilnehmende Beobachtung erfolgte. Dieses Vorgehen sollte ebenfalls gut nachvollziehbar dargestellt werden und dient der Transparenz des methodischen Vorgehens.
7. ***Wie erfolgte die Analyse der Daten?*** (Codes, Muster, Themen? Verstehende Hermeneutik?)
   Natürlich ist es auch wichtig zu wissen, wie die Datenanalyse durchgeführt wurde. Auch dies gibt einen Hinweis darauf, wie die Qualität einer Studie einzuschätzen ist.
8. ***Erfolgte die Datensammlung bis zur Sättigung?*** (Wenn nein: warum nicht? Aussagekraft?)
   Um die Beurteilung von qualitativen Studien nachzuvollziehen, ist notwendig zu klären, ob eine Datensättigung erfolgte oder ob Daten nicht im ausreichenden Maß gesammelt wurden, sodass keine Sättigung erfolgen konnte. Das bedeutet nicht, dass man wie in der quantitativen Forschung eine große Stichprobe aufweisen muss, sondern die Datensättigung im qualitativen Sinn kann durch intensive Befragungen oder Beobachtungen erfolgen. Ein Merkmal der Datensättigung sind bspw. die Dauer von Interviews oder Beobachtungen, die kontrastive Auswahl von Teilnehmenden, die Zeitspanne der Untersuchung oder auch die Verwendung unterschiedlicher qualitativer Methoden. Ziel der Datensättigung ist es, Daten zu generieren, die die Lebenswelt, die Erfahrungen

der Teilnehmenden zu einem Phänomen abbilden. Durch dieses Vorgehen ist es möglich, ein repräsentatives Bild nachzuzeichnen. Die Datensättigung ist ein wichtiger Hinweis auf die Validität.

9. *Sind die Ergebnisse ausführlich und nachvollziehbar?* (Prozess von der Datensammlung hin zur Entwicklung von Themen transparent? Zitate?)
Sie sollten in der Lage sein, den Forschungsprozess von der Datensammlung bis zu den Schlussfolgerungen nachzuvollziehen. Um sich ein Bild zu machen, helfen Ihnen bspw. Zitate aus Interviews oder anderen Quellen. Wichtig ist, dass Sie die Perspektive der Teilnehmenden nachvollziehen können.

10. *Wurden die Ergebnisse bestätigt?* (Konsens im Forscherteam? Validierung durch Teilnehmende?)
Wichtig ist zu hinterfragen, ob die Ergebnisse glaubwürdig sind. Eine Methode ist die kommunikative Validierung. In dieser werden die Ergebnisse den Befragten mitgeteilt. Die Ergebnisse gelten dann als valide, wenn die Teilnehmenden den Ergebnissen zustimmen. Wie sinnvoll eine kommunikative Validierung ist, hängt jedoch wesentlich vom Untersuchungsziel und den Methoden ab. Ein weiteres Kriterium der Validität wird in der Methodentriangulation diskutiert. Die Ergebnisse gelten dann als valide, wenn durch unterschiedliche qualitative Methoden ähnliche Befunde zu Tage treten. Es ist zu hinterfragen, ob eine fehlende Übereinstimmung immer zu einem unsicheren Ergebnis führt. Die Methodentriangulation wird daher eher unter dem Aspekt der Komplettierung der Methoden, als unter dem Gesichtspunkt der Validität gesehen, denn unterschiedliche Methoden eröffnen unterschiedliche Sichtweisen auf ein Phänomen und ergänzen sich wechselseitig (Hussy et al. 2010, S. 269).

Anwendbarkeit

11. *Helfen mir die Ergebnisse der Studie, die untersuchten Personen in ihrer Umgebung besser zu verstehen?*
Sie müssen klären, ob die Ergebnisse aus der qualitativen Studie für Ihre Praxis anwendbar und relevant sind. Sie müssen überprüfen, ob die beforschten Phänomene für Ihre komplexe Pflegepraxis hilfreich sind, um diese besser zu verstehen.

12. *Gibt es konkrete Möglichkeiten der Anwendung?*
In der qualitativen Forschung werden häufig Theorien entwickelt, die nicht immer direkt anwendbar sind. Trotzend kann das neu gewonnene Wissen in der Praxis genutzt und angewendet werden. Wenn Sie bspw. etwas zum Erleben von Patient*innen bei der Mitteilung einer schlechten Nachricht erfahren, dann können Sie und Ihre Kolleg*innen sich auf diese Situationen besser einstellen und evtl. auch andere Mitarbeitende sensibilisieren (Behrens & Langer 2016, S. 151 ff.).

Ein Bias stellt einen systematischen Fehler im Studiendesign dar, der die Ergebnisse in eine falsche Richtung lenken kann. Es kann zu Verzerrungen oder zu falschen Ergebnissen kommen.

Wie benoten Sie die Glaubwürdigkeit? (Bias-Vermeidung): 1–2–3–4–5–6

7.8.2 Beurteilung von Interventionsstudien

Quelle: Bitte tragen Sie hier die Quelle der Studie ein (Autor*innen, Titel usw.)
Forschungsfrage: Was war die Forschungsfrage?

Glaubwürdigkeit

1. *Wie wurden die Teilnehmenden rekrutiert und den Untersuchungsgruppen zugeteilt?* (Randomisierung? Wie wurden sie den Untersuchungsarmen zugeteilt?)
Wichtig für die Beurteilung von Interventionsstudien ist es zu wissen, wie die Teilnehmenden für eine Stichprobe ausgewählt wurden. Das Vorgehen hat nämlich Einfluss auf die Generalisierbarkeit der Ergebnisse. Auch die Ein- und Ausschlusskriterien für die Teilnahme haben Einfluss auf die Ergebnisse. Die Randomisierung ist deshalb wichtig, weil nur durch eine Zufallsverteilung mögliche Störgrößen gering gehalten werden können und die Ergebnisse der Intervention somit nicht auf andere Faktoren zurückzuführen sind. Zudem sollten Sie überprüfen, wenn eine Randomisierung vorgenommen wurde, wie diese erfolgte. Jede*r Teilnehmende sollte die gleiche Chance haben, in die Interventions- oder die Kontrollgruppe zu gelangen.

2. *Wie viele Patient*innen, die anfangs in die Studie aufgenommen wurden, waren am Ende noch dabei?* (Wurden die Ausfallraten begründet, z. B. Umzug, Tod, Verletzung des Protokolls? Follow-up Rate?)
Zur Beurteilung der Glaubwürdigkeit von Interventionsstudien ist die Follow-up-Rate von großer Bedeutung. Je weniger Teilnehmende nämlich eine Studie komplett durchlaufen und abschließen, desto eher zeigt sich hier ein mögliches Problem der Intervention. Es kann sein, dass bei einer großen Ausfallquote evtl. die Intervention eher schädlich als nützlich war. Wichtig ist auch zu erfahren, ob das Follow-up in den beiden Gruppen ähnlich war. Falls nicht, könnte hier ein Bias in der Bewertung der Intervention entstehen. Daher ist es wichtig, dass in der Interventionsstudie über die Follow-up-Gründe berichtet wird.

3. *Waren die Teilnehmenden, das Personal und die Untersuchenden verblindet?*
(Wenn nein: Wäre eine Verblindung möglich und ethisch vertretbar gewesen?)
Eine gute Darstellung der Verblindung ist ein Indikator auf die Güte der Studie. Durch eine gute Verblindung können Sie davon ausgehen, dass eine Verzerrung bzw. ein Bias gering gehalten wird und die Glaubwürdigkeit der Studie steigt. Beachten Sie aber auch, dass es nicht immer möglich ist, eine Verblindung durchzuführen Dies kann ethische, aber auch praktische Gründe haben. Im Studiendesign könnte man aber versuchen, die Auswertenden der Studie zu verblinden. Auch das sollten Sie ggf. überprüfen.

4. *Waren die Untersuchungsgruppen zu Beginn der Studie ähnlich?* (Geschlecht, Alter, Krankheitsstadium, Bildung, Beruf? Keine signifikanten Unterschiede?)
   Gerade bei großen Stichproben ist durch die Randomisierung statistisch betrachtet eine Gleichverteilung der Stichprobenmerkmale (Geschlecht, Alter, Pflegestufe…) vorhanden. Bei kleineren Stichproben ist dies allerdings nicht immer der Fall. Daher sollten Sie die Stichprobenbeschreibung in der Interventions- und Kontrollgruppe näher betrachten und überprüfen, ob die Merkmale ungefähr ähnlich sind.
5. *Wurden die Untersuchungsgruppen – abgesehen von der Intervention – gleichbehandelt?* (Unwahrscheinlich, dass andere Faktoren die Ergebnisse beeinflusst haben?)
   Um das Outcome der Intervention zu beurteilen, ist es wichtig, dass beide Gruppen gleichbehandelt wurden und keine anderen Maßnahmen umgesetzt wurden. Von einer Gleichbehandlung der Gruppen kann man nur ausgehen, wenn die Pflegenden und die Teilnehmenden verblindet wurden. Dies ist jedoch gerade bei pflegerischen Interventionen kaum möglich.
6. *Wurden alle Teilnehmenden in der per Randomisierung zugeteilten Gruppe bewertet?* (Wechselten keine Teilnehmenden die Gruppe?)
   Hier ist zu überprüfen, ob es einen Wechsel von Teilnehmenden zwischen Interventions- und Kontrollgruppe gab. Hier müsste in der Studie aufgezeigt werden, warum dies geschah und welchen Einfluss das auf die Interpretation der Ergebnisse hat.
7. *War die Größe der Stichprobe ausreichend gewählt, um einen Effekt nachweisen zu können?* (Power?)
   Wichtig ist, dass bevor die Studie durchgeführt wurde, eine Berechnung der Stichprobengröße (Power) stattfand. Durch die Berechnung kann man sicherstellen, dass man die Effekte einer Maßnahme überhaupt statistisch erfassen kann. Wenn die Stichprobengröße nicht ausreichend groß gewählt wurde und der Effekt einer Intervention recht klein ist, können in den Ergebnissen keine signifikanten Differenzen zwischen den Interventionen festgestellt werden. Die Stichprobengröße wird mittels statistischer Programme unter Angabe unterschiedlicher Parameter berechnet.
8. *Stehen die Ergebnisse im Einklang mit anderen Untersuchungen auf diesem Gebiet?*
   Da Sie sich bei der Beantwortung Ihrer Fragestellung mit vielen Studien beschäftigen und mit der Thematik befassen, können Sie auch einschätzen, ob die Ergebnisse der vorliegenden Studie zu denen anderer Untersuchungen passen. Das kann die Plausibilität der Studie erhöhen. Falls die Studie jedoch ein anderes Ergebnis aufzeigt, sollten Sie die vorliegende Studie nochmals genauer betrachten. Es ist eher unwahrscheinlich, dass andere Studien falsch liegen. Es ist jedoch nicht auszuschließen.

Aussagekraft

9. *Wie ausgeprägt war der Behandlungseffekt?* (Relative Risikoreduktion, Absolute Risikoreduktion? Number needed to treat?)
Die Wirksamkeit einer Intervention nachzuweisen, ist das eigentliche Ziel der Interventionsstudien. Die Wirksamkeit wird durch Mittelwertveränderungen, Relatives Risiko (RR), Absolute Risikoreduktion (ARR), Risikodifferenz (RD), Relative Risikoreduktion (RRR) oder den Number needed to treat (NNT) angegeben. Diese Angaben finden Sie in der jeweiligen Interventionsstudie. Beim Vergleich zweier Interventionen wird häufig das Relative Risiko berechnet. Dieser Wert drückt aus, wie das Risiko, bspw. einen Dekubitus zu erleiden, durch eine Intervention (Lagerung) verringert werden kann. Zur Einschätzung der Ergebnisse sollte bei dichotomen Merkmalen ein relatives Ergebnismaß (Relatives Risiko, Relative Risikoreduktion, Odds Ratio) und ein absolutes Ergebnismaß (Absolute Risikoreduktion, Number needed to treat) angegeben sein. Mittelwertdifferenzen werden bei kontinuierlichen Merkmalen von Interventionen angegeben.

10. *Sind die unterschiedlichen Ergebnisse nicht nur auf einen Zufall zurückzuführen?* (p-Wert?)
Um über eine statistische Signifikanz Auskunft zu geben, wird der p-Wert berechnet. Ist dieser $< 0{,}05$ spricht man zumeist von einem statisch signifikanten Unterschied.

11. *Wie präzise sind die Ergebnisse?* (Konfidenzintervalle (KI)?)
Durch die Studien möchte man den wahren Wert der Intervention abschätzen. Der Bereich, in dem der wahre Wert liegt, wird mittels des Konfidenzintervalls dargestellt. Bei einem KI von 95 % liegen nur 5 % der gesuchten Werte außerhalb des Konfidenzintervalls. Je enger das Konfidenzintervall ist, desto genauer die Schätzung.

Anwendbarkeit

12. *Sind die Ergebnisse auf meine Patient*innen übertragbar?* (Ähnliche Patient*innen, ähnliche Umgebung?)
Auch hier gilt wieder, dass Sie prüfen müssen, ob die Stichprobe der Studie auf Ihre Zielgruppe passt. Durch die Ein- und Ausschlusskriterien können Sie ermitteln, ob die Charakteristika der Stichprobe auf Ihre Patient*innen anwendbar ist. Unterscheiden sich Ihre Patient*innen von denen der Stichprobe, sind die Ergebnisse nur bedingt übertragbar. Ebenso sollten Sie überprüfen, inwieweit das Setting der Studie mit Ihren Gegebenheiten übereinstimmt.

13. *Wurden alle für mich wichtigen Ergebnisse betrachtet?* (Nebenwirkungen? Compliance?)
Sie müssen sich die Frage stellen, ob die Ergebnisse für Sie relevant und wichtig sind und ob bei der Studie alle wichtigen Aspekte berücksichtigt wurden. Denken Sie daran, dass die klinische Relevanz manchmal bedeutsamer ist, als statistische Kennzahlen vermuten lassen.

14. *Ist der Nutzen die möglichen Risiken und Kosten wert?* (Kostenanalyse?)
    Häufig werden vor Interventionsstudien keine Kostenanalysen durchgeführt. Trotzdem können Sie anhand der Kennzahlen entscheiden, ob Risiken und Kosten den Nutzen übersteigen oder nicht (Behrens & Langer 2016, S. 182 ff.).

Benotung der Glaubwürdigkeit (Bias-Vermeidung): 1–2–3–4–5–6

Wichtig ist festzuhalten, dass RCTs bei Therapiestudien zwar als Goldstandard angesehen werden, um die Selbsttäuschung gering zu halten, aber es geht auch darum einzuschätzen, ob andere Studientypen, wie Beobachtungsstudien oder qualitative Studien dieser Selbsttäuschung besser begegnen.

7.8.3 Beurteilung einer systematischen Übersichtsarbeit oder Meta-Analyse

Quelle: Bitte tragen Sie hier die Quelle der Studie ein (Auror*innen, Titel usw.)
Forschungsfrage: Was war die Forschungsfrage?

Glaubwürdigkeit

1. *Wurde eine präzise Fragestellung untersucht?* (Klar formulierte Fragestellung? Erfolgte eine Eingrenzung? Wird die Fragestellung bereits im Titel genannt?)
   Dieser Aspekt ist wesentlich für die Einschätzung einer Meta-Analyse. Falls die Fragestellung ungenau formuliert wurde, werden die Ergebnisse der Meta-Analyse wahrscheinlich auch ungenau ausfallen. Meta-Analysen haben ja zum Ziel, ein Thema bzw. eine Fragestellung einzugrenzen. Daher sollte die Fragestellung klar formuliert sein.
2. *Waren die Einschlusskriterien für die Auswahl der Studien angemessen?* (Welche Kriterien? Welche Studiendesigns?)
   Um die Qualität der Meta-Analyse einzuschätzen, ist es notwendig, die Kriterien näher zu betrachten, nach denen die Studien einbezogen wurden. Insbesondere die Patient*innengruppe, die Intervention und das Ergebnismaß sollten definiert sein. Wichtig ist es auch, dass das Setting vorher festgelegt wurde. Findet die Studie im ambulanten oder stationären Versorgungsbereich statt? Zudem sollten methodische Kriterien genannt werden. Beispielsweise werden nur Studien einbezogen, deren Follow-up > 80 % ist. Wenn die Kriterien klar definiert sind, können Sie davon ausgehen, dass die ausgewählten Studien mit ihren Ergebnissen nicht durch die Untersuchenden verfälscht sind.
3. *Ist es unwahrscheinlich, dass relevante Studien übersehen wurden?* (Welche Datenbanken wurden genutzt? Handsuche? Befragung von Experten?)
   Ziel einer Meta-Analyse ist es, möglichst alle Studien zu einem interessierenden Themengebiet zu erfassen und mittels der Ein- und Ausschluss-

kriterien zu verfeinern. Daher ist es notwendig, das dargelegt wird, wie die Literatur recherchiert wurde. Es muss aufgezeigt werden, in welchen Datenbanken recherchiert wurde, ob eine Handsuche in relevanten Fachzeitschriften stattfand. Ebenso sollte offengelegt werden, ob Expert*innen befragt wurden, ob sie evtl. zu diesem Themengebiet forschen. Zudem kann durch einen Funnel-Plot oder einen Egger?s-Test noch Auskunft darüber gegeben werden, ob es einen Publikationsbias in der Meta-Analyse gibt.

4. ***Wurde die Glaubwürdigkeit der verwendeten Studien mit geeigneten Kriterien eingeschätzt?*** (Welche Kriterien: Randomisierung, Verblindung, Follow-up?)
Auch wenn in die Meta-Analyse nur RCTs einfließen, ist notwendig zu wissen, wie hochwertig die RCTs sind. Wenn nur qualitativ schwache RCTs eingeschlossen wurden, dann ist die Glaubwürdigkeit der Ergebnisse der Meta-Analyse gering. Wurden jedoch hochwertige RCTs einbezogen, dann können Sie den Ergebnissen vertrauen. Die Validität kann über den Jadad-Score dargestellt werden oder Sie lesen sich die aufgestellten Kriterien zur Auswahl der Studien der Meta-Analyse durch. Häufig werden Kriterien wie Randomisierung, Zuteilung, Verblindung, Follow-up und die Stichprobengröße genannt.

5. ***Ist die Beurteilung der verwendeten Studien nachvollziehbar?*** (Quellen angegeben?)
Wichtig ist, dass Sie die Beurteilungskriterien nachvollziehen können. Für die Güte einer Meta-Analyse spricht, wenn die herangezogenen Studien mit ihrer Bewertung und der detaillierten Beschreibung in einer Tabelle oder im Text dargestellt werden. Dies erhöht die Transparenz. Ebenso sollten Quellenangaben zu den eingeschlossenen Studien genannt werden.

6. ***Stimmten die Forschenden in der Bewertung der Studien überein?*** (Mehrere Personen? Grad der Übereinstimmung?)
Die eingeschlossenen Studien sollten durch mindestens zwei unabhängige Personen bewertet werden. So kann man zufällige, aber auch systematische Fehler reduzieren. Bei Unstimmigkeiten wird dann meist ein Konsens gesucht. Bei einem hohen Grad der Übereinstimmung war das Beurteilungsinstrument reliabel und die Bewertung der Glaubwürdigkeit fällt entsprechend hoch aus. Falls dies nicht der Fall gewesen ist, sind die eingeschlossenen Studien nur bedingt als Glaubwürdig einzuschätzen.

7. ***Waren die Studien ähnlich?*** (Patient*innen, Intervention, Ergebnismaß, Studiendesign? Heterogenitätstest (Chi^2), Aussagekraft)
Trotz vorher festgelegter Ein- und Ausschlusskriterien, sollten Sie prüfen, ob die einbezogenen Studien nach Population, Intervention und Ergebnismaß nicht zu unterschiedlich, heterogen sind. Diese Angaben werden in der Regel in der Meta-Analyse mittels Heterogenitätstests gemacht. Wichtige Merkmale sind der Chi^2-Test, der p-Wert für die Signifikanz der Heterogenität und der I^2-Wert für den Grad der Inkonsistenz. Ziel sollte daher sein, dass die Studien nicht allzu unterschiedlich sind, da sonst die Ergebnisse kaum zu interpretieren wären.

8. **Was sind die Ergebnisse?** (Odds Ratio? Relatives Risiko? Mittelwertdifferenz?)
   Durch den Forest-Plot, lassen sich die Ergebnisse grafisch gut darstellen. Wenn das Konfidenzintervall um die gepoolte Odds-Ratio die 1 nicht einschließt, dann hat die Intervention zu einem guten Ergebnis geführt. Die Odds-Ratio gibt immer nur eine Schätzung des wahren Wertes in Bezug auf die Stichprobe an. Wenn man keine dichotomen Ergebnismaße hat, dann kann man auch keine Odds-Ratio berechnen, sondern greift auf den Mittelwert zurück.
9. **Wie präzise sind die Ergebnisse?** (Konfidenzintervalle? Studien gewichtet?)
   Von Bedeutung sind in Meta-Analysen insbesondere die Konfidenzintervalle. Wenn ein Ergebnis aussagekräftig sein soll, dann soll die Odds-Ratio die 1 nicht im Konfidenzintervall beinhalten. Da bei einem KI von 95 % der gesuchte wahre Wert mit 95 %-Wahrscheinlichkeit in diesem Bereich liegt, kann dieser wahre Wert in der Odds-Ratio eben auch 1 sein. Wenn das Konfidenzintervall die 1 beinhaltet, dann ist kein Unterschied zwischen den beiden Interventionen festzustellen. Hier wird der große Vorteil von systematischen Übersichtsarbeiten bzw. Meta-Analysen deutlich. Durch das poolen (zusammenführen) der Daten kann die Stichprobe vergrößert und das Konfidenzintervall verkleinert werden.

Anwendbarkeit

10. **Sind die Ergebnisse auf meine Patient*innen übertragbar?** (Ähnliche Patient*innen, ähnliche Umgebung?)
    Im besten Fall findet man in den Studien der Meta-Analyse eine ähnliche Stichprobe sowie ein ähnliches Setting vor wie in der eigenen Praxis. Dann ist es sehr gut möglich, die Ergebnisse auf die eigene Praxis zu übertragen. Falls die Einschlusskriterien für die Meta-Analyse eher allgemein gehalten wurden, ist es sinnvoll, die Ergebnisse der Einzelstudien näher zu betrachten. Es ist möglich, dass Aussagen zu Untergruppen gemacht wurden.
11. **Wurden alle für mich wichtigen Ergebnisse betrachtet?** (Nebenwirkungen? Compliance?)
    In Meta-Analysen werden vergleichbare Ergebnisse zu einem Themengebiet veröffentlicht. Sie sollten sich jedoch fragen, ob für Ihre Praxis relevante Ergebnisse veröffentlicht wurden. Falls dies nicht der Fall sein sollte, können Sie in den Beschreibungen der eingeschlossenen Einzelstudien weitere Ergebnisse finden, die für Sie von Interesse sein könnten.
12. **Ist der Nutzen die möglichen Risiken und Kosten wert?** (Kostenanalyse? Number needed to treat?)
    Nicht in allen Meta-Analysen werden Hinweise zu den Kosten aufgestellt. Häufig wird jedoch die Number needed to treat angegeben. Hier wird aufgezeigt, wie es um die Wirtschaftlichkeit bzw. die Risiken der Intervention aussieht (Behrens & Langer 2016, S. 230 ff.).

Benotung der Glaubwürdigkeit (Bias-Vermeidung): 1–2–3–4–5–6

7.8.4 Beurteilung einer Diagnostikstudie

Quelle: Bitte tragen Sie hier die Quelle der Studie ein (Auror*innen, Titel usw.)
Forschungsfrage: Was war die Forschungsfrage?

Glaubwürdigkeit

1. *Wurde der neue Test mit einem validierten Goldstandard verglichen?* (Ist der Goldstandard anerkannt und sicher?)
   Wenn neue Tests zur Anwendung kommen, sollten sie auf ihr Gültigkeit hin überprüft werden. Dazu nutzt man einen Referenztest, der bereits eine sehr hohe Glaubwürdigkeit besitzt (Goldstandard). Der genutzte Referenztest muss valide sein, damit die Aussagekraft des neuen Testverfahrens gegeben ist. Bitte überprüfen Sie das anhand der Ihnen vorliegenden Diagnosestudie.
2. *Waren die Teilnehmenden, das Personal und die Untersucher verblindet?* (Wenn nein: Wäre eine Verblindung möglich und ethisch vertretbar gewesen?)
   Wenn dies nicht erfolgte könnte ein Informations-Bias vorliegen.
3. *Waren die untersuchten Teilnehmenden beispielhaft für diejenigen, auf die der Test später angewandt werden soll?* (milde und schwere Erkrankung, behandelt und unbehandelt, häufige Begleiterkrankungen?)
   Je breiter die Studienpopulation gewählt wurde, umso leichter lassen sich die Ergebnisse in die Praxis übertragen. Falls dies nicht der Fall seins sollte, könnte ein Spektrum-Bias vorliegen. Zur Beurteilung der Studienpopulation helfen die Ein- und Ausschlusskriterien für die Teilnahme an der Studie.
4. *Hatte das Ergebnis des neuen Tests einen Einfluss auf die Entscheidung, den Goldstandard zum Vergleich durchzuführen?* (Beide Tests an allen Teilnehmenden?)
   Bitte überprüfen Sie, ob alle Teilnehmende dem gleichen Referenztest unterzogen wurden. Falls dies nicht der Fall gewesen sein sollte, könnte ein Verifikationsbias oder Work-up-Bias vorliegen und die Ergebnisse könnten evtl. falsch hohe Sensitivitäten aufweisen.
5. *Sind die Testmethoden ausreichend genau beschrieben worden, um den Test in der Praxis zu wiederholen?* (Genaue Anwendung, Interpretation der Ergebnisse)
   Notwendig ist zur Beurteilung der Diagnosestudie, dass die Durchführung des neuen Tests genau beschrieben wurde.
6. *Wurde genau und sinnvoll definiert, was »normal« und was »krankhaft« ist?*
   In der Diagnosestudie wird in der Regel dargestellt, was unter »normal« bzw. gesund bewertet wird und ab wann ein Test positiv ausfallen sollte. Umgekehrt sollte auch offengelegt werden, was als »krank« zu verstehen ist und ab wann ein Test dann negativ ausfallen soll. Diese Hintergrund-

informationen sind wichtig, um die Testergebnisse richtig interpretieren zu können.

Aussagekraft

7. *Sind alle nötigen Kenngrößen genannt oder Angaben gemacht worden, um sie selbst auszurechnen?*
   Die diagnostischen Kenngrößen helfen Ihnen die Aussagekraft eines Tests einzuschätzen. Daher benötigen Sie bspw. die Werte für die Sensitivität und Spezifität.

Anwendbarkeit

8. *Ist der Test überhaupt für mich durchführbar?* (Ressourcen?)
   Natürlich sollten Tests auch durchführbar sein. Manchmal ist es jedoch notwendig, dass Pflegende in der Handhabung geschult werden müssen. Daher müssten Sie abschätzen, ob dieser Test für Sie in der Praxis anwendbar und nützlich ist.
9. *Sind die Ergebnisse auf meine Pflegebedürftigen übertragbar?* (Ähnliche Teilnehmende, ähnliche Umgebung?)
   Wenn die Stichprobe in der Studie Ihren Pflegebedürftigen entspricht oder ähnlich ist und auch das Setting vergleichbar ist, dann können Sie davon ausgehen, dass der Test genauso zuverlässig ist, wie in der Studie dargestellt. Falls nicht müssen Sie sich fragen, ob es wichtige Gründe gibt, diesen Test nicht anzuwenden.
10. *Ist der Nutzen die möglichen Risiken und Kosten wert?*
    Insgesamt sind diagnostische Tests nur dann sinnvoll, wenn sie auch Veränderungen in der Behandlung bzw. in der Versorgung der Patient*innen/Pflegebedürftigen nach sich ziehen. Daher ist immer auch eine passende Intervention zu der aufgestellten Diagnose notwendig (Behrens & Langer 2016, S. 187 ff.).

Benotung der Glaubwürdigkeit (Bias-Vermeidung): 1–2–3–4–5–6

7.9 Studien nach ihrer Evidence einordnen

Nun kommt auf Sie ein entscheidender Schritt zu. Sie müssen die Studien abschließend bewerten, um Ihre Fragestellung zu beantworten und eine Empfehlung aussprechen zu können. Das richtige Einsortieren der Studiendesigns setzt Methodenwissen (insbesondere aus der klinischen Epidemiologie) voraus, denn Sie müssen die Ergebnisse interpretieren. So werden in Therapiestudien bspw. relatives Risiko, relative Risikoreduktion, absolute Risikoreduktion oder mittlere Differenz angegeben. In Meta-Analysen werden in der Regel ein gepooltes Risikomaß (Odds-Ratio oder Relatives Risiko) oder eine gepoolte mittlere Differenz angegeben. Zur Vereinfachung werden in Meta-Analysen die Ergebnisse der einbezogenen Studien in einem Forest-Plot angegeben. Auch diese Angaben müssen Sie nachvollziehen können. Sie müssen zudem entscheiden, ob es sich um einen relevanten Effekt handelt.

Zur Beurteilung der Studien bzw. Meta-Analysen liegen unterschiedliche Beurteilungsbögen mit unterschiedlichen Beurteilungskriterien vor. Sie können die hier vorgestellten Beurteilungsbögen (▶ Kap. 7.7) zur Bewertung der Studien bzw. der Meta-Analysen heranziehen und überlegen, ob Sie die Fragen zufriedenstellend beantworten können. Erst wenn dies der Fall ist, können Sie aufgrund der externen Evidence überhaupt eine Empfehlung aussprechen. Wenn Sie die überwiegende Anzahl der Fragen verneinen, kann die Studie von Ihnen aussortiert werden.

Wie anfangs erwähnt, ist es bedeutsam, die gefundenen Ergebnisse auf die eigene Fragestellung hin zu überprüfen. Passen die Interventionen, passt die Zielgruppe zu Ihrem PIKE Schema, können die Ergebnisse auf Ihre Patient*innen angewandt werden? Eine nützliche Überlegung im Hinblick auf die Übertragbarkeit von Studienergebnissen auf die eigenen Patient*innen ist, ob Ihre Patient*innen den Einschlusskriterien der Studie entsprechen. Zudem sollten Sie prüfen, ob Endpunkte in den Studien berücksichtigt wurden. Insbesondere patient*innenbezogene Endpunkte – wie Mortalität, Lebensqualität, Funktion, Auftreten von Komplikationen – sind denen von Laborwertveränderungen vorzuziehen. Natürlich müssen Sie auch bewerten, ob der Kosten-Nutzen Aspekt gegeben ist. Sie müssen zwischen Nutzen und Schaden einer wirksamen Intervention abwägen.

Bei der Selektion von wichtigen Studien oder von Meta-Analyse gehen Sie am besten so vor, dass Sie die Studien nach dem Evidencegrad sortieren und zuerst die Studien/Meta-Analysen mit einem hohen Evidencegrad bewerten. Wenn Sie ausreichend Studien mit einem hohen Evidencegrad oder eine sehr gute Meta-Analyse identifiziert haben, brauchen Sie die Studien mit einem geringeren Evidencegrad nicht mehr zur Beantwortung Ihrer Fragestellung heranzuziehen. Zur Bewertung des Levels of Evidence greifen Sie auf die in Tabelle 7.1 (▶ Tab. 7.1) aufgestellte Hierarchie zurück. Die höchste Aussagefähigkeit haben Studien mit dem Evidencegrad 1a. Das sind beispielsweise Meta-Analysen von randomisierten kontrollierten Studien. Neben der Einteilung in Evidenceklassen gibt es auch Empfehlungsgrade für die Interventionen.

- Eine Empfehlung mit dem Grad A verfügt über homogene systematische Übersichtsarbeit bzw. einer Meta-Analyse von RCTs oder über mindestens eine randomisierte Studie (Evidencegrad 1a oder 1b).
- Eine Empfehlung mit dem Grad B verfügt über homogene systematische Übersichtsarbeit oder Meta-Analysen von Kohortenstudien (Evidencegrad 2a), einzelne Kohortenstudien oder RCT minderer Qualität (Evidencegrad 2b) oder über homogene systematische Übersichtsarbeit bzw. Meta-Analyse von Fall-Kontroll-Studien (Evidencegrad 3a) oder einzelne Fall-Kontroll-Studien (Evidencegrad 3b).

- Eine Empfehlung mit dem Grad C ist gekennzeichnet durch Fall-Serien und qualitativ mindere Kohorten- und Fall-Kontroll-Studien (Evidencegrad 4).
- Eine Empfehlung mit dem Grad D kennzeichnet Berichte und Meinungen von Experten oder klinische Erfahrungen anerkannter Autoritäten (Evidencegrad 5).

7.10 Fazit

Es wird deutlich, dass die Bewertung von Studien oder Meta-Analysen eine gewisse Methodenkompetenz verlangt. Diese können Sie sich durch Seminare oder Fortbildungen aneignen. Eine andere Möglichkeit ist, auf externe Methodenkompetenz zurückzugreifen. Dabei können Sie bspw. bei Ihrer*m Pflegedienstdirektor*in nachfragen, ob es in Ihrer Einrichtung eine Stabsstelle Pflegewissenschaft gibt, die diese Bewertungen vornehmen kann. Vielleicht gibt es ja auch andere Mitarbeitende in Ihrem Arbeitsumfeld, die über diese Methodenkompetenz verfügen.

Zu Beurteilung der Evidence wird der Systematik der Evidencehierarchie gefolgt. Traditionell hat diese eine große Bedeutung für die Evidence-based Medicine. Heute sieht man Evidenzstufen deutlich kritischer, da sie die Bewertung von qualitativen Studien vernachlässigen. Dennoch sind Evidencehierarchien ein durchaus nützliches Werkzeug, mit dem sich Evidencen systematisch sortieren lassen. Wichtig ist, dass Ihnen bewusst ist, dass RCTs bei Therapiestudien zwar als Goldstandard angesehen werden, aber es gibt auch andere Studientypen – wie Beobachtungsstudien oder qualitative Studien –, die teilweise besser geeignet sind, pflegerische Fragestellungen zu beantworten. Sie müssen die Glaubwürdigkeit der Studien und die Übertragbarkeit der Ergebnisse einschätzen. Mit den genannten Beurteilungsbögen ist Ihnen das möglich.

Es zeigt sich, dass die Pflegeforschung als junge Disziplin noch nicht ausreichend qualitativ hochwertige Forschungsarbeiten zu zentralen Pflegethemen zur Verfügung stellen kann. Die Expertenstandards in der Pflege tragen daher zur weiteren Generierung von Evidence bei (Panke-Kochinke 2012, S. 33). Pflege als Handlungswissenschaft muss ihr Handeln im besten Fall evidence-basiert begründen. Auf dieser Grundlage erfolgt die Beurteilung der Studien. Daher ist es notwendig, die interne und externe Evidence zum Wohl der Patient*innen zu verknüpfen und so Entscheidungen zu treffen. Es ist immanent, die Wissenschaftlichkeit und die Glaubwürdigkeit der Forschungsergebnisse zu bewerten und zu beurteilen. Am Ende müssen Sie eine Empfehlung über eine Intervention aussprechen. Dies ist nicht immer einfach, aber durch das aufgezeigte Vorgehen sollte es Ihnen möglich sein, eine Empfehlung auszusprechen.

Lernaufgaben

1. Bitte recherchieren Sie zu Ihrer Fragestellung: Kann bei Patient*innen über 65 Jahren im Akutkrankenhaus eine multimodale, nicht- medikamentöse Interventionsstrategie, das Auftreten des postoperativen Delirs reduzieren? Ein Ergebnis Ihrer Recherche ist die Meta-Analyse von Ludolph, P., Stoffers-Winterling, J., Kunzler, A. M., Rösch, R., Geschke, K., Vahl, C. F. & Lieb, K. (2020). Non-Pharmacologic Multicomponent Interventions Preventing Delirium in Hospitalized People. Journal of the American Geriatrics Society. 68 (8). 1864-1871. Diese Meta-Analyse soll Sie nun dabei unterstützen, eine Empfehlung für die Praxis in Bezug auf eine Delirprophylaxe auszusprechen. Bitte beurteilen Sie die Meta-Analyse anhand des Beurteilungsbogens und bewerten Sie die Glaubwürdigkeit und den Evidencegrad. Welche Studiendesigns wurden in die Meta-Analyse einbezogen? Was sind die primären und sekundären Outcomeparameter? Passen die in den Studien aufgenommenen Patient*innen zu Ihren Kriterien? Welche Schwächen/Stärken erkennen Sie in der Meta-Analyse? Was sagt der Forest Plot aus? Wie ist die Heterogenität der Studien? (Bitte interpretieren Sie den I^2-Wert) Entwickeln und begründen Sie aufgrund Ihrer Ergebnisse eine Empfehlung für Ihre Kolleg*innen.
2. Sie haben den Auftrag von Ihrem*r Pflegedienstdirektor*in erhalten, mittels einer Studie, das Belastungserleben von Pflegekräften während der COVID-19 Pandemie auf Intensivstation zu ermitteln. Welches Studiendesign würden Sie anwenden und warum?
3. Was ist der Unterschied zwischen einer Übersichtsarbeit/Review und einer Meta-Analyse?
4. Auf was müssen Sie achten, wenn Sie Studien/Meta-Analysen für Ihre Fragestellung auswählen? Welche Kriterien zur Bewertung der Studien/Meta-Analysen ziehen Sie heran?

Reflexionsaufgaben

1. Sie haben Ihr Wissen über qualitative und quantitative Methoden aufgefrischt. Nicht alle methodologischen Feinheiten konnten aufgeführt werden, denn dazu gibt es entsprechende umfangreiche Fachliteratur. Die Komplexität sollte anhand der Beispiele für Sie deutlich geworden sein. Was würden Sie Kolleg*innen empfehlen, die nicht über eine entsprechende Methodenkompetenz verfügen, aber trotzdem auf Ihre Fragen eine evidence-basierte Antwort haben möchten?
2. Wie schätzen Sie die Forschungslandschaft in Bezug auf empirische Daten aus der Pflegepraxis ein? Gibt es ausreichend Erkenntnisse oder brauchen wir weitere Forschungsvorhaben, um die drängenden Fragen der Pflege zu beantworten? Welche Rolle könnten Sie dabei spielen?

Literatur

Atteslander, P (2006). Methoden der empirischen Sozialforschung. Berlin: Erich Schmidt.
Bartholomeyczik, S & Müller, E. (1997). Pflegeforschung verstehen. München: Urban & Schwarzenberg.
Behrens J & Langer G (2016). Evidence based Nursing and Caring. Methoden und Ethik der Pflegepraxis und Versorgungsforschung – Vertrauensbildende Entzauberung der Wissenschaft. Bern: Hogrefe.
Bohnsack, R, Geimer, A & Meuser, M (Hrsg.) (2018). Hauptbegriffe qualitativer Sozialforschung. Opladen & Toronto: Budrich.
Bortz J & Döring N (2005). Forschungsmethoden und Evaluation. Berlin: Springer
Brandenburg, H & Schrems, B (2018). Wissenschaftstheoretische Positionen, Designs und Methoden in der Pflegeforschung. In. H Brandenburg, EM Panfil, H Mayer & B Schrems (Hrsg.), Pflegewissenschaft 2. Bern: Hogrefe. 17–30.
Breidenstein, G, Hirschauer, S, Kalthoff, H & Nieswand, B.(2013). Ethnografie. Die Praxis der Feldforschung. Konstanz: UTB.
Bühner, M (2004). Einführung in die Test- und Fragebogenkonstruktion. München: Pearson Studium.
Burns, N & Grove, SK (Hrsg.). (2005). Pflegeforschung verstehen und anwenden. München: Elsevier.
Cochrane Deutschland (2021). Systematische Übersichtsarbeiten von Cochrane. https://www.cochrane.de/de/systematische-uebersichtsarbeiten (14.07.2021).
Corbin, J & Strauss, A (2015). Basics of Qualitative Research: Techniques and Procedures for Developing Grounded Theory. 4. Auflage. Los Angeles: SAGE.
DiCenso, A, Cullum, N & Ciliska, D (1998). Implementing evidence-based nursing: Some Misconceptions Evidence-Based Nursing 1. 38–40.
DiCenso, A, Ciliska, D & Guyatt, G (2005a). Introduction to Evidence-based Nursing. In. A DiCenso, G Guyatt & D Ciliska (Hrsg.). Evidence-Based Nursing. A Guide to Clinical Practice. St. Louis: Elsevier Mosby. 3–20.
DiCenso, A, Hutchison, B, Grimshaw, J, Edwards, N.& Guyatt, G (2005b). Health Services Interventions. In. A. DiCenso, G Guyatt & D Ciliska (Hrsg.), Evidence-Based Nursing. A Guide to Clinical Practice. St. Louis: Elsevier Mosby. 265–297.
Diekmann, A (2018). Empirische Sozialforschung. Grundlagen, Methoden, Anwendungen. Reinbek: Rowohlt. (12. Aufl.).
FDA-Richtline (2017). Guidance for Industry and FDA Staff Statistical Guidance on Reporting Results from Studies Evaluating Diagnostic Tests https://www.fda.gov/media/71147/download (20.07.2021).
Flick, U, von Kardoff, E & Steinke, I (2003). Qualitative Forschung. Ein Handbuch. Reinbek: Rowohlt
Fringer, A & Schrems, B (2018). Qualitative Designs. In. H Brandenburg, EM Panfil, H Mayer & B Schrems (Hrsg.). Pflegewissenschaft 2. Lehr- und Arbeitsbuch zur Einführung in die Methoden der Pflegeforschung. 3. Aufl. Bern: Hogrefe, 73–91.
Garritty, C, Gartlehner, G, Nussbaumer-Streit, B, King, VJ, Hamel, C, Kamel, C, Affengruber, L & Stevens, A (2021). Cochrane Rapid Reviews Methods Group offers evidence-informed guidance to conduct rapid reviews. In: Journal of Clinical Epidemiology. 130. 13–22. Doi:10.1016/j.jclinepi.2020.10.007
Glaser, B G, & Strauss, AL (1998). Grounded Theory. Strategien qualitativer Forschung. Bern: Hans Huber.
Gordis, L (2001). Epidemiologie. Marburg: Kilian.
Harms, V (1998). Biomathematik, Statistik und Dokumentation. Kiel: Harms.
Hopf, C (2003). Qualitative Interviews – Ein Überblick. In U Flick, E v. Kardoff & I Steinke (Hrsg.), Qualitative Forschung. Ein Handbuch (S. 349–360). Reinbek: Rowohlt.

Higgins, J P, Thompson, S G, Deeks, J J & Altmann, D G (2003). Measuring inconsistency in meta-analyses. BMJ. 327. 557–560. doi: https://doi.org/10.1136/bmj.327.7414.557

Hitzler, R (2003). Ethnografie. In. R Bohnsack, W Marotzki, & M Meuser (Hrsg.). Hauptbegriffe Qualitativer Sozialforschung. Opladen: Leske & Budrich.

Hshieh, T T, Yue, J, Oh, E, Puelle, M, Dowal, S, Travison, T & Inouye, SK (2015). Effectiveness of multicomponent nonpharmacological delirium interventions: a meta-analysis. JAMA Internal Medicine. 175 (4), 512–20.

Hussy, W, Schreier, M & Echterhoff, G (2010). Forschungsmethoden in Psychologie und Sozialwissenschaften. Berlin: Springer.

Jadad, AR, Moore, RA, Carroll, D, Jenkinson, C, Reynolds, DJ, Gavaghan, DJ, & McQuay, HJ (1996). Assessing the quality of reports of randomized clinical trials: is blinding necessary? Control Clin Trials, 17(1), 1-12. doi:10.1016/0197-2456(95)00134-4

Koch-Straube, U (1997). Fremde Welt Pflegeheim – Eine ethnologische Studie. Bern: Huber.

Langer, G, Meerpohl, JJ, Perleth, M, Gartlehner, G, Kaminski-Hartenthaler, A & Schunemann, H (2012). GRADE Leitlinien: 1. Einführung – GRADE-Evidenzprofile und Summary-of-Findings-Tabellen. Zeitschrift für Evidenz, Fortbildung und Qualität im Gesundheitswesen. 106 (5). 357-68. DOI: 10.1016/j.zefq.2012.05.017.

Lamnek, S & Krell, C (2010). Qualitative Sozialforschung. 5. Aufl. Weinheim: Beltz.

LoBiondo-Wood, G & Haber, J (2005). Pflegeforschung – Methoden, kritische Einschätzung und Anwendung. München: Urban & Fischer.

Ludolph, P, Stoffers-Winterling, J, Kunzler, A. M, Rösch, R, Geschke, K, Vahl, CF & Lieb, K (2020). Non-Pharmacologic Multicomponent Interventions Preventing Delirium in Hospitalized People. The American Geriatrics Society. 68(8). 1864–1871.

Mad, P, Felder-Puig, R & Gartlehner, G (2008). Wiener Medizinische Wochenschrift. 158(7-8). 234–239.

Mayer, H (2014). Pflegeforschung kennenlernen. Wien: Facultas.

Mayer, H (2015). Pflegeforschung anwenden. Wien: Facultas.

Mayer, H, Panfil, EM & Brandenburg, H (2018). Erhebungsmethoden. In. H Brandenburg, EM Panfil; H Mayer & B Schrems (Hrsg.). Pflegewissenschaft 2. Lehr- und Arbeitsbuch zur Einführung in die Methoden der Pflegeforschung. 3. Aufl. Bern: Hogrefe. 135–152.

Mayring, P (2002). Einführung in die qualitative Sozialforschung. Weinheim: Beltz.

Marx, RG, Wilson, SM & Swiontkowski, MF (2019). Updating the Assignment of Levels of Evidence, The Journal of Bone and Joint Surgery. 7(1). 1-2. doi: 10.2106/JBJS.N.01112.

Meerpohl, JJ, Langer, G, Perleth, M, Gartlehner, G, Kaminski-Hartenthaler, A & Schünemann, H (2012). GRADE-Leitlinien: 3. Bewertung der Qualität der Evidenz (Vertrauen in die Effektschätzer). Zeitschrift für Evidenz, Fortbildung und Qualität im Gesundheitswesen. 106(6). 229–456.

Moher, D., Liberati, A., Tetzlaff, J. & Altman, D G The PRISAM Group (2009). Preferred Reporting Items for Systematic Reviews and Meta-Analyses: The PRISMA Statement. PLoS Med 6(7): e1000097. doi:10.1371/ journal.pmed.1000097

Oevermann, U (2004). Die elementare Problematik der Datenlage in der quantifizierenden Bildungs- und Sozialforschung. sozialersinn, 5(3). 413–476.

Oevermann, U (2002). Klinische Soziologie auf der Basis der Methodologie der objektiven Hermeneutik – Manifest der objektiv hermeneutischen Sozialforschung. https://www.ihsk.de/publikationen/Ulrich_Oevermann-Manifest_der_objektiv_hermeneutischen_Sozialforschung.pdf (12.07.2021).

Oevermann, U (2000). Die Methode der Fallrekonstruktion in der Grundlagenforschung sowie der klinischen und pädagogischen Praxis. In. K Kraimer, (Hrsg.) Die Fallrekonstruktion. Sinnverstehen in der sozialwissenschaftlichen Forschung. Frankfurt a. M.: Suhrkamp 58–156.

Oxford Center for Evidence-based Medicine (2009). https://www.cebm.ox.ac.uk/resources/levels-of-evidence/oxford-centre-for-evidence-based-medicine-levels-of-evidence-march-2009. (02.07.2021).

Panfil, EM & Mayer, H (2018). Quantitative Designs. In. H Brandenburg, EM Panfil, H Mayer & B Schrems (Hrsg.). Pflegewissenschaft 2. Bern: Hogrefe. 93–114.

Panke-Kochinke, B (2012). Augenscheinlich fehlgeleitet. Evidenz und Empirie. Methodische Postulate für eine qualitative Versorgungsforschung. Pflege & Gesellschaft. 17(1). 5–20.

Raum, E & Perleth, M (2003). Methoden der Metaanalyse von diagnostischen Genauigkeitsstudien. Deutsche Agentur für Health Technology Assessment des Deutschen Instituts für Medizinische Dokumentation und Information (DIMDI). Köln: DIMDI.

Reuschenbach, B (2011). Gütekriterien. In. B Reuschenbach & C Mahler (Hrsg.). Pflegebezogene Assessmentinstrumente – Internationales Handbuch für Pflegeforschung und -praxis. Bern: Huber. 57–80.

Scherf, M (2009). Objektive Hermeneutik. In. S Kuhl, P Strodtholz & A Taffertshofer (Hrsg.). Handbuch Methoden der Organisationsforschung. Quantitative und Qualitative Methoden. Wiesbaden: VS. 300–325.

Schlömer, G (2002). Evidence-based Nursing – Eine Methode für die Pflege? Pflege. 13 (1). 47–52.

Schopmann, S & Pohlmann, M (200). Erkenntnistheoretische Überlegungen zur phänomenologischen Pflegeforschung. Pflege. 13(6). 361–366.

Sterne, J A, Sutton, A.J, Ioannidis, JP, Terrin, N, Jones, DR, Lau, J, Carpenter, J, Rucker, G, Harbord, R M, Schmid, CH, Tetzlaff, J, Deeks, JJ, Peters, J, Macaskill, ., Schwarzer, G, Duval, S, Altman, DG, Moher, D & Higgins, JP (2011). Recommendations for examining and interpreting funnel plot asymmetry in meta-analyses of randomised controlled trials. BMJ, 343, d4002. doi:10.1136/bmj.d4002.

Thiel, V, Steger, KU, Josten, C & Schemmer, E (2001). Evidence-based Nursing – missing link zwischen Forschung und Praxis. Pflege & Gesellschaft. 14(4). 267–276.

Vieira, J, Ferreira, R, & Goes, M (2018). Ear and Eye Protectors in the Promotion of Sleep in the Intensive Care. Journal of Nursing UFPE online. 12(10):2784-2793

Wernet, A (2000). Einführung in die Interpretationstechnik der Objektiven Hermeneutik. Opladen: Leske + Budrich.

Zum Weiterlesen

Brandenburg, H, Panfil, EM, Mayer, H & Schrems, B (2018). Pflegewissenschaft 2. Lehr- und Arbeitsbuch zur Einführung in die Methoden der Pflegeforschung. 3. Aufl. Bern: Hogrefe.

Brown, S J (1999). Knowledge for Health Care Practice. A Guide to Using Research Evidence. W.B. Philadelphia: Saunders.

Deutsches Netzwerk für Qualitätsentwicklung in der Pflege (DNQ) (2013). Expertenstandard Sturzprophylaxe in der Pflege. Schriftenreihe des Deutschen Netzwerks für Qualitätsentwicklung in der Pflege. Osnabrück: DNQ.

Diekmann, A (2018). Empirische Sozialforschung. Grundlagen, Methoden, Anwendungen. Hamburg: Rowohlt. (12. Aufl.).

Egger, M, Smith, GD, & Altman, DG (Hrsg.) (2003): Systematic Reviews in Health Care: Meta-Analysis in Context. (2nd ed). London: BMJ .

Flick, U, von Kardorff, E, Keupp, H, von Rosenstil, L & Wolf, S (2012). Handbuch Qualitative Sozialforschung: Grundlagen, Konzepte, Methoden und Anwendungen. Weinheim: Beltz.

Greenhalgh, T (2000). Einführung in die Evidence-based Medicine. Kritische Beurteilung klinischer Studien als Basis rationaler Medizin. Bern: Huber.

Guyatt, G., & Rennie, D. (Ed.) (2002): Users' Guides to the Medical Literature. A Manual for Evidence-Based Clinical Practice. Chicago: AMA.

Halloway, I, & Wheeler, S (1997). Qualitative Pflegeforschung. Wiesbaden: Ullstein Medical.

Holly, C.; Salmond, S.W. & Saimbert, M.K. (2012). Comprehensive Systematic Review for Advanced Nursing Practice. New York: Springer.

Hussy, W, Schreier, M & Echterhoff, G (2010). Forschungsmethoden in Psychologie und Sozialwissenschaften. Berlin: Springer.

Jadad, A (1998). Randomised Controlled Trials. London: BMJ.

Kühne-Ponesch, S (Hrsg.) (2000). Pflegeforschung – Aus der Praxis für die Praxis. Band 2: Pflegearbeit – Eine wissenschaftliche Herausforderung. Wien: Facultas.

Kunz, R., Ollenschläger, G., & Raspe, H. (2000): Lehrbuch Evidenzbasierte Medizin in Klinik und Praxis. Köln: Deutscher Ärzte-Verlag.

McKibbon, A, Eady, A & Marks, S (1999). Evidence-Based Principles and Practice. Hamilton: B.C. Decker.

8 Implementierung und Adaption

Im nächsten Schritt des EBN-Prozesses geht es nun darum, dass Sie Ihre Ergebnisse aus der internen und externen Evidence in die Praxis implementieren und durch diesen Schritt aktiv Veränderungen initiieren. Es soll aufgezeigt werden, wie diese Implementierung erfolgen können. Ebenso wird auf die Veränderung der Pflegepraxis eingegangen.

Praxisbeispiel

Sie konnten die beste verfügbare externe Evidence über aktuelle Forschungsergebnisse ermitteln. Dabei haben Sie festgestellt, dass Studien zu recherchieren, auszuwerten und zu beurteilen ein anspruchsvolles und zeitintensives Projekt darstellt. Sie haben Ihre Literaturquellen auf ihre Qualität beurteilt und häufig widersprüchliche Studienergebnisse interpretiert und bewertet. Das Ergebnis wollen Sie jetzt in der Praxis auf eine bestimmte Patient*innenproblematik anwenden. Dafür müssen Sie die Ergebnisse auf die Praxissituation anpassen und in Ihrer Einrichtung umsetzen. Sie haben bisher nur Unterstützung durch einige Kolleg*innen aus Ihrem Arbeitsbereich erhalten, die anderen sind eher skeptisch gegenüber der Wissenschaft und zweifeln die Notwendigkeit einer evidence-basierten Praxis an. In Ihrer Organisation herrscht zwar auf den höheren Entscheidungsebenen eine positive Haltung gegenüber wissenschaftlichen Erkenntnissen, aber Unterstützung haben Sie nur in der Beschaffung der Studien erhalten. Es gab zwischenzeitlich eine Veränderung in der Leitungsebene. Es wurde eine Stabsstelle Pflegewissenschaft eingerichtet. Die eingestellte Pflegewissenschaftler*in sagt Ihnen spontan Unterstützung bei der Umsetzung Ihre Ergebnisse zu und will auch einen Journal Club einrichten. Jetzt ist die Akzeptanz Ihrer wissenschaftlichen Ergebnisse im Team größer geworden und Ihre Empfehlungen werden umgesetzt. Zudem können Sie Ihr EBN-Projekt im Journal Club vorstellen und eine eigene Arbeitsgruppe »Evidence-based Nursing« gründen. Im Nachhinein überlegen Sie sich, was hemmende und unterstützende Faktoren in der Umsetzung des EBN-Projektes waren und wie man die Organisation auf solche innovativen Konzepte besser vorbereiten kann.

8.1 Die pflegerische Entscheidung

Die Umsetzung der evidence-basierten Ergebnisses erfordert häufig viel Geduld und Durchsetzungsvermögen. Evtl. müssen das eigene Handeln und das der Kolleg*innen hinterfragt oder sogar neu gelernt werden. Ob Pflegende sich dazu entscheiden, das gefundene Wissen zu implementieren und anzuwenden, hängt davon ab, ob dieses Wissen für ihr praktisches Handeln eine Relevanz aufweist (Seers et al. 2012). Ob die Entscheidung dann die richtige ist, zeigt sich erst dann, wenn die evidence-basierte pflegerische Intervention umgesetzt wird. Genau das ist das Problem: der Umgang mit Unsicherheit.

Umgang mit Unsicherheit in pflegerischen Entscheidungssituationen.

Durch die Identifizierung der externen Evidence müssen diese Ergebnisse nun mittels der internen Evidence auf die jeweiligen Patient*innen übertragen werden. Sie stellen fest, dass diese Übertragung nicht immer ganz einfach ist, denn jeder/jede Patient*in ist unterschiedlich. Ihre Aufgabe ist es, auf Grundlage von Studienergebnissen bspw. aus einem RCT auf den Einzelfall zu schließen und zu Handeln.

RCT = Randomisierte kontrollierte Studie

Es besteht also die Erwartung an Sie, dass Sie in Ihrer alltäglichen pflegerischen Versorgung der Patient*innen Forschungsergebnisse als Basis für Ihre Entscheidungsfindung heranziehen (McClosky 2008, S. 41). Damit ist die Erwartung verbunden, dass diese Entscheidungen einen positiven Effekt auf die Versorgung der Patient*innen haben (Hart et al. 2008, S. 83), das Kosten eingespart und Ergebnisse der Intervention vorhersagbar werden (Rodgers et al. 2019, S. 281). Eine forschungsbasierte Praxis ist aus unserem Versorgungsalltag nicht mehr wegzudenken. Patient*innen erwarten eine professionelle Versorgung und damit auch eine Versorgung auf dem neusten wissenschaftlichen Stand. Zudem sollen aus wirtschaftlichen Gründen und auch aus ethischen Überlegungen heraus nur Interventionen durchgeführt werden, deren Wirksamkeit belegt wurde. Des Weiteren soll Pflegehandeln nicht zum Schaden der zu Pflegenden führen (Panfil 2012, S. 83). Das EBN-Konzept beruht darauf, Entscheidungen für die Patient*innen nach folgenden Aspekten zu fällen:

- Den besten derzeit verfügbaren Erkenntnissen aus der Forschung (externe Evidence)
- Klinische Erfahrung der Pflegenden (interne Evidence)
- Bedürfnisse/Präferenzen der Patient*innen
- Ökonomische Ressourcen und Vorschriften

Auf Basis dieser vier Komponenten kann also die aktuelle beste Pflegequalität entwickelt werden. Durch dieses Vorgehen ist sichergestellt, dass den gesellschaftlichen, gesundheitspolitischen, wissenschaftlichen und technischen Herausforderungen begegnet wird (Herr-Wilbert 2008, S. 143). Studienergebnisse sind also nur *ein* Bestandteil, der zu Ihrer klinischen Entscheidungsfindung beiträgt. Die Herausforderung besteht darin, aus diesen unterschiedlichen Erwartungen Ihre Entscheidung mit den Patient*innen zu treffen.

Wichtig ist, dass bei der Übertragung von Studienergebnissen in die Praxis immer auch die Wünsche und Bedarfe der Patient*innen berücksichtigt werden. Das bedeutet, auch wenn auf Grundlage einer Studie eine bestimmte Intervention umgesetzt werden sollte, der/die Patient*in sich dieser Intervention aber verweigert, dass Sie mit Ihrem Expertenwissen und mit der Kompetenz dem/der Patient*in, gemeinsam eine neue Strategie entwickeln müssen, um eine qualitativ hochwertige Pflege zu gewährleisten. Pflegerische Entscheidungen sind stets Einzelfallentscheidungen, doch sollten diese durch bestes verfügbares Wissen begründet und abgesichert sein. Dieser Entscheidungsprozess und die Umsetzung der pflegerischen Handlung erfordern, dass Sie sich in Unsicherheit für eine Intervention entscheiden müssen.

*Wünsche und Bedarfe der Patient*innen berücksichtigen*

Wie kann man nun dieser Unsicherheit begegnen? Sie müssen sich verdeutlichen, dass die Entscheidung für eine Intervention keine endgültige ist, sondern dem Prinzip eines Wenn-dann-Entscheidungspfades entspricht

Sie sollen die Erfahrung Dritter (externe Evidence) auf den Einzelfall zu übertragen. Wie Sie bei der Recherche von Studien bereits festgestellt haben, bilden die Populationen der Studien nicht immer genau die Situation des Pflegebedürftigen mit seinen Komorbiditäten ab. Beispielsweise werden bei präventiven pflegerischen Maßnahmen zur Vermeidung eines Delirs auf Intensivstation häufig Patient*innen mit einer Demenzerkrankung nicht einbezogen. Dies verdeutlicht, dass aus Erfahrungen Dritter nicht immer auf den Einzelfall zu schließen ist. Um aus diesem Dilemma der Unsicherheit herauszukommen, gibt es eine Lösung, den Wenn-dann-Entscheidungspfad (Behrens & Langer 2016, S. 247). Die Idee dahinter ist, nach einer vorläufigen Diagnose oder der Identifizierung eines Problems eine entsprechende vorläufige Intervention vorzustellen und mit einer Erwartung zu verknüpfen. Diese Erwartung muss klar formuliert und terminiert werden. Zeigt sich nach einer bestimmten Zeit kein Erfolg, so müssen Diagnose und Intervention hinterfragt werden. Dieses Vorgehen beruht also darauf, der Unsicherheit zu begegnen und keine Einmalentscheidung zu treffen. Wenn nämlich eine Intervention nicht zum Erfolgt führt, muss man eine andere, wiederum evidence-basierte Intervention anwenden, deren Erfolg wiederum überprüft werden muss.

Wenn-dann-Entscheidungspfad

Durch dieses Vorgehen verändern Sie die Pflegepraxis. Sie nehmen neue Erkenntnisse in das Handlungsrepertoire der Pflegenden auf und verbessern so die Versorgungsqualität. Dies klingt einfach und normal und sollte immer das Ziel einer/s Pflegenden sein. In der Praxis wird das jedoch häufig nicht in dieser Form wahrgenommen.

Im Zusammenhang mit der Professionalisierung der Pflege werden pflegewissenschaftlicher Forschung und ihren Ergebnissen eine immer wichtigere Bedeutung zugeschrieben. Dabei zählt die Umsetzung von wissenschaftlichem Wissen im Sinne des Pflegeprozesses zum professionellen Handeln und zum Alleinstellungsmerkmal von Pflegenden. Denn praktisches Handeln ohne theoretische und wissenschaftliche Fundierung ermöglicht kein kompetentes Verhalten in komplexen pflegerischen Situationen. Dieser Transfer von den wissenschaftlichen Ergebnissen in die Praxis gelingt

Theorie-Praxis-Gap

8.2 Veränderung der Pflegepraxis

Fördernde und hemmende Faktoren

Bevor auf die Faktoren eingegangen wird, die eine Implementierung der EBN-Methode und der Forschungsergebnisse für ein erweitertes Pflegehandeln begünstigen, sollen hemmende Faktoren diskutiert werden.

Die Einstellung von Pflegenden in deutschen Krankenhäusern zu einer evidence-basierten Pflege wurde durch eine Befragung erhoben (Köpke et al. 2013, 163). Es wurden 1.023 Pflegekräfte aus norddeutschen Krankenhäusern in die Studie einbezogen. Ein Ergebnis ist, dass die Befragten prinzipiell positiv gegenüber einer evidence-basierten Praxis eingestellt sind. Auch wird von der Mehrheit der Befragten betont, dass die Pflegeforschung notwendig für ihr Pflegehandeln sei. Gleichzeitig gibt ein Großteil der Befragten an, nicht über aktuelle Forschungsergebnisse informiert zu sein und dass entsprechende Primärliteratur kaum genutzt wird (ebd., S. 164 ff.). Interessant ist zu erfahren, dass Pflegende Forschung zwar als wertvoll für ihr Handeln definieren, aber es an Grundvoraussetzungen fehlt, aktuelle Forschungsergebnisse zu nutzen. Dies ist jedoch notwendig, damit Pflegepraxis als wissenschaftsbasiert wahrgenommen wird (Meyer et al. 2013, S. 33). Der Anspruch von EBN besteht darin, die klinische Versorgung zu verbessern, insbesondere in Bezug auf die pflegerischen Interventionen im direkten Kontakt mit den Patient*innen. Aus diesem Grund ist es notwendig, dass wirksame Interventionen in die pflegerische Praxis implementiert werden. Dabei stellt die Einstellung Pflegender zu Forschung einen wesentlichen Baustein zur Nutzung der Forschungsergebnisse für das eigene Handeln dar. So ist als positiv zu bewerten, dass in der Studie von Köpke et al. (2013, S. 170) nur 22 % es ablehnen, dass Pflege auf Forschung beruhen solle. Es besteht also eine Bereitschaft, Evidence-based Nursing umzusetzen und anzuwenden. Als Hinderungsgrund für eine mangelnde Umsetzung pflegewissenschaftlich ausgerichtete Pflege werden in anderen Studien Zeitmangel, Informationsmangel oder auch fehlendes Wissen aufgeführt (Breimaier & Lohrmann 2011, S. 15).

8.3 Implementierung von evidence-basiertem Pflegehandeln in die Praxis

Forschungsergebnisse in die Praxis implementieren

Damit Forschungsergebnisse in die tägliche Praxis implementiert werden können, ist eine Analyse der Ist-Situation notwendig. Durch diese Einschätzung können hinderliche wie auch fördernde Faktoren auf der Ebene von individueller und institutioneller Seite erfasst und Veränderungen initiiert werden. Damit Strategien zur Veränderung, aber auch zur Beibehaltung fördernder Faktoren sowie die Beseitigung hemmender Faktoren umgesetzt werden können, sind weitere Aspekte zu berücksichtigen (Parahoo & McCaughan 2001, S. 22). Dies sind insbesondere die Wünsche und Bedarfe von Pflegenden im Zusammenhang mit der Implementierung von Evidence-based Nursing und der Anwendung von Forschungsergebnissen im eigenen Handlungsfeld. Es wird deutlich, dass aktuelle Ergebnisse aus der Forschung kaum in der Pflegepraxis zur Anwendung kommen (Breimaier et al. 2011, S. 1754). Zudem besteht kaum eine Wissensbasis zu den Themenfeldern Pflegewissenschaft, Pflegeforschung und evidence-basierter Pflegepraxis. Nur sehr wenige Pflegefachkräfte lesen regelmäßig wissenschaftliche Fachliteratur, um sich auf dem aktuellsten Stand zu halten (Köpke et al. 2013, S. 169). Ein großes Hindernis, Forschungsergebnisse in die Praxis zu implementieren, wird auf strukturelle und persönliche Faktoren zurückgeführt (Breimaier & Lohrmann 2011, S. 41). Dabei werden Zeitmangel und Wissensdefizite als größte Hindernisse genannt. Als weiterer Faktor wird die mangelnde Zugänglichkeit zu Forschungsarbeiten genannt oder zu wenig Zeit, diese zu recherchieren und zu bewerten. Daher kann dem Anspruch auf eine evidence-basierte Pflege oft nicht nachgekommen werden (van Achterberg et al. 2008, S. 303). Die bestehenden Lücken zwischen Forschungsevidence und klinischer Pflegepraxis können daher nicht geschlossen werden (Davies et al. 2008). Als wichtige Voraussetzungen für die Schaffung einer forschungsbasierten Praxis werden die Unterstützung durch Vorgesetzte, entsprechende Fort- und Weiterbildungsangebote zur Thematik Forschung, Unterstützung durch Kolleg*innen aus dem interdisziplinären Team, Zugang zu Literaturdatenbanken am Arbeitsplatz, Zugang zu Online-Plattformen mit pflegewissenschaftlichen Erkenntnissen, Freistellung für die Recherche nach aktuellen Forschungsergebnissen und für die Einführung neuer Erkenntnisse in die Pflegepraxis, weiterführende EBN-Kurse und gute Englischkenntnisse aufgeführt (Köpke et al. 2013, S. 170).

Festzuhalten bleibt, dass in der Praxis die Bedeutung von Forschung anerkannt und grundsätzlich als positiv bewertet wird. Jedoch kann bezweifelt werden, dass die Umsetzung von Evidence-based Nursing zukünftig stärker vorangetrieben werden wird. Insbesondere der Zeitmangel und die fehlenden Kompetenzen aufseiten der Pflegenden sowie die strukturellen Hemmnisse – wie ein nicht vorhandener Zugang zu Literaturdatenbanken für die Pflege oder eine fehlende Freistellung für die aufwendige Recherche von Forschungsergebnissen und die Übersetzung für die Praxis – lassen an einer Umsetzung zweifeln. International wird deutlich, dass *Leadership*-Strategien die Implementierung einer evidence-basierten Pflegepraxis fördern (Rycroft-Malone 2008, S. 405). Als eine Voraussetzung für eine forschungsbasierte Pflegepraxis wird daher das Vorhandensein von »leaders« genannt. Dies bedeutet, dass ausgebildete und motivierte Pflegeexpert*innen für den Evidence-based Practice-Prozess im klinischen Versorgungsalltag vorhanden sind (Davies et al. 2008). Zudem wird betont, dass das Niveau der pflegerischen Ausbildung

Anerkennung der Bedeutung von Forschungsergebnissen durch die Pflegepraxis so angepasst werden muss, dass die Beteiligung an Forschung und ebenso die Umsetzung einer evidence-basierten Pflege möglich ist (Lizarondo et al. 2011, S. 269 f.). Insbesondere für Deutschland erscheint es notwendig, eine *Kultur für die Etablierung evidence-basierter Pflegepraxis* zu entwickeln. Des Weiteren wird deutlich, dass noch zu wenig praxisorientierte Forschungsfragen bearbeitet werden. Somit stehen der Praxis zu wenig wissenschaftlich begründete Handlungsempfehlungen zur Verfügung. Daher ist es notwendig, dass in Deutschland die Interventionsforschung vorangetrieben wird, um international aufzuholen und die Versorgungssituation auf Grundlage bester und aktueller Evidence zu verbessern (Voigt-Radloff et al. 2014, S. 5). Weitere Faktoren, die eine evidence-basierte Pflegepraxis fördern, sind die Implementierung von Stabsstellen zur Verbesserung des Theorie-Praxis-Transfers (Schulz et al. 2008, S. 124) und der Einbezug von Führungspersonen in den EBN-Prozess. Solche *leaders* können Informationen an die Teammitglieder zu EBN weitergeben, die Bereitschaft zur Anwendung von EBN fördern und die Umsetzung neuer forschungsbasierter Maßnahmen unterstützen (Eberhardt & Wild 2017, S. 16). Damit eine qualitativ hochwertige und professionelle Pflegepraxis entstehen kann, muss sie vom Pflegemanagement mitgetragen und unterstützt werden (Huber 2013, S. 3). Aufgrund der aktiven Unterstützung durch das Pflegemanagement ist es möglich, eine Vernetzung zwischen Praxis und Wissenschaft zu schaffen und Veränderungsprozesse zu initiieren.

> Nicht alle Schritte des EBN-Prozesses können an Dritte delegiert werden.

Eine mögliche Lösung der vorhandenen Probleme – wie Zeitmangel oder fehlende Kompetenz, wissenschaftliche Studien zu recherchieren und zu bewerten – kann es sein, im EBN-Prozess bestimmte Aufgaben zu delegieren. Dabei ist zu beachten, dass die ersten Schritte des EBN-Prozesses nicht auf einzelne spezialisierte Personen übertragen werden können. Denn nur durch den Aushandlungsprozess mit den Klient*innen und aufgrund der eigenen individuellen internen Evidence kann es zu einer Identifizierung der Problemlage und der Entwicklung der Fragestellung kommen. Die Umsetzung der Intervention und die abschließende Evaluation können ebenfalls nur im Kontakt mit den Klient*innen erfolgen. Die Schritte dazwischen, also die Literaturrecherche und -bewertung, sind dagegen delegierbar.

Im untenstehenden Kasten 8.1 (▶ Kasten 8.1) werden Herausforderungen zur Umsetzung der Evidence-based Practice zusammengefasst. Sie können abschätzen, welche Kompetenzen Sie bereits erworben haben oder wo Sie externe Unterstützung benötigen. Auch können Sie ablesen, welche Voraussetzungen Sie in Ihrer Organisation benötigen, um Evidence-based Practice umsetzen zu können.

Kasten 8.1: Zusammenfassung: Herausforderungen zur Umsetzung einer evidence-basierten Pflegepraxis

- *Kompetenz der Pflegekräfte*
  Als problematisch erweist es sich, dass viele Pflegekräfte keine oder nur sehr wenig Kompetenz im Bereich Forschung und Literaturrecherche vorweisen. Es fehlt an Methodenkompetenz (Köpke et al. 2013, S. 169)
- *Sprachkompetenz*
  Forschungsarbeiten werden im internationalen Raum in englischer Sprache verfasst. Daher sind gute Englischkenntnisse erforderlich, um die kritische Bewertung der Ergebnisse vorzunehmen und diese auch umzusetzen zu können.
- *Theorie-Praxis Gap*
  Forschungsergebnisse sind nicht immer einfach in die Praxis übertragbar. Es müssen die Kontextbedingungen des Einzelfalls berücksichtigt und die Forschungsergebnisse entsprechend angepasst werden. Dies erfordert wiederum eine entsprechende Übertragungs-Kompetenz seitens der Pflegenden (Breimaier et al. 2011, S. 1745)
- *Forschungsarbeiten*
  Zurzeit werden noch zu wenige praxisorientierte Forschungsfragen bearbeitet. Daher stehen wenige wissenschaftlich begründete Handlungsempfehlungen zur Verfügung. Die Interventionsforschung muss vorangetrieben werden, um international aufzuholen und die Versorgung auf Grundlage bester und aktueller Evidence zu verbessern (Voigt-Radloff et al. 2014, S. 5).
- *Ressourcen*
  Strukturelle Probleme in den Einrichtungen verhindern die Umsetzung von EBP. Zeitmangel aufseiten der Pflegenden und die fehlende Freistellung für die Umsetzung einer evidence-basierten Pflege sind ein Grund für die mangelnde Akzeptanz (Rycroft-Malone 2008, S. 405).
- *Leadership*
  Es fehlen *Leadership*-Strategien, die eine Implementierung einer evidence-basierten Pflegepraxis fördern könnten (Rycroft-Malone 2008, S. 405). Es fehlen aktuell »leaders«, die gut ausgebildet und motiviert sind, den EBP-Prozess im klinischen Versorgungsalltag umzusetzen (Davies et al. 2008). Es fehlt aber auch an Strukturen wie Journal Clubs oder EBN-Arbeitsgruppen.

8.4 Fazit

Durch die Identifizierung der externen Evidence haben Sie die Aufgabe, diese auf den Einzelfall zu übertragen. Dies geschieht immer in Unsicherheit, da Ihr Einzelfall in Studien in dieser Form in der Regel nicht berücksichtigt wird. Um diese Unsicherheit zu lösen, können Sie den Wenn-dann-Entscheidungspfad anwenden. Die Idee dahinter ist, dass – nach einer vorläufigen Diagnose oder der Identifizierung eines Problems – dieser Anforderung eine entsprechende vorläufige Intervention gegenübergestellt wird. Diese wird mit einer Erwartung verknüpft und muss klar formuliert und terminiert werden. Zeigt sich nach einer bestimmten Zeit kein Erfolg, so muss sowohl die Diagnose als auch die Intervention hinterfragt werden. Durch dieses Vorgehen können Sie der Unsicherheit begegnen, eine Einmalentscheidung zu treffen, denn Sie überprüfen und revidieren diese bei Bedarf.

Durch die Anwendung evidence-basierter Maßnahmen verändern Sie die Pflegepraxis. Damit dies gelingen kann, sind unterschiedliche Strategien und Methoden notwendig. Einerseits sind Veränderungen in Organisationen gemeinschaftlich zu entwickeln und umzusetzen, andererseits ist es notwendig, in der Praxis wissenschaftliche Ergebnisse zu implementieren. Momentan kann noch nicht nachweislich auf eine Strategie verwiesen werden, die die Implementierung von Evidence-based Nursing vorantreibt. Es wird jedoch deutlich, dass es nicht ausreicht, sich auf die reine Methodenkompetenz, bspw. in der Recherche und der kritischen Bewertung von Studien, also die externe Evidence zu begrenzen. Vielmehr ist die Sensibilisierung für die Bedeutung des Konzeptes wichtig, um eine entsprechende Haltung der Pflegenden zu entwickeln und dadurch die Umsetzung von Evidence-based Nursing zu ermöglichen.

Lernaufgaben

1. Wie gehen Sie bei Entscheidungen mit Unsicherheit um und können Wenn-dann-Entscheidungspfade diese Unsicherheit für Sie lösen? Haben Sie schon solch einen Entscheidungspfad genutzt und wenn ja in welcher Situation?
2. Welche Kompetenzen benötigen Sie zur Umsetzung des EBN-Prozesses. Was sind die Kernaussagen der unterschiedlichen Studien dazu? Welche Unterstützung ist aus Ihrer Sicht notwendig, damit Sie den EBN-Prozess umsetzen können?
3. Worin besteht der Auftrag der Institution, damit eine förderliche Haltung der Pflegenden zu einer evidence-basierten Pflegepraxis gefördert wird? Was ist in Ihrer Einrichtung bereits umgesetzt, was müsste Ihrer Meinung nach noch verändert werden?
4. Bitte überlegen Sie, welche Hindernisse aus Ihrer Sicht bestehen, um die EBN-Methode in die Praxis einzuführen und dort umzusetzen. Was könnten förderliche Faktoren sein, um die EBN-Methode in Ihrer Organisation zu verfestigen? Wie schätzen Sie die Möglichkeiten ein, dass EBN in Deutschland flächendeckend zur Anwendung kommt? Bitte begründen Sie Ihre Einschätzung.

Reflexionsaufgaben

1. Sie haben bereits zu einer Fragestellung die externe Evidence recherchiert und wichtige Hinweise für Ihr eigenes Handeln bekommen. Bitte überlegen Sie, wie Sie die externe Evidence auf Ihren individuellen Einzelfall anwenden können und notieren Sie mögliche Probleme bei der Umsetzung.
2. Sie möchten in Ihrer Einrichtung evidence-basierte Pflege einführen. Welche Schritte müssen Sie gehen und welche Personen oder Personengruppen müssen Sie auf dem Weg mitnehmen? Entwickeln Sie bitte eine Strategie, wie Sie Ihre Kolleg*innen und die Führungsebene für EBN begeistern können. Fertigen Sie dazu eine Ist-Analyse der aktuellen Situation an.
3. Sie sind überzeugt, dass die EBN-Methode dazu beiträgt, dass aktuelle wissenschaftliche Erkenntnisse in die Praxis transferiert werden können und so eine höhere Versorgungsqualität durch die Pflege sichergestellt werden kann. Welche Ideen haben Sie, um in Ihrer Einrichtung die EBN-Methode einzuführen? Welche Voraussetzungen müssen erfüllt sein?

Literatur

Behrens J & Langer G (2016). Evidence based Nursing and Caring. Methoden und Ethik der Pflegepraxis und Versorgungsforschung – Vertrauensbildende Entzauberung der Wissenschaft. Bern: Hogrefe..

Breimaier HE, Halfens R J & Lohrmann, C (2011). Nurses' wishes, knowledge, attitudes and perceived barriers on implementing research findings into practice among graduate nurses in Austria. Journal of Clinical Nursing. 20, 11–12, 1744-1756. doi:10.1111/j.1365-2702.2010.03491.x.

Breimaier HE & Lohrmann C (2011). Pflegeforschung und Pflegepraxis – Forschungs- und Wissenstransfer in der pflegerischen Praxis. Graz: Institut für Pflegewissenschaft.

Davies B, Edwards N, Ploeg J & Virani T (2008). Insights about the process and impact of implementing nursing guidelines on delivery of care in hospitals and community settings. In: *BMC Health Services Research*, 8, 29. doi:10.1186/1472-6963-8-29.

Eberhardt D & Wild L (2017). Auf dem Weg zu einer EBN-fördernden Haltung – Erste Schritte zur Implementierung einer Evidence-basierten Pflegepraxis. Padura 12, 1,15–22.

Hart P, Eaton L, Buckner M, Morrow BN, Barrett DT, Fraser DD, Hooks D & Sharrer RL (2008). Effectiveness of a computer-based educational program on nurses' knowledge, attitude, and skill level related to evidence-based practice. Worldviews on Evidenece Based Nursing. 5, 2, 75–84.

Herr-Wilbert I (2008). Evidence-based Nursing (EBN) – Ein wichtiger Baustein der pflegerischen Entscheidung. Fachzeitschrift für Gesundheits- und Kinderkrankenpflege. 27, 4. 142–147.

Huber Y (2013). Praxis und Theorie – die gegenseitige Wertschöpfung. Forschungsgestützte Pflegeentwicklung in der Praxis. Pflege. 26, 1, 3–5.

Köpke S, Koch F, Behncke, A & Balzer K (2013). Einstellungen Pflegender in deutschen Krankenhäusern zu einer evidenzbasierten Pflegepraxis. Pflege, 26, 3, 163–175.

Lizarondo L, Grimmer-Somers K & Kumar, S (2011). A systematic review of the individual determinants of research evidence use in allied health. Journal of Multidisciplinary Healthcare, 2011, 4, 261–272. doi:10.2147/JMDH.S23144

McCloskey D J (2008). Nurses' perceptions of research utilization in a corporate health care system. Journal of Nursing Scholarship, 40, 1, 39–45.

Meyer G, Balzer K & Köpke S (2013). Evidenzbasierte Pflegepraxis – Diskussionsbeitrag zum Status quo. Zeitschrift für Evidenz, Fortbildung und Qualität im Gesundheitswesen. 107, 1, 30–35.

Panfil,EM (2012). Externe Evidenz nutzen. Psychiatrische Pflege Heute 18, 2, 83–86.

Parahoo K & McCaughan EM (2001). Research utilization among medical and surgical nurses: a comparison of their self reports and perceptions of barriers and facilitators. Journal of Nursing Management, 9, 1, 21–30. doi:10.1046/j.1365-2834.2001.00237.x.

Rodgers CC, Brown T L & Hoclenberry MJ (2019). Impementing Evidence in Clinical Settings. In: BM Melnyk. & E Fineout-Overholt. (Hrsg.). Evidence-Based Practice in Nursing and Healthcare. Wolters Kluwer. Philiadelphia, S. 269– 291.

Rycroft-Malon, J (2008). Evidence-informed practice: from individual to context. Journal of Nursing Managenet 16, 4. 404–408.

Schulz M, Dorgerloh S & Löhr M (2008). Implementierung einer wirksamen Pflegepraxis – Stabsstellen als notwendiger Übergang auf dem Weg zu einem zukunftsfähigen Profil von professioneller Pflege im Krankenhaus. Pflege & Gesellschaft. 13, 2, 119–130.

Seers K, Cox K, Crichton NJ, Edwards RT, Eldh AC, Estabrooks CA, Harvey G, Hawkes C, Kitson A, Linck P, McCarthy G, McCormack B, Mockford C, Rycroft-Malone J, Titchen A &Wallin L (2012). FIRE (Facilitating Implementation of Research Evidence): A study protocol. Implementation Science, 7, 25. doi:10.1186/1748-5908-7-25.

van Achterberg T, Schoonhoven L & Grol R (2008). Nursing implementation science: how evidence-based nursing requires evidence-based implementation. Journal of Nursing Scholarship, 40, 4, 302–310. doi:10.1111/j.1547-5069.2008.00243.x.

Voigt-Radloff S, Lang B & Antes G (2014). Einführung Forschungs- und Innovationspotenziale in den Gesundheitsfachberufen. Zeitschrift für Evidenz, Fortbildung und Qualität im Gesundheitswesen. 108 Suppl. 1, S. 4–8. doi:10.1016/j.zefq.2014.09.011.

Zum Weiterlesen

DNQP – Deutsches Netzwerk für Qualitätsentwicklung in der Pflege (2013). Expertenstandard Sturzprophylaxe in der Pflege. Schriftenreihe des Deutschen Netzwerks für Qualitätsentwicklung in der Pflege. Osnabrück.

Melnyk BM & Fineout-Overholt. E (Eds.) (2011). Evidence-Based Practice in Nursing and Healthcare. Philadelphia: Wolters Kluwer.

9 Evaluation und Wirkung

Das Thema Evaluation nimmt im EBN-Prozess eine zentrale Stelle ein, denn um die Effektivität von Interventionen messen zu können, sind qualitätsgesicherte und systematische Verfahren notwendig. Gerade vor dem Hintergrund der Nutzenüberprüfung und begrenzter finanzieller Mittel bieten Evaluationen die Möglichkeit, Strategien, Ablaufprozesse, Ressourcen und Ziele für das eigene Vorhaben zu reflektieren und zu optimieren.

In unserem Fall der Wirkungsüberprüfung lässt sich sagen, dass die Evaluation als eine Untersuchung zu begreifen ist, die überprüft, ob und inwieweit etwas geeignet ist, einen angestrebten Zweck zu erfüllen. Zudem wird unter Evaluation auch die Bewertung bzw. Begutachtung von Projekten, Prozessen und Funktionseinheiten sowie Organisationseinheiten verstanden. Hierzu werden Kontext, Struktur, Prozess, Aufwand und Ergebnis einbezogen. Evaluation dient der rückblickenden Wirkungskontrolle, der vorausschauenden Steuerung und dem Verständnis von Situationen und Prozessen. Anhand der Evaluationsdaten können untersuchte Prozesse angepasst und optimiert werden (Stockmann 2007, S. 36).

> Evaluation bezeichnet die systematische Analyse und Bewertung von Interventionen und Prozessen

Für eine Evaluation werden Daten methodisch erhoben und systematisch dokumentiert, um das Vorgehen und die Ergebnisse nachvollziehbar und überprüfbar zu machen. Die Bewertung im EBN-Prozess erfolgt durch den Vergleich der ermittelten Parameter mit vorher festgelegten, operationalisierten und begründeten Indikatoren (Ergebnismaß/Outcome). Evaluation ist ein Prozess, in dessen Verlauf nach festgelegten Zielen und auf den Sachverhalt bezogenen und begründeten Kriterien eine Intervention bewertet wird. Das Ergebnis besteht in der Bewertung der Ergebnisse, um Interventionen zu optimieren und zukünftiges Handeln zu unterstützen (Balzer 2005, S. 25).

Einschätzungen, die auf Alltagsbeobachtungen beruhen, sind häufig subjektiv und in unvollständigen Informationen begründet. Demgegenüber stellt eine Evaluation ein systematisches Vorgehen dar, das ein klares Ziel definiert. Um dieses Ziel zu erreichen, werden auf die Intervention angepasste Befragungen, Beobachtungen, Messungen und Dokumentationen durchgeführt. Die Bewertung erfolgt anhand der vorher festgelegten Kriterien. Die Evaluation liefert nicht nur Daten für die Beantwortung der Frage, ob man sich noch auf dem richtigen Weg befindet, sondern auch, ob man überhaupt den richtigen Weg beschritten hat (Stockmann 2007, S. 24). Eine Evaluation enthält über die Sammlung der Daten hinaus auch eine Bewertung, um die Wirkung zu messen und zu beurteilen. Daher dient die Evaluation auch zur kontinuierlichen Wissensaneignung.

Praxisbeispiel

 Sie haben in Ihrem Team auf der Intensivstation lange über das Vorgehen beim endotrachealen Absaugen bei intubierten Patient*innen diskutiert. Sie waren sich nicht einig, ob das Absaugen mit einem geschlossenen bzw. nicht geschlossenen System zur Vermeidung von Infektionen der unteren Atemwege beiträgt. Daher haben Sie die Fragestellung bearbeitet, ob bei endotracheal intubierten Patient*innen durch die Verwendung eines geschlossenen Absaugsystems im Vergleich zu einem nicht geschlossenen Absaugsystem die Rate der Atemwegsinfektionen gesenkt werden kann. Nach Ihrer Recherche von Meta-Analysen und RCT sowie anhand der Empfehlung der Kommission für Krankenhaushygiene und Infektionsprävention (KRINKO) haben Sie eine Empfehlung formuliert. Laut Studienlage können beide Absaugsysteme empfohlen werden, da das Risiko von Atemwegsinfektionen bei beiden Systemen gleich groß ist. Allerdings wird auch erwähnt, dass Kosten, Zeitaufwand, Hämodynamik und Sauerstoffsättigung sowie die Fehleranfälligkeit bei der Anwendung berücksichtigt werden müssen. Individuell ist bei den Patient*innen zudem darauf zu achten, wie lange sie beatmet sind, ob sie häufig abgesaugt werden müssen und ob Komorbiditäten vorliegen (Hamishekar et al. 2014, S. 4 f.). In den Studien wurde deutlich, dass bei geschlossenen Absaugsystemen die Raumkontamination und damit die Keimverschleppung signifikant geringer ausfällt. Auch ist die Fehleranfälligkeit geringer einzuschätzen, da Verunreinigungen beim Absaugprozess vermieden werden. Bei den Kosten zeigt sich, dass diese höher ausfallen, aber geschlossene Absaugsysteme dafür bis zu einer Woche verwendet werden können. Aus diesem Grund empfehlen Sie das geschlossene Absaugsystem und präzisieren ihre Empfehlung dahingehend, dass aus Kostengründen ein geschlossenes Absaugsystem nur dann bei Patient*innen angewandt werden sollte, wenn diese über einen längeren Zeitraum beatmet werden. Zudem birgt das geschlossene Absaugsystem noch den Vorteil, dass es einen positiven Effekt auf die Sauerstoffsättigung und die Hämodynamik hat, da keine Diskonnektion erforderlich ist (KRINKO 2013, S. 1582). Jetzt wollen Sie evaluieren, bei welchen Patient*innen die geschlossenen Absaugsysteme zur Anwendung kamen und wie die Infektionsraten sich verändert haben.

Formative und summative Evaluation

Die Evaluation hat zum Ziel, eine empirische Überprüfung durchzuführen, bezieht sich dabei auf konkrete Einzelfälle und ist praxisorientiert. Sie dient der Wirkungskontrolle, der vorausschauenden Steuerung und dem Bewerten von Strukturen und Prozessen. Anhand der Ergebnisse können Prozesse oder Interventionen angepasst und optimiert werden. Abhängig vom Einsatzzeitpunkt wird die formative oder summative Evaluation unterschieden (Pospeschill 2013, S. 81).

Formative Evaluation

Die formative oder prozessbegleitende Evaluation wird während einer Intervention durchgeführt. Sie erfolgt in regelmäßigen Abständen. Es werden Zwischenergebnisse der Interventionen erhoben, um bei Fehlentwicklungen diese anzupassen. Zusätzlich besteht die Möglichkeit, bei der formativen Evaluation subjektive Eindrücke von Patient*innen zu erhalten.

Summative Evaluation

Die summative Evaluation stellt eine ergebnisbewertende Methode dar. Sie wird nach der Beendigung einer Intervention durchgeführt und ermöglicht so, die Wirksamkeit einer Intervention abschließend zu bewerten. Das kann sich auf Konzeption, Durchführung, Wirksamkeit und Effizienz beziehen (Döring 2014, S. 173)

9.1 Beurteilung der Wirksamkeit

Im sechsten Schritt der EBN-Methode erfolgt die Evaluation. Dabei ist zu prüfen, ob die Umsetzung der Intervention in der Pflegepraxis zum Erfolg geführt hat. Zudem können Sie überprüfen, ob die Strukturen dazu geeignet sind, Neuerungen umzusetzen. Dazu sind entsprechende Methoden der Evaluation, wie zum Beispiel die von Donabedian (1982, S. 9) vorgeschlagene Struktur-, Prozess- und Ergebnisevaluation, gut anzuwenden. Da nicht nur einzelne Pflegehandlungen verändert werden, sondern gegebenenfalls auch ganze Organisationsstrukturen betroffen sein können, sollte der gesamte Prozess evaluiert werden.

Wichtig ist, dass in der Praxis der Ablauf der einzelnen Schritte nicht immer so linear erfolgt wie hier beschrieben. Abhängig von den konkret erzielten Ergebnissen müssen die einzelnen EBN-Schritte erneut überdacht werden. So führt zum Beispiel eine erfolglose Literaturrecherche zurück zur Fragestellung, zudem erfordert ein schlechtes Suchergebnis eine modifizierte Fragestellung oder eine erneute Recherche. Durch die Implementierung von Interventionen werden Veränderungen vorgenommen, diese müssen auf ihre Wirkung evaluiert werden und falls keine Verbesserung verzeichnet werden kann, muss nach Gründen gesucht werden.

Zu betonen ist, dass die Wirkung einer pflegerischen Intervention in Studien immer nur in Bezug auf einen entsprechenden Gruppeneffekt untersucht wird. Daher muss im Alltag für die Patient*innen die Intervention individuell bewertet werden. Je nach Ergebnis kann und muss die Intervention entsprechend angepasst werden (▶ Kap. 8.1). Es wird überprüft, ob eine Intervention

Wirkungen der ausgewählten Intervention werden überprüft

auch den Effekt erzielt hat, den man erwartet hat. Zudem wird geprüft, ob der Aufwand den Nutzen rechtfertigt. In die Evaluation sind Strukturen, Prozesse, Ergebnisse sowie der personelle und der finanzielle Einsatz mit einzubeziehen. Es geht also darum zu prüfen, ob und wie die gewählte Intervention mit dem Ergebnismaß (Outcome), das Sie im ersten Schritt des EBN-Prozesses mit den Patient*innen festgelegt und im zweiten Schritt präzisiert haben, wirkt. Dieser sechste Schritt, die Evaluation, ermöglicht dem EBN-Prozess erst die gewünschte Dynamik. Die Evaluation kann zum Ende des EBN-Prozesses, aber auch prozessbegleitend durchgeführt werden, da sich im Verlauf bereits Resultate zeigen können.

Durch die Evaluation gewinnt der EBN-Prozess an Dynamik

Die folgenden Aussagen verdeutlichen die Vorteile von Evaluationen:

- **Ausgangsbedingungen einer Intervention werden optimiert**
  Ist es mit der umgesetzten Intervention möglich, das angestrebte Ziel zu erreichen? Durch die Evaluation wird überprüft, ob die bei der Zielgruppe umgesetzte Intervention erfolgreich ist. So lassen sich frühzeitig notwendige Veränderungen vornehmen bzw. anpassen.
- **Qualität einer Intervention wird optimiert und gesichert**
  Durch die Umsetzung einer Evaluation im Bereich von Organisationen können noch nicht genutzte Ressourcen und Probleme in Arbeitsabläufen identifiziert werden. Auf diese Weise können Zeit, Geld und Materialien effizient eingesetzt werden. Die Evaluation solcher Prozesse verbessert zudem die Kommunikation aller Beteiligten.
- **Messung der Zielerreichung**
  Bei der Evaluation können systematisch die Ziele einer Intervention mit dem Erreichten verglichen werden. Dadurch können Veränderungen aufzeigt und überprüft werden, ob der eingeschlagene Weg der richtige ist.
- **Wirkungen werden erfasst**
  Neben der Zielerreichung kann man untersuchen, welche beabsichtigten und unbeabsichtigten Wirkungen eine Intervention entfaltet hat. Des Weiteren soll der Nachweis erbracht werden, dass die umgesetzte Intervention zu den beobachteten Veränderungen geführt hat – und nicht etwa andere Faktoren dafür verantwortlich sind. Dies geschieht über entsprechende statistische Berechnungen.
- **Ressourcen lassen sich legitimieren**
  Gegenüber Geldgebern, den Patient*innen oder auch der eigenen Organisation kann mithilfe einer Evaluation aufgezeigt werden, weswegen sich die eingesetzten Mittel für eine Intervention lohnen (InForm 2017, S. 7).

9.2 Von den Erwartungen zur Beurteilung der Wirksamkeit

Durch die Evaluation können Ergebnisse auf drei Ebenen erzielt werden:

1. Das Ergebnis ist wie erwartet bzw. ist nicht wie erwartet eingetreten.
2. Das Ergebnis ist wie erwartet, aber es entspricht nicht mehr den Bedarfen des Pflegebedürftigen/Klienten.
3. Das Ergebnis ist wie erwartet, aber es gibt aktuellere Studien, die eine andere Intervention präferieren (Behrens & Langer 2016, S. 291).

Ergebnisse auf unterschiedlichen Ebenen bewerten

9.2.1 Das Ergebnis ist wie erwartet bzw. ist nicht wie erwartet eingetreten

Dieses Evaluationsergebnis stellt das einfachste Ergebnis einer durchgeführten Intervention dar. Jede Intervention ist mit einer Erwartung an das Ergebnis verbunden. Sie fragen sich natürlich, warum bspw. ein erwarteter Effekt nicht eingetreten ist. Vielleicht haben Sie die Diagnose nicht richtig gestellt oder die Ausgangsbedingungen stimmen nicht mit denen der Studienlage überein oder die Umsetzung der Interventionen entspricht nicht den beschrieben Abläufen oder die Intervention ist in Ihrem Fall nicht die richtige. Solche Vergleiche zwischen Intervention und Ergebnis stellen Sie ständig in Ihrem beruflichen Handeln an. Hierbei handelt es sich um »Critical Pathways«. *Critical Pathways* sind interdisziplinäre prozessorientierte Handlungsanweisungen, die für eine einzelne Erkrankung oder Intervention konkret festgelegte Abläufe im Sinne von standardisierten Anordnungen enthalten. Wichtig ist dabei, dass als Ausgangspunkt des pflegerischen Handels immer der kommunikative Austausch mit den Patient*innen steht. Patient*innen werden aktiv am Behandlungsprozess beteiligt (Hellige & Stemmer 2005, S. 176).

Bei der Evaluation können Sie im besten Fall auch feststellen, dass Ihre Intervention das gewünschte Ergebnis erzielt hat. Dann haben Sie die richtige Intervention für Ihren Klienten gewählt und können weiter damit arbeiten. Falls nicht, müssen Sie nach Alternativen suchen.

9.2.2 Das Ergebnis ist wie erwartet, aber es entspricht nicht mehr den Bedarfen des Pflegebedürftigen

Dieses Ergebnis kommt gar nicht so selten vor. Denn die Intervention braucht Zeit, um zu wirken. In dieser Zeit können die Bedarfe der Patient*innen sich geändert haben oder es treten neue Problemlagen auf. Sie vereinbaren daher mit den Patient*innen neue Ziele. Das bedeutet, dass Sie neue Interventionen recherchieren müssen. Umgekehrt bedeutet es aber nicht, dass die ausgewählte Intervention nicht wirkungsvoll war, sie passt nur nicht mehr auf die aktuellen Bedarfe.

9.2.3 Das Ergebnis ist wie erwartet, aber es gibt aktuellere Studien, die eine andere Intervention präferieren

In diesem Fall geht man davon aus, dass es immer etwas Neues zu entdecken gibt und die angewandten Interventionen aktualisiert werden. Das ist das Wesen von Wissenschaft, denn trotz des Eintretens des vorhergesagten Ergebnisses bleibt immer der Wunsch, nach etwas Besserem zu streben. Jedes Vorgehen wird so bewertet, als sei noch etwas Besseres möglich. Pflegewissenschaftler*innen evaluieren den Einzelfall unter der Fragestellung, ob eine externe Evidenz für eine noch bessere pflegerische Versorgung zur Verfügung steht.

9.2.4 Struktur-, Prozess- und Ergebnisqualität

Evaluation hat im Qualitätsmanagement (TQM, ISO 9001, 2Q) schon lange einen festen Platz und fungiert hier als Rückkoppelungselement für die Prozesssteuerung im Rahmen der Organisations- und Qualitätsentwicklung. Dabei wird überprüft, ob die Interventionen auch tatsächlich die gewünschten Ergebnisse bzw. Wirkungen produzieren (Ursache-Wirkungs-Beziehung). Erfasst werden sowohl subjektive Daten über die Wahrnehmung der Betroffenen – also der Mitarbeiter*innen und der Patient*innen – als auch objektive Leistungsindikatoren, die intern im Unternehmen erfasst werden können.

Die Strukturqualität umfasst insbesondere die quantitative und qualitative Ausstattung mit Ressourcen. Die Prozessqualität kann in diesem Zusammenhang als Produktionsfunktion interpretiert werden, welche die Fähigkeit und Bereitschaft der Pflegenden abbildet, die richtigen Input-Faktoren zu wählen und richtig zu kombinieren (z. B. Abläufe, Interventionen und Kommunikation). Schließlich umfasst die Ergebnisqualität alle gegenwärtigen und zukünftigen Veränderungen bei den Patient*innen einschließlich ihrer Zufriedenheit mit dem Ergebnis. Die Ergebnisqualität ist jedoch nicht ausschließlich auf Prozess- und Strukturqualität zurückzuführen, sondern wird von Störfaktoren beeinflusst, welche außerhalb des Einflussbereiches der pflegerischen Versorgung liegen. Aussagen zur Strukturqualität können nur dann getätigt werden, wenn ich weiß, welche Strukturen für welche Prozesse notwendig sind. Umgekehrt kann nur etwas über die Prozessqualität ausgesagt werden, wenn ich weiß, welche Prozesse für welche Ergebnisse notwendig sind (Behrens & Langer 2016, S. 293).

9.3 Fazit

Die Evaluation stellt den abschließenden Schritt im EBN Prozess dar und verleiht diesem die eigentliche Dynamik. Erst durch die Evaluation kann überprüft werden, ob die gewählte Intervention zum erwarteten Ergebnis geführt hat. Ist dies der Fall, dann ist in der Regel die Intervention weiter durchzuführen. Falls dies nicht der Fall sein sollte, muss hinterfragt werden, welche Gründe dies haben könnte. Es kann sein, dass sich die Problemlage oder die Situation verändert haben. Ebenso ist es möglich, dass Patient*innen neue Bedarfe äußern, auf die Sie eingehen möchten. Auch ist es möglich, dass es neue Ergebnisse zu Ihrer Fragestellung gibt, die Sie bisher noch nicht einbezogen haben.

Lernaufgaben

1. Welche Formen der Evaluation gibt es und welche Form würden Sie für die Evaluation im EBN-Prozess anwenden? Begründen Sie bitte Ihre Entscheidung.
2. Im Praxisbeispiel wurde auf Intensivstation ein geschlossenes Absaugsystem für beatmete Patient*innen eingeführt. Bitte überlegen Sie sich, eine angemessene Evaluationsstrategie und begründen Ihr Vorgehen. Wie gehen Sie bei der Evaluation vor? Welche Outcomeparameter müssen Sie vorher festlegen und welche Rolle spielen dabei die Patient*innen?
3. Warum ist es notwendig, dass man am Ende eines festgelegten Zeitraums eine Evaluation durchführt? Was bedeutet das für den EBN-Prozess? Wo finden in Ihrem Arbeitsbereich noch Evaluationen statt, an denen Sie beteiligt sind bzw. die Sie initiieren? In welcher Form treffen Sie auf Clinical Pathways?

Reflexionsaufgabe

1. Sie haben eine pflegerische Intervention evaluiert. Sie stellen nach der Evaluation fest, dass Sie einiges hätten besser machen können. Scheuen Sie sich nicht, diese Erkenntnis produktiv zu nutzen. Sehen Sie es als Verbesserungsmöglichkeit für Ihr zukünftiges pflegerisches Handeln an. Durch Implementation neuer evidence-basierter pflegerischer Handlungsoptionen verbessern Sie die Versorgungsqualität. Welche Auswirkung hat die Evaluation auf die Organisation, in der Sie arbeiten? Welche Evaluationen würden Sie in Ihrer Organisation anstoßen und welche Auswirkungen könnte das haben?

Literatur

Balzer L (2005). Wie werden Evaluationsprojekte erfolgreich? – Ein integrierender theoretischer Ansatz und eine empirische Studie zum Evaluationsprozess. Landau: Verlag Empirische Pädagogik.

Behrens J & Langer G (2016). Evidence based Nursing and Caring. Methoden und Ethik der Pflegepraxis und Versorgungsforschung – Vertrauensbildende Entzauberung der Wissenschaft. Bern: Hogrefe.

Donabedian A (1982). Explorations in Quality Assessment and Monitoring. Michigan: Health Administration Press.

Döring N (2014). Evaluationsforschung. In: N Bauer & J Blasius (Hrsg.). Handbuch Methoden der empirischen Sozialforschung. Wiesbaden: Springer VS. 167–182.

Hamishekar H, Shadvar K, Taghizadeh M, Golzari SE, Mojtahedzadeh M, Soleimanpour H & Mahmoodpoor A (2014). Ventilator-associated pneumonia in patients admitted to intensive care units, using open or closed endotracheal suctioning. In: Anesthesia and Pain Medicine, 4(5), e21649. doi:10.5812/aapm.21649.

Hellige B & Stemmer R (2005). Klinische Behandlungspfade: Ein Weg zur Integration von standardisierten Behandlungsplanung und Patientenorientierung. In: Pflege, 18(3), 176–186. doi:10.1024/1012-5302.18.3.176

InForm (2017). Leitfaden Evaluation. Bundesministerium für Ernährung und Landwirtschaft (Hrsg.). https://www.in-form.de/fileadmin/Dokumente/Materialien/IN_FORM_Leitfaden_Evaluation.pdf.

KRINKO – Kommission für Krankenhaushygiene und Infektionsprävention (KRINKO) beim Robert Koch-Institut (2013). Prävention der nosokomialen beatmungsassoziierten Pneumonie. Bundesgesundheitsblatt-Gesundheitsforschung-Gesundheitsschutz .11 (56). 1578–1590.

Pospeschill M (2013). Empirische Methoden in der Psychologie. UTB. München.

Stockmann R (2007). Einführung in die Evaluation In. R Stockmann (Hrsg.). Handbuch zur Evaluation – eine praktische Handlungsanleitung. Münster: Waxmann. 24–70.

Zum Weiterlesen

Bauer N & Blasius J (Hrsg.). Handbuch Methoden der empirischen Sozialforschung. Wiesbaden: Springer VS.

Bortz J & Döring N (2016). Forschungsmethoden und Evaluation in den Human- und Sozialwissenschaften. (5. Aufl.). Wiesbaden: Springer.

DiCenso A, Guyatt G & Ciliska D (2005). Evidence-Based-Nursing – A Guide to Clinical Practice. St. Louis: Elsevier Mosby.

Melnyk BM & Fineout-Overholt E (2011). Evidence-based Practice. Philadelphia: Wolters Kluwer..

Smoliner A (2011) Patientenorientierung im Konzept Evidence-based Nursing? … und es funktioniert doch! In: Pflege 24(4) 225–227.

Widmer T, Beywl W & Fabian C (2009): Evaluation. Ein systematisches Handbuch. Wiesbaden: VS.

10 Möglichkeiten, Probleme und Grenzen evidence-basierten Pflegehandelns

In diesem Kapitel stehen die Probleme und Grenzen der EBN-Methode im Mittelpunkt. An mehreren Stellen im Textverlauf wurden vereinzelt kritische Argumente formuliert. Diese werden nun zusammengetragen und erweitert.

Im ersten Abschnitt steht das zentrale kritische Argument gegenüber der EBN-Methode im Mittelpunkt: die Methode lässt auf der Grundlage von statistischen Wahrscheinlichkeiten Aussagen zu, die jedoch nicht immer linear auf den konkreten Einzelfall übertragbar sind.

Im zweiten Abschnitt werden weitere Grenzen und mit der EBN-Methode assoziierte Probleme aufgezeigt.

Praxisbeispiel

Das folgende Praxisbeispiel basiert auf einer Publikation von Köpke (2011), *Welcher Verband hilft bei OP-Wunden am besten? In: Die Schwester Der Pfleger 54. Jg. 11/15 92–93.*

Sie erhalten im Studium von einer Stationsleiterin einer chirurgisch-operativen Abteilung den Auftrag, den aktuellen Stand für einen fachlich korrekten postoperativen Wundverband zu recherchieren. Auf den einzelnen Stationen werden verschiedene Verbandsarten zur Vermeidung von Wundinfektionen genutzt. Sie identifizieren ein Cochrane Review und freuen sich, sowohl diese hochwertige Quelle gefunden zu haben als auch eindeutige Ergebnisse erwarten zu dürfen. Es wurden 20 randomisierte kontrollierte Studien einbezogen; nach Ihrem Kenntnisstand bilden diese eine solide Evidencelage. Nach dem Lesen sind Sie enttäuscht. Sie Lesen, dass derzeit keine eindeutige Aussage über die Vorteile eines bestimmten Wundverbandes getroffen werden kann. Die Autoren empfehlen, bei der Auswahl der Verbandsmaterialien mehrere Faktoren zu berücksichtigen wie die Aufnahme des Exsudats oder die Kosten.

Gern hätten Sie der Stationsleiterin eine klare Empfehlung gegeben. Obwohl Sie vom PIKE-Schema bis zur Literaturbewertung alles richtig gemacht haben, entsteht bei Ihnen das Gefühl von Enttäuschung und vertaner Arbeitszeit. Als reflektierte/r Praktiker*in fragen Sie sich nach den Gründen. Sie lesen das methodische Vorgehen im Artikel gründlich und erfahren, dass die Studien methodische Schwächen aufweisen, vor mehr als 10 Jahren durchgeführt wurden, verschiedene Outcomeparameter fokussieren und bei den einzelnen Wundverbänden keine signifikanten Unterschiede festgestellt wurden.

10.1 Vom Einzelfall zur statistischen Wahrscheinlichkeit

»Evidencebasierte Pflegepraxis bedeutet, die Entscheidung für oder gegen eine bestimmte pflegerische Maßnahme auf einer rationalen Basis in Übereinstimmung mit der klinisch relevanten Forschung zu treffen.« (Hasseler 1999 S. 417)

Evidence-based Nursing erfordert neben strategischen, kulturellen und technischen auch strukturelle Voraussetzungen, damit das beste Wissen aus der externen Evidence, die Patient*innenpräferenz und die interne Evidence der Pflegenden umgesetzt werden kann (Meyer et al. 2013, S. 31). Mit der Ausrichtung von EBN auf wissenschaftsbasiertes Handeln stellt sich die Frage, welches Wissenschaftsverständnis dahinter liegt. Dabei werden systematische Übersichtsarbeiten bzw. randomisierte kontrollierte Studien (RCTs) als die wichtigsten Quellen für die externe Evidence eingefordert. Einzelfallstudien oder Expertenmeinungen werden meist nicht beachtet (Stickley & Phillips 2008, S. 20). Insbesondere die zur Verfügung stehende externe Evidence, also die wissenschaftlich fundierten Studienergebnisse, ziehen häufig Kritik auf sich, da sie nicht in der Form vorliegen, wie sie in der Pflegepraxis benötigt werden. Gerade randomisierte kontrollierte Studien (RCT = randomized controlled trial), die als Goldstandard in der quantitativen Forschung für Wirkzusammenhänge gelten, werden kritisiert. Dabei wird betont, dass Subjektbezogenheit sowie die aktuelle Versorgungssituation in den RCTs nicht berücksichtigt werden. Die starke Ausrichtung von EBN auf die quantitative Forschung und die damit einhergehende Priorisierung von RCTs in der Evidencehierarchie hat ihren Ursprung im Ausgangsmodell der Evidence-based Medicine. Im Folgenden wird auf die Kritik an EBN und auf die Besonderheiten von Pflege eingegangen.

Forschungsbasierung der Pflegepraxis verfolgt das Ziel, dass durch Forschungsergebnisse die pflegerische Versorgung optimiert wird und so zur Weiterentwicklung der Pflegepraxis beiträgt (Schilder 2010, S. 50). Wissenschaftlich fundierte Ergebnisse sollen dazu beitragen, dass die Handlungskompetenzen der Pflegenden verbessert und abgesichert werden (Kirkevold 2002, S. 36; Polit et al. 2004, S. 38). Auf Basis von pflegewissenschaftlichen Erkenntnissen kann der Pflegebedarf differenziert und effizient identifiziert und kann diesem effektiv sowie effizient begegnet werden. Zudem liegen diesem Vorgehen auch ethische Überlegungen zugrunde. Denn wenn klinische Forschungsbefunde eine Wirksamkeit der Intervention nachweisen und wenn diese Ergebnisse auf den Einzelfall anwendbar sind, dürfen sie den Patient*innen nicht vorenthalten werden. Dies entspricht der Idee von EBN, denn ausgehend von einer Fragestellung mit anschließender Literaturrecherche nach Erkenntnissen werden diese kritisch bewertet und auf den Einzelfall angewandt sowie auf Effektivität evaluiert.

Im Hinblick auf die Wirksamkeit pflegerischer Interventionen werden Studien hoch bewertet, deren experimentell quantitatives Design dazu geeignet ist, unterschiedliche Faktoren zu kontrollieren. Diese Studiendesigns finden sich in der Evidencehierarchie ganz weit oben. Dieser Ansatz der Kontrolle von möglichen Einflussfaktoren wird kritisiert, denn möglicherweise ist dies in der gewünschten Form in der Pflege überhaupt nicht umsetzbar (Grypdonk 2004, S. 36). In der Evidencehierarchie werden qualitative Forschungsansätze oder Expertenmeinungen mit einer niedrigen Beweiskraft für Wirkzusammenhänge aufgeführt. Gerade diese Herangehensweise unterschlägt jedoch die Komplexität des zu erfassenden Gegenstands. Die Gefahr besteht darin, dass experimentelle Designs überbewertet und andere Herangehensweisen überhaupt nicht einbezogen werden. Der medizinisch geprägte Begriff der Evidence kann daher nur als Teil der Antwort auf die Fragen nach umfassenden pflegerischen Interventionen angenommen werden. Denn Aussagen über das Erleben bestimmter Situationen aus der Perspektive der Patient*innen oder Langzeitwirkungen von Interventionen werden hier nicht einbezogen (Schilder 2010, S. 57). In diesem Zusammenhang wird der hohe Stellenwert qualitativer Studien erkennbar, deren Forschungsergebnisse genau diese Beschreibung vornehmen (ebd.). Grundsätzlich ist eine Interventionsforschung notwendig, in deren Vorlauf die Interventionen auch auf entsprechender Grundlage entwickelt wurden (Grypdonk 2004, S. 39). Das kann in vielen Fällen nicht beobachtet werden, denn die Evidence beschränkt sich häufig auf die Überprüfung der Wirksamkeit und orientiert sich methodisch an experimentellen Designs oder an in der Evidencehierarchie oben angesiedelten Verfahren wie Meta-Analysen. Diese Setzung ist willkürlich und wird der Komplexität pflegerischer Interventionen nicht gerecht (Moers et al. 2011, S. 352). RCTs wird unterstellt, kausale Beziehungen zwischen Behandlung und Wirkung abzuleiten. Diese Annahme wird jedoch zunehmend kritisch gesehen. Denn die komplexe pflegerische Wirklichkeit mit ihren sozialen Interaktionen entzieht sich diesem Vorgehen (Moers et al. 2011, S. 353). Problematisch daran, ist, dass Pflegewissenschaft diese Hierarchie unkritisch übernommen hat und dabei andere wichtige Forschungsdesigns vernachlässigt werden. Qualitative Designs können in Kombination mit RCTs wichtige Wirkzusammenhänge erklären und wichtige Erkenntnisse zur Generierung von Hypothesen liefern (van Meijel et al. 2004, S. 85). So verwundert es nicht, dass in der deutschsprachigen Pflegeforschung die qualitative Forschung vorherrscht und nicht mehr wegzudenken ist (Mayer 2016, S. 5 f.). Der Methodenstreit wird dann erkennbar, wenn qualitative Pflegeforschung zu medizinscher Forschung in Konkurrenz tritt, die primär naturwissenschaftlich orientiert ist (Mayer 2016, S. 6). Qualitative Forschung kommt auch dort immer mehr zur Anwendung, wo bisher quantitative Verfahren dominieren. So wurde in der Cochrane Collaboration eine eigene Gruppe, die »Cochrane Qualitative and Implementation Methods Group« gebildet. Auch in der Erforschung von Wirkzusammenhängen pflegerischer Interventionen, die vormals primär quantitativer Forschung vorbehalten war, tritt qualitative Forschung vermehrt auf (Höhmann & Bartholomeyczik 2007, S. 294). Trotz dieser Entwicklung verbindet man mit dem Begriff der Evidencebasierung immer noch quantitative experimentelle oder quasi-experimentelle Forschungsdesigns zur Prüfung der Wirkung pflegerischer Interventionen (Mayer 2016, S. 16).

> Die Priorisierung der quantitativen Forschungsdesigns in der Evidencehierarchie wird der Komplexität der Pflege nicht gerecht.

Mittlerweile besteht in Bezug auf die Evidencebasierung pflegerischen Handelns weitgehend Einigkeit darüber, dass es unterschiedliche methodische Ansatzpunkte geben muss, um Interventionen zu erproben und zu implementieren (Büscher & Blumenberg 2012, S. 31). Zudem bedarf es einiger Zeit, bevor komplexe Interventionen ihre Wirkung entfalten. Es wird immer deutlicher, dass Wirkzusammenhänge in der Pflege ausschließlich anhand kontrollierter, randomisierter Studien nicht angemessen untersucht werden können (Büscher & Blumenberg 2012, S. 32). Wingenfeld (2004) betont daher die *Begrenztheit singulärer Interventionen in der Pflege*. Es bedarf anderer Herangehensweisen, um für komplexe pflegerischer Handlungen entsprechende Evidencen zu erfassen.

> Forschung ist ein Instrument zum Verständnis unserer Welt, ihrer Muster und Regeln. Sie erhebt nicht den Anspruch auf Wahrheit, versucht allerdings, sich der Wahrheit anzunähern (Panfil 2004, S. 47 ff.).

Es stellt sich immer die Frage nach der geeigneten Forschungsmethode zur Beantwortung pflegerelevanter Fragen (Panfil 2004, S. 47). Die Pflegepraxis benötigt zur Beantwortung ihrer komplexen Fragestellung quantitative wie auch qualitative Forschungsmethoden (Burns & Grove 2005, S. 21). Für die Pflegepraxis besteht die Herausforderung in der Forschungsanwendung auf den individuellen Fall und der Anpassung der Ergebnisse an die aktuellen Gegebenheiten (Panfil 2004, S. 47). In diesem Zusammenhang wird erkennbar, dass Pflege und Medizin zwar an und für Patient*innen arbeiten, aber unterschiedliche Kontexte ihr Handeln beeinflussen (Rycroft-Malone 2006, S. 98). Während die Medizin ihren Fokus auf die Behandlung legt, hat die Pflege eine patient*innenzentrierte Sichtweise (Lavin et al. 2002, S. 104). Aus diesem Grund legt Medizin – und hier insbesondere die Tradition des EBM – den Schwerpunkt zur Beantwortung ihrer Fragen auf experimentelle Studiendesigns. Diese quantitativen Forschungsmethoden können auch für Fragestellungen in der Pflege herangezogen werden, denn sie erlauben es, objektive Wirkzusammenhänge aufzudecken. Es wird jedoch immer deutlicher, dass dieses Vorgehen noch erweitert werden muss, da nicht nur die Wirkung im Fokus der Pflegepraxis steht, sondern auch die Lebenswelt und Lebensqualität der Patient*innen. Diese Leerstelle kann durch qualitative Forschungsdesigns geschlossen oder zumindest angefüllt werden (Lavin et al. 2002, S. 105). RCTs können daher nicht als alleinige Grundlage für Handlungsempfehlungen in der Pflege herangezogen werden (DiCenso 2005, S. 10 ff.) Durch qualitative Forschungsdesigns kann die subjektive Sicht der Betroffenen erfasst und bewertet werden (Leys 2003, S. 217; Thiel et al. 2001, S. 267). Dieses Verständnis kennzeichnet Pflege in der Interaktion mit den Patient*innen und ist sozusagen das Wesen professionellen Pflegehandelns. Mayer (2016, S. 16) führt dazu aus, dieses Wissen sei eine eigene Art von Forschungsevidence. Auf Basis dieses Wissens können von Pflegenden Entscheidungen in Verbindung mit der individuellen Situation von Pflegebedürftigen getroffen werden, und dies nicht nur auf der Grundlage der Evidence von quantitativen Studien.

10.2 Kritische Auseinandersetzung mit der EBN-Methode

Ursächlich für einen Großteil der Probleme mit der Umsetzung der EBN-Methode und anderer Methoden zur wissenschaftlichen Fundierung der Praxis sind die sehr unterschiedlichen Entwicklungslogiken von Praxis und Wissenschaft. Praktisches und wissenschaftliches Wissen stellen zwei Wissenstypen dar, die sich unterschiedlich entwickeln und verschiedenen Logiken und Bedeutungen folgen (Bartholomeyczik 2008, S. 33). Das praktische Handeln ist der Lösung von Problemen verpflichtet und auf sichere Entscheidungen in konkreten Pflegesituationen gegenüber den Pflegebedürftigen ausgerichtet. Nicht immer können praktische Entscheidungen methodisch geordnet getroffen werden. Dies gilt z. B. für Handlungen unter Zeitdruck. Demgegenüber entwickelt sich wissenschaftliches Wissen auf der Basis des Hinterfragens und kritischen Analysierens. Wissenschaft will einen verallgemeinerbaren Erkenntnisgewinn erzeugen und muss dazu methodisch geordnet vorgehen. Zudem bedienen sich Praxis und Wissenschaft unterschiedlicher Sprachgebräuche. Während die Sprache der Versorgungspraxis dieser sehr nah und alltagsrelevant ist, ist die Wissenschaftssprache oftmals durch abstrakte Fachlichkeit und Entfremdung von der Praxis gekennzeichnet (ebd.). Hinzu kommt, dass neue Erkenntnisse aus der Wissenschaft für pflegerisch Tätige selten eine Bestätigung, jedoch oftmals ein Überdenken oder gar Verändern gewohnter Handlungsweisen mit sich bringen. Eine mögliche Reaktion klinisch tätiger Pflegender auf die steten und mitunter komplexen sowie diffusen Neuerungen aus der Wissenschaft stellt sich in einer reservierten und abwehrenden Haltung dar (ebd.). Die aufgeführten Aspekte weisen grundlegend darauf hin, in welcher Form die Normen und Zielsetzungen der Praxis von denen der Wissenschaft divergieren. Sie führen zu Problemlagen, die mithilfe von EBN-Implementierungsmodellen und anderen Theorie-Praxis-Transfermodellen aufgenommen und bearbeitet werden können (▶ Kap. 1.5.2; ▶ Kap. 1.6.4).

> Praxis und Wissenschaft orientieren sich an verschiedenen Logiken.

10.2.1 Mangelnde Quantität und Qualität von Forschungsergebnissen

Ein zentraler limitierender Faktor für die Anwendung der EBN-Methode liegt in dem geringen Vorhandensein wissenschaftlich hochwertiger Forschungsergebnisse. Diese Einschränkung besteht als Barriere aufseiten der Forschung und Wissenschaft.

> Die junge Disziplin Pflegewissenschaft verfügt im Vergleich zu gewachsenen Disziplinen über einen noch geringen Fundus an wissenschaftlichem Wissen.

Komplexität pflegerischer Interventionen

Im Kontext der EBN-Methode werden Interventionen hinsichtlich ihres Outcomes auf der Basis des Kenntnisstandes der Wissenschaft miteinander verglichen. Demgegenüber erfordern im pflegerischen Handlungsfeld oftmals hochkomplexe Problemlagen auch vielschichtige Interventionen und Interventionskombinationen. Die variationsreichen individuellen Problemlagen von Pflegebedürftigen, z. B. mit einer chronischen Erkrankung, stellen eine methodische Herausforderung dar. Die Erforschung komplexer Interventionen ist methodisch aufwendig und finanziell anspruchsvoll (Thiel et al. 2001, S. 272). So sind beispielsweise große Fallzahlen für die Erlangung von Repräsentativität von Forschungsergebnissen und damit für deren Verallgemeinerung nötig.

Wingenfeld (2004, S. 80 f.) verdeutlicht am Beispiel der komplexen und wenig deutlich konturierten Intervention »Entlassungsmanagement« die Herausforderungen und Grenzen der EBN-Methode. Das Entlassungsmanagement geht mit einer Vielzahl an Entscheidungen einher und vereint eine erhebliche Anzahl von Einzelmaßnahmen, die kombiniert werden und in Art, Umfang und Dauer variieren können. Beispielsweise werden Einzelinterventionen wie Schulung, Anleitung und auch Beratung miteinander kombiniert. Zugleich können bereits eine professionelle Handlungsweise und eine gelingende Koordination der beteiligten interprofessionellen Akteure als eigenständige positiv verstärkende Intervention wirken. Wingenfeld (2004) legt dar, dass die übergeordnete Fragestellung, ob das pflegerische Entlassungsmanagement positive Effekte für die Pflegebedürftigen aufweist, für die Legitimation der pflegerischen Handlung bedeutsam ist. Demgegenüber sind für die pflegerische Versorgungspraxis möglicherweise Hinweise zu den individuellen Problemkonstellationen und den Übergangsrisiken für die Pflegebedürftigen in ein anderes Versorgungssetting deutlich relevanter und drängender. Die traditionelle Wirksamkeitsforschung stößt an ihre Grenzen, wenn solche komplexe Interventionen untersucht werden sollen. Ihr kommt Bedeutung zu, wenn beispielsweise zum Entlassungsmanagement lediglich eine Auswahl konkreter Maßnahmen, Methoden oder Instrumente erfolgen soll. Für vielschichtige Maßnahmen, wie sie im Entlassungsmanagement abgestimmt werden müssen, ist dagegen die Evaluation komplexer Interventionskonzepte und Maßnahmenbündel gefragt. Wenn auch einzelne Maßnahmen in ihrer Wirkung belegt sind, fehlt es den klinisch tätigen Pflegenden jedoch an Entscheidungshilfen für das konkrete Vorgehen, z. B. zur konkreten Konzeption und Umsetzung einer individuellen Schulung für den Betroffenen in Abgleich mit seinen Bedürfnissen, Kompetenzen, Lernvoraussetzungen und Vorstellungen (Wingenfeld 2004, S. 80 f.). Um eine sichere Entscheidung in der Pflegesituation treffen zu können, müssen die Pflegenden jeweils immer wieder neu mit den Pflegebedürftigen aushandeln, von welchen Zielen, Werten und Vorgehensweisen ausgegangen wird. Dies gilt insbesondere auch im Fall einer Ablehnung von Interventionen durch die Pflegebedürftigen.

Möglicherweise sind wissenschaftlich fundierte Qualitätsentwicklungsprozesse in komplexen Pflegesituationen und bei komplexen Pflegeinterventionen für die Praxis sinnstiftender. Forschungsbefunde würden dann dahingehend beurteilt, inwiefern sie nützliche Hinweise für die Qualitätsentwicklung liefern und damit der Weiterentwicklung der Versorgungsqualität dienlich sind (Wingenfeld 2004, S. 83).

Verzögerte Entwicklung der Pflegewissenschaft

Hinzu kommt hierzulande die historisch verzögerte Entwicklung der Pflegewissenschaft im Vergleich zu anderen Ländern mit pflegewissenschaftlicher Tradition. Auch wenn international bereits seit mehreren Jahrzehnten Pflegeforschung betrieben wird, so sind Umfang, Qualität und Quantität pflegewissenschaftlicher Erkenntnisse eher gering ausgeprägt. Die Pflegewissenschaft verfügt kaum über randomisierte kontrollierte Studien, die als »Goldstandard« mit hohem Evidencegrad versehen sind. Dies hat mehrere Gründe: Zur Durchführung von RCTs bedarf es ausgeprägter fachlicher Kompetenzen, um die anspruchsvollen Qualitätskriterien zu erfüllen. Zudem sind umfangreiche finanzielle Ressourcen notwendig. Eine RCT erreicht z. B. aufgrund des Qualitätsanspruchs einer Verblindung der Teilnehmenden, Intervenierenden und Forschenden schnell ethische Grenzen. Unabhängig davon entwickelt sich der Wissensbestand in den verschiedenen Disziplinen so zügig, dass eine stete Überprüfung des aktuell als evident geltenden Wissens erforderlich ist (Panfil & Wurster 2001, S. 35).

In der Pflegewissenschaft fehlen ausreichende Mittel, um qualitativ hochwertige Studien durchzuführen. Die Disziplin ist aufgrund ihrer kurzen Entwicklungsgeschichte bei Geldgebern nur wenig für Pflegeforschung bekannt und eine regelhafte staatlich geförderte Pflegeforschung fehlt, sodass nur begrenzt Forschungsmittel zur Verfügung stehen (Meyer 2015). Der Mangel an Ressourcen für Forschung ist eine Hauptursache für mangelndes wissenschaftliches Wissen in der Pflege. Forschung beruhte lange Zeit und in großem Umfang auf Qualifizierungsarbeiten von Studierenden oder Promovierenden. Damit sind überwiegend Einzelinteressen Gegenstand von pflegewissenschaftlicher Forschung. Dies führte zu Erkenntnissen, die zwar bedeutsam sind, aber fragmentiert, unsystematisch und nicht theoretisch miteinander verbunden vorliegen. Zudem waren solche Forschungsvorhaben zu wenig an den klinisch relevanten Bedarfen ausgerichtet (Meyer 2015, S. 381). Erst in den letzten Jahren sind Forschungsinstitute und -verbünde entstanden, die ihre Forschung – ausgerichtet an den gesellschaftlichen Bedarfen und damit den drängenden pflegerischen Problemlagen – systematisch und qualitativ hochwertig verfolgen und umsetzen (Galgon 2006, S. 286). Auf diese Weise mehrt sich der Kenntnisstand in der Pflegewissenschaft und die Qualität der Forschung kann den Ansprüchen an eine solide Evidence genügen.

In der Folge kann nicht für alle EBN-Fragestellungen auf qualitativ hochwertiges Wissen aus der Pflegeforschung zurückgegriffen werden (Balzer et al. 2012). Die Datenlage und die auffindbare Evidence sind oftmals nicht ausreichend, um begründet pflegerisches Handeln in der Praxis zu ändern. Dies betrifft nahezu alle pflegerelevanten Phänomene und auch zentrale Fragestellungen in der Praxis (ebd.). Diese Tatsache kann bei klinisch tätigen Pflegenden zu Verunsicherungen oder gar zur Unzufriedenheit führen (Thiel et al. 2001, S. 272). Es ist leicht nachvollziehbar, dass mit dem Durchführen der einzelnen EBN-Schritte auch die Erwartung verbunden ist, im Ergebnis eine wissenschaftlich fundierte Entscheidung für die betroffenen Pflegebedürftigen treffen zu können. Bleibt dieser Wunsch aufgrund fehlender Datenlage oder geringer Qualität der Studien unerfüllt, können Enttäuschungen die Folge sein (ebd.). Unsicherheit und Ungewissheit bei Entscheidungen sind häufig bestimmende Merkmale pflegerischen Handelns (Scott et al. 2008). Die Unsicherheit bezieht sich auf die Unberechenbarkeit und Unvorhersagbarkeit pflegerischer Arbeit im beruflichen Alltag und die ebenso unsicheren gesundheitsbezogenen Situationen der Pflegebedürftigen. Diese Unsicherheiten beeinflussen das praktische Handeln der Pflegenden stark und können dazu führen, dass sie sich auf ihr klinisches Erfahrungswissen stützen. Dieses steht zeitnah zur Verfügung und bietet bewährte Verlässlichkeit (ebd.). Gerade in Momenten großer Unsicherheit kann die EBN-Methode zur sicheren Entscheidungsfindung beitragen. Stehen jedoch keine wissenschaftsbasierten Erkenntnisse zur Verfügung, kann die erlebte Unsicherheit negativ verstärkt werden.

Fehlen qualitativ hochwertiger Studien

Randomisierte kontrollierte Studien und auch dazu durchgeführte systematische Übersichtsarbeiten weisen als »Goldstandard« für die EBN-Methode den höchsten Evidencegrad auf. Derzeit gibt es nur zu einem geringen Anteil solche hochwertigen Studienberichte und Publikationen. Er liegt international in etwa bei 10 % aller Publikationen in der Pflegewissenschaft. Je nach einbezogener Datengrundlage ist dieser Wert auch deutlich niedriger (Balzer et al. 2012). Der überwiegende Anteil der publizierten Forschungsarbeiten basiert methodisch auf deskriptiven oder naturalistischen Forschungsdesigns. Zudem ist ein Großteil der Studien nicht in Forschungsprogramme eingebunden. Damit fehlt ihnen oftmals die theoretische Einbettung, eine verallgemeinerbare Aussagekraft und ein interdisziplinärer Bezug, um Grundlage für die Bearbeitung der klinisch relevanten Themen zu sein (Meyer 2015, S. 382).

10.2.2 Reflexion des mit der EBN-Methode transportierten Wissenschaftsverständnisses

Mit EBN wird ein empirisch-analytisches Wissenschaftsverständnis transportiert.

Das EBN-Konzept basiert auf einem Wissenschaftsverständnis, das »wissenschaftstheoretisch in der Tradition empirisch-analytischer Wissenschaftsauffassung steht« (Friesacher 2008, S. 5). Damit gelten als Wissensquellen Daten, die experimentell oder durch Beobachtung gewonnen wurden (ebd.). Auf forschungsmethodischer Ebene entsprechen randomisierte kontrollierte Studien (RCT) und Beobachtungsstudien diesem Verständnis. Dieses Wissenschaftsverständnis ist grundsätzlich richtig und bedeutungsvoll. Jedoch sind bei hoher Situationskomplexität in der Praxis auch ebenso vielschichtige und komplexe Interventionen nötig. Diese erfordern eine Vorgehensweise, bei der hermeneutisch-interpretative Sichtweisen ergänzende Deutungs- und Lösungsoptionen bieten. In der Versorgungspraxis tragen nicht nur objektive und quantifizierbare Fakten zur Problemlösung bei. Es sind auch Situationsdeutungen auf der Grundlage eines verstehenden interpretativen Zugangs erforderlich. Zugleich genießen die hermeneutisch-interpretativen Sichtweisen als nicht mess- und quantifizierbar im Wissenschaftskanon ungerechtfertigterweise weniger Anerkennung (Friesacher 2008).

Hermeneutisch-interpretative Sichtweisen nehmen bei dem Kernelement der internen Evidence eine bedeutsame Funktion ein. Im Zusammenspiel von Interaktion, Sinnverstehen, Situationsdeutung in sozialen Aushandlungsprozessen entsteht eine im besten Fall gemeinsam geteilte Situationsdeutung. Ein solches vertieftes Verstehen der Pflegebedürftigen ist zentrale Voraussetzung für die Erfassung der Wünsche, Präferenzen und Bedarfe. Darauf folgen entsprechend der gemeinsam geteilten Situationsdeutung auf der Basis des Verstehens die einzelnen EBN-Prozessschritte. Wurde die interne Evidence unprofessionell eingelöst, entbehren die nachfolgenden EBN-Schritte ihre Sinnhaftigkeit. Es zeigt sich erneut, dass professionelles Handeln eine Doppelseitigkeit aufweist. Es benötigt wissenschaftliches Regelwissen und individuelles Verstehen des Einzelfalls (▶ Kap. 1.4) Beide Grundlagen sind gleichermaßen bedeutsam und ebenso miteinander untrennbar verwoben (Friesacher 2008; Remmers & Hülsken-Giesler 2012). So wird bei der EBN-Methode in zu geringem Maß berücksichtigt, dass die subjektiv bedeutsamen und diffusen Aspekte des Krankseins oftmals nicht eindeutig begrifflich fassbar sind. Damit stellt die Entwicklung des PIKE-Schemas und die Formulierung einer Fragestellung eine besonders große Herausforderung dar, wenn die subjektiven Erlebnisweisen des Krankseins für diese Schritte begrifflich reduziert und festgelegt werden müssen. Ein solches Vorgehen, bei dem die Komplexität des Einzelfalls auf begrifflich fassbare Worte reduziert werden muss, kann mit unzureichenden Reduktionen einhergehen, die zu wenigen nützlichen Antworten und Aussagen führen. Remmers und Hülsken-Giesler (2012, S. 82) fordern eine angemessene Berücksichtigung der alltäglichen Komplexität in der Versorgung von Menschen mit chronischen Erkrankungen oder Multimorbidität in der EBN-Methode. Denn die Formulierung eindeutiger Fragestellungen orientiert sich am empirisch-analytischen Wissenschaftsverständnis und genügt nicht den Anforderungen an eine professionelle Pflege in komplexen Lebenswelten. Es kann somit zu einer Entkoppelung von lebensweltlichen Inhalten und wissenschaftlich beantwortbaren Fragestellungen kommen (Remmers & Hülsken-Giesler 2012, S. 82).

Smith und Pell (2003) veröffentlichen im British Medical Journal im Zusammenhang mit einer kritischen Auseinandersetzung mit EBN ein eindrucksvolles Beispiel. Sie fragten: Ist ein Fallschirm zur Vermeidung von Tod und großen Verletzungen bei einem Sprung aus über 100 Metern sinnvoll? Die systematische Literaturrecherche ergab keine RCT und auch keine weiteren Treffer. Demnach ist die Wirkung von Fallschirmen nicht belegt; es liegt keine Evidence für deren Wirksamkeit vor. In der Konsequenz müsste nun eine randomisierte kontrollierte Studie durchgeführt werden, um den Wirksamkeitsnachweis zu erforschen. In ihrem Beitrag fragen die Autoren nach freiwillig Teilnehmenden für eine verblindete randomisierte Studie mit Interventions- und Kontrollgruppe. Eine solche Studie verbietet sich jedoch aus ethischen Gründen. Zugleich reicht unser empirisches Wissen aus, um eine logisch fundierte Vorstellung von der Wirksamkeit eines Fallschirms zu entwickeln. Dieses Beispiel soll die partiellen Grenzen eines empirisch-analytischen Wissenschaftsverständnisses illustrieren. Trotzdem bleibt der Auftrag an die Pflegewissenschaft bestehen, dass vor der Einführung einer neuen Pflegeintervention und auch für bestehende Interventionen belegt sein sollte, dass diese nützlich sind.

Theoriedefizit

Im Rahmen der Evidencehierarchie wird Forschungsergebnissen auf der Grundlage qualitativer oder naturalistischer Methodik eine geringere Beweiskraft zugeschrieben. Dennoch sind auf dieser Grundlage gewonnene Befunde bedeutsam, um theoretische Lücken zu schließen und Pflegephänomene zu beschreiben und zu erklären (Schilder 2010, S. 57). Erst wenn für pflegerelevante Phänomene die beeinflussenden Faktoren bekannt sind, kann mit experimenteller Forschungsmethodik nach nachweisbaren Interventionseffekten geforscht werden. Für das Verstehen eines Pflegephänomens sind neben nachweisbaren Effekten auch die Erlebnisweisen und Bewältigungsstrategien der Pflegebedürftigen sowie die Bedeutungs- und Sinnzuschreibungen an Krankheit, Pflegebedürftigkeit und Leid durch die Betroffenen essenziell. Wissenschaftsbasierte Erkenntnisse zu diesen essenziellen Themen sind gleichermaßen nötig wie der Wirksamkeitsnachweis.

Moers et al. (2011, S. 352 f.) skizzieren eine Entwicklung in der Forschung, die zugunsten der Wirksamkeitsforschung stattfindet. Damit ist eine anwendungsorientierte Forschung assoziiert, die auch strategisch und politisch präferiert wird. Damit nimmt in der Disziplin Pflege die Diskussion um evidence-basierte Pflegehandlungen eine herausgehobene Stellung ein. Auf der Grundlage der Evidencebasierung wird beispielsweise die Vergabe finanzieller Mittel für Forschungsförderungen und für Leistungen im Gesundheitssystem entschieden. Als wirksam bewiesene Interventionen werden refinanziert. Forschungsvorhaben mit dem Ziel eines Wirkungsnachweises werden in den Ausschreibungslinien der Forschungsförderer primär gefördert, während Grundlagenforschung zur Theoriebildung vernachlässigt wird. Damit rückt auch das oben genannte empirisch-analytische Wissenschaftsverständnis in den Mittelpunkt von Forschung. Diese Entwicklung ist einerseits begrüßenswert. Andererseits wirkt sich dies möglicherweise negativ auf die Theorieentwicklung in der Pflege aus. Diese wird durch die Forderung nach Evidencebasierung derzeit in der Pflegewissenschaft inhaltlich vernachlässigt. Die soziale Wirklichkeit in der Pflege und das soziale Handeln der Pflegenden entziehen sich überwiegend den Wirksamkeitsstudien und bedürfen zudem der Theoriefundierung. Eine induktive Theorieentwicklung wird hierzulande zugunsten von Forschung mit experimentellem Design vernachlässigt. Die Folge kann eine Theorieferne und damit ein Fehlen von theoriefundierten Erklärungsansätzen sein, die jedoch der Entwicklung der Pflegeprofession nicht zuträglich sind. Die pflegerelevanten Inhalte der Disziplin würden dann nicht weiterentwickelt. Dabei hat die Pflege immensen Bedarf an Theorienentwicklungen zur Erklärung pflegerisch relevanter Phänomene (ebd.).

10.3 Fazit

Wie auch mit zahlreichen anderen Methoden gehen mit EBN Limitationen einher. Diese liegen hauptsächlich in der begrenzten Aussagekraft von Studienergebnissen, in der begrenzten Quantität und Qualität von Forschungsergebnissen, der verzögerten Entwicklung der Pflegewissenschaft hierzulande und der Komplexität pflegerischer Interventionen begründet.

Es sollte deutlich geworden sein, dass eine hochwertige Versorgung von Pflegebedürftigen auf der Grundlage wissenschaftsbasierter Erkenntnisse erfolgen muss. Dabei kommt einer empirisch-analytischen wie auch einer hermeneutisch-interpretativen Wissenschaftsauffassung und den damit assoziierten Forschungsmethodiken gleichrangig Bedeutung zu. Jedes Forschungsdesign hat seine Vor- und Nachteile und seine eigene Bedeutsamkeit (DiCenso et al. 1998).

Um mit einigen Problemen und Grenzen von EBN erfolgreich umzugehen, wurden die in früheren Abschnitten aufgeführten Implementationsmodelle entwickelt.

Wenn die EBN-Methodik nachhaltig in der Praxis Einzug halten und dort nicht nur lediglich *eine* »Mode« sein soll, dann sind weitere Konzepte nötig, die eine evidence-basierte Praxis fördern und über eine ausschließliche forschungsbasierte Praxis hinausgehen. Für die Forschungsanwendung (Research Utilization) liegen bereits erfolgreiche Modelle vor (► Kap. 1.5). Möglicherweise liegt aber die Stärke des EBN-Konzeptes darin, Hilfestellungen für Pflegende zu bieten, mit denen sie systematisch die unzähligen Forschungsbefunde analysieren, sortieren und bewerten können (Wingenfeld 2004).

Die klinische Pflegepraxis weist komplexe Handlungen auf, die durch Interaktion sowie die Ressourcen der Organisation und die interpersonalen Bedingungen der Akteure bestimmt sind. Komplexe Handlungen können durch quantitative Studien nur begrenzt abgebildet werden und geben für Einzelentscheidungen nur bedingt Hilfestellung. Daher wird im EBN-Prozess die Orientierung an Forschungsergebnissen nur als *ein* Baustein verstanden. Die interne Evidence oder auch die klinische Erfahrung sind notwendig, um den Problemlagen der Patient*innen gerecht zu werden (Panfil 2004, S. 50). Experimentelle oder quasi-experimentelle Studien haben nicht den Anspruch, komplexe Handlungen zu erklären, sondern bestimmte

Wirkzusammenhänge aufzuzeigen. Daher ist es notwendig, die Qualität der Studien kritisch zu bewerten und die Übertragung auf den Einzelfall zu beurteilen.

Auch wenn die EBN-Methode eine zügige Verbreitung und eine umfangreiche Anerkennung erfahren hat, so ist doch ein erfolgreiches Wirken auf pflegepraktischer und politischer Ebene nötig, um EBN zu einem selbstverständlichen Bestandteil pflegerischer Entscheidungen werden zu lassen.

Lernaufgaben

1. Recherchieren Sie den Nationalen Expertenstandard in der Pflege zum Thema »Dekubitusprophylaxe«. Analysieren Sie die Evidencegrade der einbezogenen Studien für die Empfehlungen. Prüfen Sie kritisch, welche Empfehlungen auf Expertenaussagen beruhen. Auch wenn das Pflegephänomen »Dekubitus« international sehr umfangreich in der Pflegewissenschaft untersucht ist, basieren doch zahlreiche Aussagen und Empfehlungen auf einem niedrigen Evidenceniveau wie Expertenmeinungen.
2. Bringen Sie auf der Grundlage der nachfolgenden Literaturhinweise zum Weiterlesen in Erfahrung, wie die Pflegewissenschaft sich in den letzten 25 Jahren als Disziplin entwickelt hat. Welche strukturellen und institutionellen Voraussetzungen sind essenziell für die Entwicklung der Pflegewissenschaft?
3. Im Text wird eine empirisch-analytische von einer hermeneutisch-interpretativen Wissenschaftsauffassung abgegrenzt. Recherchieren Sie beide Auffassungen und vergegenwärtigen Sie sich die Unterschiede.

Reflexionsaufgaben

1. Vergegenwärtigen Sie sich die Spezifika, Gemeinsamkeiten und Unterschiede qualitativer und quantitativer Forschungsmethodiken und reflektieren Sie die Vor- und Nachteile der jeweiligen Methodik. Haben Sie bereits selbst exemplarisch oder ansatzweise eine Vorgehensweise vertieft durchdrungen? Welche Methodik entspricht am ehesten Ihrem Forschungsverständnis?
2. Wann haben Sie zuletzt eine Publikation gelesen, bei der die Forschungsergebnisse auf der Basis einer randomisierten kontrollierten Studie gewonnen wurden? Welches Thema war Gegenstand der RCT? Aus welchem Land kam die Studie? Wurde sie von Angehörigen aus der Pflegewissenschaft durchgeführt?
3. Es muss kritisch reflektiert werden, ob naturwissenschaftliche Forschungsdesigns die Fragen der Pflegepraxis beantworten können. In diesem Zusammenhang ist zu hinterfragen, welche Bedeutung die Evidencehierarchie mit der Priorisierung von quantitativen Forschungsdesigns für komplexe pflegerische Interventionen hat. Bitte diskutieren Sie die Bedeutung der Evidencehierarchie für die Bewertung qualitativer Studien und für die Empfehlungen von pflegerischen Interventionen.

Literatur

Balzer K, Köpke S, Langer G, Meyer G & Behrens J (2012). Theorieferne Evidenzbasierung? Replik zum Beitrag von Moers et al., Pflege Dezember 2011, Heft 6, Themenschwerpunkt Theorieentwicklung in der Pflege im 21. Jahrhundert. In: Pflege; 25, 2, 137–141.

Bartholomeyczik S (2008). Evidence-based Practice – wissenschaftliche Erkenntnisse in die Praxis einführen. In: Dr. med. Mabuse 175; 09/10.2008, 32–35.

Burns N & Grove SK (2005). Pflegeforschung verstehen und anwenden. München: Elsevier.

Büscher A & Blumenberg P (2012). Evidenz in den nationalen Expertenstandards für die Pflege. In: Pflege. 17, 1, 21–35.

DiCenso A, Ciliska D & Guyatt, G (2005). Introduction to Evidence-Based Nursing. In: A DiCenso, D Ciliska & G Guyatt. Evidence based Nursing – A Guide to Clinical Practice. St. Louis: Elsevier Moby, 3–19.

DiCenso A, Cullum N & Ciliska D (1998). Implementing evidence-based nursing: some misconceptions. In: Evidence based nursing Vol. 1, 38–40.

Friesacher H (2008). Professionalisierung in Zeiten von Evidenzbasierter Praxis. In: IPP Info. Ausgabe 06/2008, 2–5.

Galgon S (2006). Eine wissenschaftlich fundierte Pflegepraxis – illusorisch oder zu realisieren? In: Psych Pflege 12, 285–286.

Grypdonk M (2004). Eine kritische Bewertung von Forschungsmethoden zur Herstellung von Evidenz in der Pflege. In: Pflege & Gesellschaft 9, 2, 35–41.

Hasseler M (2007). Systematische Übersichtsarbeiten in qualitativer Gesundheits- und Pflegeforschung – eine erste Annäherung. In: Pflege & Gesellschaft 12, 3, 249–262.

Hasseler M (1999). Evidenz-basierte Praxis – Was ist das? In: Pflege aktuell 7, 416–419.

Höhmann, U & Bartholomeyczik S (2013). Komplexe Wirkungszusammenhänge in der Pflege erforschen: Konzepte statt Rezepte. In: Pflege & Gesellschaft. 18, 4, 293–312.

Kirkevold M (2002). Pflegewissenschaft als Praxisdisziplin. Bern: Huber.

Köpke S (2011). Welcher Verband hilft bei OP-Wunden am besten? In: Die Schwester Der Pfleger 54 Jg. 11/15, 92–93.

Lavin M A, Meyer G, Krieger M, McNary P, Carlson J, Perry A, James D & Civitan T (2002). Essential differences between evidence-based nursing and evidence based medicine. In: International Journal of Nursing Terminologies and Classifications. 13, 3, 101–106.

Leys M (2003). Health care policy: qualitative evidence and health technology assessment. In: Health Policy. 65, 3, 217-226. doi: 10.1016/s0168-8510(02)00209-9. PMID: 12941490.

van Meijel B, Gamel C, van Swieten-Duijfjes B & Grypdonck M (2004). The development of evidence-based nursing intervention: Methodological considerations. In: Journal of Advanced Nursing. 48, 1, 84–92.

Mayer H (2016). Qualitative Forschung in der Konjunktur – (k)ein Anlass zur Freude. Eine Debatte über qualitative Forschung im Spannungsfeld zwischen Hochblüte und Trivialisierung und ihr Beitrag zur Evidenzbasierung der Pflege. In: Pflege & Gesellschaft. 21, 1, 5–19.

Meyer G (2015). Ein evidenzbasiertes Gesundheitssystem: die Rolle der Gesundheitsfachberufe. In: Zeitschrift für Evidenz, Fortbildung und Qualität im Gesundheitswesen 109, 378–383.

Meyer G, Balzer, K & Köpke, S (2013). Evidenzbasierte Pflegepraxis – Diskussionsbeitrag zum Status quo. In: Zeitschrift für Evidenz, Fortbildung und Qualität im Gesundheitswesen 107, 1, 30–35.

Moers M, Schaeffer D & Schnepp W (2011). Too busy to think? Essay über die spärliche Theoriebildung der deutschen Pflegewissenschaft. In: Pflege. 24, 6, 349–360.

Panfil EM (2004). Quantitative Methoden – Grundlage für komplexes Handeln? In: Pflege & Gesellschaft. 9, 2, 47–51.

Panfil EM & Wurster J (2001). Evidenz-basierte Pflege. Professioneller Pflegen geht nicht!? In: Dr. med. Mabuse 131, 33–36.
Polit D. Beck C & Hungler B (2004). Lehrbuch Pflegeforschung. Methodik, Beurteilung und Anwendung. Bern: Huber.
Remmers H, Hülsken-Giesler M (2012). Evidence-based Nursing and Caring – Ein Diskussionsbeitrag zur Fundierung und Reichweite interner Evidenz in der Pflege. In: Pflege & Gesellschaft 17, 1, 79–83.
Rycroft-Malone J (2006), The politics of the evidence-based practice movements. Legacies and current challenges. In: Journal of Research in Nursing. 11, 2, 95–108 DOI: 10.1177/1744987106059793.
Schilder M (2010). Zur Bedeutung der klinischen Pflegewissenschaft für eine forschungsbasierte Praxisentwicklung. In: Pflege & Gesellschaft. 15, 1, 48–65.
Scott S D, Estabrooks C A, Allen M & Pollock C (2008). A Context of Uncertainty: How Context Shapes Nurses' Research Utilization Behaviors. In: Qualitative Health research 18, 3, 347–357.
Smith G C & Pell J P (2003): Parachute use to prevent death and major trauma related to gravitational challenge: systematic review of randomised controlled trails. In: BMJ 327, 1459–1461.
Stickley T & Phillips C (2008). Einzelfallstudie und evidenzbasierte Praxis im Vergleich. In: Psychiatrische Pflege. 14, 1, 20–23.
Thiel V Steger K U & Josten C, Schemmer E (2001). Evidence-based Nursing – missing link zwischen Forschung und Praxis. In: Pflege 14, 4, 267–276.
Wingenfeld K (2004). Grenzen der Evidenzbasierung komplexer pflegerischer Standards am Beispiel des Entlassungsmanagements. In: Pflege & Gesellschaft 9, 3, 79–84.

Zum Weiterlesen

Balzer K, Köpke S, Langer G, Meyer G & Behrens J (2012). Theorieferne Evidenzbasierung? Replik zum Beitrag von Moers et al. In: Pflege Dezember 2011, Heft 6, Themenschwerpunkt Theorieentwicklung in der Pflege im 21. Jahrhundert. Pflege. 25, 2, 137–141.
Bartholomeyczik S (2017). Zur Entwicklung der Pflegewissenschaft in Deutschland – eine schwere Geburt. In: Pflege & Gesellschaft. 22, 2, 101–118.
Moers M, Schaeffer D & Schnepp W (2011). Too busy to think? Essay über die spärliche Theoriebildung der deutschen Pflegewissenschaft. In: Pflege 24, 6, 349–360.
Schaeffer D & Wingenfeld K. (Hrsg.) (2011). Handbuch Pflegewissenschaft. Weinheim: Juventa.
Smith G C & Pell J P (2003). Parachute use to prevent death and major trauma related to gravitational challenge: systematic review of randomised controlled trails. In: BMJ 327, 1459–1461.

Register

6

6-S-Methode 86

A

Angemessenheit 110
Arbeitsbündnis 55
Asymmetrie 69
Auftragsklärung 66
Auswahlkriterien 120

B

Begründungszwang 106
Begutachtungsprozess 85
Beobachtung 128
Berrypicking-Methode 100
Beurteilung
– kritische 62, 104
Beurteilungskriterien 104, 130
Bevor After Study 120
Bewertungsraster 105
Bias 105
Booleschen Operatoren 97

C

Caring 71
Checklisten 105
CINAHL 87, 90
Cochrane Collaboration 169
Cochrane Library 87, 91
Cochrane Qualitative and Implementation Methods Group 169
Cochrane Reviews 123
Controlled Clinical Trial 118
Critical Pathways 163

Cross Sectional Study 119

D

Datenbanken 87, 91, 93, 95–96
Deduktion 108
Definition 21
Design
– qualitatives 169
Deutsche Netzwerk für Qualitätssicherung in der Pflege
– DNQP 125
Diagnostikstudien 126
DIMDI 87, 92
Dokumentation 100
Dokumentenanalyse 129

E

EBN-Konzept
– Phasen des 61
Effekt 162
Effektivität 159
Entscheidungsfindung 15, 42, 150
Ergebnismaß 74, 76, 162
Ergebnisqualität 164
Ethnografie 112
Evaluation 63, 159, 164
– formative 161
– summative 161
Evidence 22
– externe 19, 51, 75, 105, 168
– interne 47, 75
Evidence-based Medicine 11
Evidence-based Nursing 11
Evidence-based Practice 14, 17, 154
Evidencegrad 105–106
Evidencehierarchie 32, 105, 107, 143, 169, 176
Evidenceklassen 142
Expertise 47

F

Faktoren
– hemmende und fördernde   36
Fall-Kontroll-Studie   115, 119
Fallserie   115
Falsifikation   108
Filtermöglichkeiten   95
Flexionsformen   98
Folgerichtigkeit   110
Follow-up-Studie   118
Forest Plot   122
Forschungsanwendung   30, 170
Forschungsergebnisse   34
Forschungswissen   86
Fragebogen   129
Fragestellung   61, 75, 78
– qualitative   77
– quantitative   77

G

Gegenstandsanalyse   114
Gesamteffektgröße   120
Gesetzgebungen   13
Glaubwürdigkeit   106, 110, 130
Goldstandard   174
GRADE-System   125
Grounded Theory   112
Gütekriterien   110, 116

H

Handlungskompetenzen   168
Handlungswissenschaft   14
Hermeneutisch-interpretative Sichtweisen   175
Heterogenität   122
Hintergrundfragen   75
Hypothesen   108

I

I2-Wert   122
Implementierung   36, 149, 152, 161
Induktion   109
Informations-Bias   127
Informationskompetenzen   93
Inhaltsanalyse   129
Intervention   74, 76, 159
Interventionseffekt   123
Interventionsforschung   154
Interventionsstudien   78
Interview   127
Irrtumswahrscheinlichkeit   106
Ist-Situation   152

J

Jadad-Score   121
Joanna Briggs Institute Evidence-based Practice Database   92

K

Kohortenstudie   118–119
Kompetenzen   153
Konsensusprozess   125
Kontrollintervention   74, 76
Konzepte   18
Kulturanalyse   112

L

Längsschnittstudie   115, 118–119
Leadership-Strategien   153
lebenslanges Lernen   16
Leitlinien   54, 124
Levels of Evidence   106–107, 142
Limitationen   177
Literaturrecherche   62, 82, 92–93, 130
Longitudinalstudie   118

M

Maskierungen   99
Medline   87
MeSH-Terms   96, 100
Messzeitpunkte   119
Meta-Analyse   92, 120, 169
Methodenstreit   169

N

Number needed to treat
– NNT   122
Nutzenüberprüfung   159

O

Objektive Hermeneutik   113

Objektivität 117
Odds Ratio 122
Online-Datenbanken 82
Ontologie 111
Operationalisierung 95
Outcome 162

P

Panelstudie 119
Paradigma
– interpretatives 109
Peer-Review 87
Peer-Review-Verfahren 85
Pflege
– professionelle 42
Pflegebedarf 168
Pflegebedürftige 76
Pflegeforschung 173
Pflegemanagement 154
Pflegephänomene 176
Pflegepraxis 11, 14, 62
Pflegeprozess 25
pflegerische Entscheidung
– Komponenten einer 42
Pflegewissenschaft 11, 173
Phänomene 109
Phänomenologie 111
Philosophie 109
PICO-Schema 76
PIKE-Schema 74, 76
Positivismus 107
Präferenzen 49
Prävalenz 119
Pretest-Posttest-Design 120
Problemdefinitionsprozess 76
Problemformulierung 74
Problemlagen 172
Problemlösung 45, 175
Problemlösungsprozess 76
Professionalisierung 24
professionelles Handeln 23
prospektives Design 115
Prozessqualität 164
PsycINFO 92
Publikationsarten
Publikationsbias 121
PubMed 87, 91

Q

Qualitätsentwicklungsprozesse 172
Qualitätsmanagement 164
quasi-experimentelles Design 118

Querschnittstudie 115, 119
– retrospektive 119

R

randomisierte kontrollierte Studie 15
Randomized Controlled Trial
– RCT 117
Recherche 83
– sensitive 94
– spezifische 94
Reliabilität 117
Research Utilization 29

S

Sammlungen 86
Sampling
– theoretisches 112
Schlagworte 95
Scope Notes 96
Scoping-Reviews 92
Selektion 142
Sensitivität 126
Setting 105
Situationsdeutung 175
Soziologie
– interpretative 109
– phänomenologische 109
Spektrum-Bias 126
Spezifität 126
Standards 54
Stichwörter 96
Strukturqualität 164
Studie
– experimentelle 115
– kontrollierte klinische 115, 118
– randomisierte kontrollierte 115, 117, 168
– retrospektive 115
Studien 87
Studienpopulation 105
Suchbegriffe 95
Suchfilter 99
Suchhistorie 100
Suchsprache 98
Suchstrategie 99
– Ein- und Ausschlusskriterien 95
Suchstring 97–99
symbolischer Interaktionismus 109
Synonyme 95
Synopsen
– von Einzelstudien 87
– von Synthesen 86

Synthesen 87
System 86

T

theoriebildend 110
Theoriebildung 176
Theorieentwicklung 110
Theoriefundierung 176
Therapieeffekt 123
Thesaurus 96
Trendstudie 119
Triangulation 106
Trunkierungen 98

U

Übersichtsarbeiten
– systematische 15, 120
– systemische 92
Übertragbarkeit 110
Unsicherheit 156

V

Validität 116–117
– externe 116
– interne 116
Verblindung 127
Verifikation 108
Verifikationsbias 126

Versorgungsqualität 16
Vierfeldertafel 126
Vordergrundfragen 75
Vorher-Nachher-Studie 115, 120

W

Wahrheit 109
Wandel
– gesellschaftlicher 13
Wenn-dann-Entscheidungspfad 151
Wirksamkeit 33
Wirksamkeitsforschung 176
Wirkungsüberprüfung 159
Wirkzusammenhänge 106–107, 169
Wissen 21
Wissensaneignung 159
wissenschaftliche Erkenntnisse 15
Wissenschaftsverständnis 174
Wissensformen 43
Wissensgrundlagen 42
Wissensquellen 85
Wissenstypen 171
Work-up-Bias 126

Z

zeitlicher Umfang 76
Zeitschriften
– wissenschaftliche
Ziel 22
Zufallsstichprobe 106